心血管病护理手册

主 编 李庆印 张 辰

副主编 马 艳 季诗明 代 琦 赵 蕊

编 者（以姓氏笔画为序）

于 欣 万蔚蔚 马 宁 马 艳 马君惠 丰文波
王 宣 王 瑞 王民英 王翔宇 车 萌 卞 瑾
石 丽 史春艳 代 琦 兰 俊 邢建新 朱 娜
庄菲斐 刘 庚 刘 洋 刘加林 刘亚飞 安辰鸿
许 宏 许 洁 孙 羽 李 波 李庆印 杨 凡
杨 帆 杨 洋 吴 荣 吴 俊 邱建丽 何红霞
张 辰 张 炜 张 茜 张 琳 张亚森 张威强
张艳明 陈 颖 武 杰 范 娜 范秀云 季诗明
岳广新 庞佳奇 春语诗 赵 艳 赵 健 赵 蕊
赵冬云 赵明晶 郝云霞 胡可鉴 秦 叶 贾 艳
贾 晶 顾 明 高 伟 郭 平 黄雨佳 阎 矇
阎秀英 葛 虹 董 平 曾丽华 谢 璐 赫晓莉
蔡晨霞 臧美娜 熊月菊 霍春颖

人民卫生出版社

·北 京·

图书在版编目（CIP）数据

心血管病护理手册 / 李庆印，张辰主编 . —北京：
人民卫生出版社，2022.8
ISBN 978-7-117-33061-9

Ⅰ.①心… Ⅱ.①李…②张… Ⅲ.①心脏血管疾病
—护理—手册 Ⅳ.①R473.5-62

中国版本图书馆 CIP 数据核字（2022）第 080469 号

人卫智网	www.ipmph.com	医学教育、学术、考试、健康，购书智慧智能综合服务平台
人卫官网	www.pmph.com	人卫官方资讯发布平台

心血管病护理手册

Xinxueguanbing Huli Shouce

主　　编：李庆印　张　辰
出版发行：人民卫生出版社（中继线 010-59780011）
地　　址：北京市朝阳区潘家园南里 19 号
邮　　编：100021
E - mail：pmph @ pmph.com
购书热线：010-59787592　010-59787584　010-65264830
印　　刷：三河市君旺印务有限公司
经　　销：新华书店
开　　本：787 × 1092　1/16　印张：22　插页：2
字　　数：535 千字
版　　次：2022 年 8 月第 1 版
印　　次：2022 年 8 月第 1 次印刷
标准书号：ISBN 978-7-117-33061-9
定　　价：69.00 元
打击盗版举报电话：010-59787491　E-mail：WQ @ pmph.com
质量问题联系电话：010-59787234　E-mail：zhiliang @ pmph.com
数字融合服务电话：4001118166　E-mail：zengzhi @ pmph.com

主编简介

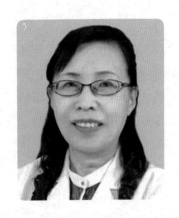

李庆印

主任护师,硕士研究生导师,现任中国医学科学院阜外医院副院长、北京协和医学院护理学院临床护理学系副主任。中华护理学会常务副秘书长、心血管护理专业委员会主任委员、学术工作委员会副主任委员,北京护理学会副会长、心血管专业委员会主任委员,中国研究型医院学会护理分会副会长,国家卫生健康委医院管理研究所护理质控中心专家委员,《中华护理杂志》《中华现代护理杂志》《中国护理管理》副主编。

从事心血管危重护理、护理管理工作 30 余年,在临床护理、护理教学、科研、管理等方面全面发挥决策和指导作用,带领团队获国家临床护理重点专科建设项目、国家卫健委 / 北京市优质护理服务示范医院、北京市卫健委优质护理服务示范典型、中央和国家机关青年文明号、卫生计生系统全国青年文明号、全国巾帼文明岗等荣誉称号。带领团队建立了心血管疾病护理标准、规范及流程,获中华及北京护理学会科技奖 11 项次,牵头发布我国心血管护理实践指南 2 部、共识 2 部。多次获优秀共产党员、优秀教育工作者、优秀护理管理者、全国优秀科技工作者等称号。

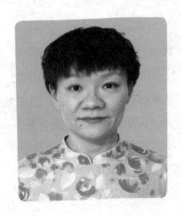

张 辰

副主任护师，现任中国医学科学院阜外医院护理部主任。兼任中华护理学会护理管理专业委员会秘书、北京护理学会静脉治疗专业委员会青年委员、中华医学会心血管病学分会护理学组副组长、中国医院协会护理管理专业委员会委员。

从事心血管内科护理、护理管理工作20余年，具备扎实的临床护理和护理管理工作经验，特别是在心血管内科、心血管危重症护理等领域，在护理临床、护理教学、护理科研、护理管理等方面积累了丰富经验。带领护理团队不断在心血管护理领域争先创优，曾参与著作编写和翻译6部，作为第一作者发表核心期刊论文8篇，主持、参与各级课题10余项，多次作为主要完成人获得中华护理学会科技奖、北京护理学会科技进步奖，曾获中国医学科学院北京协和医学院"优秀共产党员"等荣誉称号。

前　言

近年来,随着人口老龄化及城镇化进程的加速,心血管病的发病率持续增高,心血管病死亡仍占城乡居民总死亡原因的首位,加强政府主导的心血管病防治工作刻不容缓。随着医疗服务水平的提高,新知识、新技术的不断涌入,心血管专科护士必须不断提升自身素质和服务能力,以适应经济社会和卫生健康事业发展的需要,使护理工作更加贴近患者、贴近临床、贴近社会,群众看病就医获得感进一步增强。

作为国家心血管病中心(以下简称中心),中国医学科学院阜外医院(以下简称医院)坚持以心血管学科为引领、相关学科协同发展的道路,突出创新型发展和高质量发展两大主题,逐步实现由单纯医疗中心向医学中心转变。在中心和医院新的发展时期,阜外护理团队不断强化基本职业素养和行为准则,夯实心血管护理基本理论、基本知识、基本技能,以患者为中心,为患者提供优质高效的护理服务,用心诠释"精护理、重素养、讲团队"的阜外护理核心理念。在中心和医院不断促进区域医疗协同发展建设过程中,阜外护理团队始终发挥国家心血管护理团队的引领示范作用,不断促进优质心血管护理资源下沉。

阜外护理团队对近年来临床经验和护理工作的发展变化进行归纳、总结,以学术性、前沿性、可读性为基本原则,编订成了《心血管病护理手册》一书,希望将阜外医院的经验与心得分享给广大同仁,以期为诸位提供参考、借鉴。本书主要分为内科护理篇、外科护理篇、介入手术篇、外科手术篇,分别介绍心血管疾病的内科护理、外科护理、介入及外科手术护理配合,根据最新临床实践对护理常规进行了凝练和总结,特别是补充了近年来最新诊疗技术和疾病护理相关内容,如超滤治疗的护理、经皮室间隔心肌消融术的护理、左心耳封堵术的护理、成人阻塞型睡眠呼吸暂停低通气综合征的护理、血脂净化治疗的护理、经导管主动脉瓣植入术术后护理、终末期心脏病围手术期护理等,使本书更具有实用性和前沿性。

限于作者水平,书中不妥之处在所难免,恳请护理同仁批评、指正!

李庆印　张　辰

2022 年 8 月

目　录

第二篇 外科护理篇

第三篇　介入手术篇

第四篇　外科手术篇

第一篇　内科护理篇

第一章 冠状动脉粥样硬化性心脏病

第一节 冠状动脉粥样硬化性心脏病的护理

一、概述

冠状动脉粥样硬化性心脏病(coronary heart disease,CHD)简称冠心病,也称缺血性心脏病,是指冠状动脉及其主要分支有动脉粥样硬化,使血管腔狭窄或阻塞,引起心脏供血不足,而导致心肌缺血缺氧或坏死性损害。冠心病有不同的临床表型,近年临床医学专家趋于根据发病特点和治疗原则将本病分为急性冠脉综合征(acute coronary syndrome,ACS)和慢性冠脉疾病(chronic coronary artery disease,CAD)〔也称慢性心肌缺血综合征(chronic ischemic syndrome,CIS)〕两大类,前者包括不稳定型心绞痛(unstable angina,UA)、非 ST 段抬高型心肌梗死(non-ST-segment elevation myocardial infarction,NSTEMI)和 ST 段抬高型心肌梗死(ST-segment elevation myocardial infarction,STEMI),也有学者建议将冠心病猝死包括在内;后者包括稳定型心绞痛、冠脉正常的心绞痛(如 X 综合征)、无症状型心肌缺血和缺血性心力衰竭(缺血性心肌病)。

二、治疗原则

1. 依照冠心病二级预防治疗原则,即吸烟者力劝诫除;减轻体重,增加体力活动;合理安排膳食;控制血压和血糖;降低血脂;绝经后妇女激素替代治疗。
2. 药物治疗包括硝酸酯类、抗血小板药物和抗凝血药、β 受体拮抗剂、钙通道阻滞剂、他汀类药物等。
3. 冠状动脉介入治疗。
4. 外科手术治疗。

三、护理评估

对于冠心病患者评估的重点是了解住院患者疾病的严重程度、对患者的影响以及在住院期间病情的变化。

(一) 一般资料

重点了解患者是否具有的冠心病的危险因素,收集年龄、性别、工作性质、经济状况(可能对选择治疗和护理方式等有影响)等信息;了解家族史(关注发病年龄)、既往史(关注高血压、糖尿病)、过敏史、生活方式(吸烟、饮酒、饮食习惯、运动状况)。女性注意更年期相应资料的收集。

(二)临床表现

1. 胸痛 发作时部位、性质、诱因、持续时间、缓解方式、伴随症状。

2. 生命体征 体温、血压、脉搏、呼吸、意识、末梢循环情况等。

注意评估这些表现在患者接受治疗护理(如药物治疗、溶栓治疗、介入治疗、外科搭桥手术)后的变化。临床表现要与一般资料结合,注意老年人、女性等表现出的非典型性变化。

(三)辅助检查

1. 心电图 根据临床诊断的冠心病类型进行动态观察。

2. 心肌损伤标志物 心绞痛发作、心肌梗死时心肌损伤标志物的变化。

3. 其他 血常规、生化指标、超声心动图、X线检查。

4. 心理状况 由于冠心病临床表现多样、严重程度有轻有重,患者有初发病和反复发作等情况。可通过评估患者表情、语言、肢体语言、生理变化或在适当时间使用心理测量工具了解患者的心理状态。

四、护理措施

1. 冠心病康复护理主要目的是消除冠状动脉危险因素的一级预防,稳定梗死后的二级预防。通过改善活动耐量改善预后。通过稳定斑块,预防再发病,改善血管舒张功能。教育患者改善生活方式,控制危险因素:吸烟者力劝诫除;减轻体重,增加体力活动;合理安排膳食。

2. 根据患者特点,观察合并症治疗情况 高血压、糖尿病、高血脂、绝经后妇女激素替代治疗。

3. 观察药物治疗效果 遵医嘱给药,并做好关于药物作用、副作用、服药方法的基本解释,根据药物特点进行相应评估。

4. 做好溶栓、冠状动脉介入治疗、手术护理 详见相关章节。

五、用药护理

(一)硝酸酯类

1. 常用药物 硝酸甘油、硝酸异山梨酯。

2. 药物作用 直接松弛各种平滑肌,尤其是血管平滑肌。

3. 特性 扩张动、静脉血管,减轻心脏前、后负荷。

4. 不良反应 头痛,头胀;心悸;皮肤潮红;直立性低血压;偶见晕厥。

5. 副作用 不常见。剂量$>7\mu g/(kg \cdot min)$可引起中毒反应(高铁血红蛋白$>3\%$)。

6. 注意 有青光眼,颅内压增高、低血压、休克慎用。

(二)抗血小板药物

1. 常用药物 阿司匹林、氯吡格雷、替格瑞洛。

2. 药物作用 使血小板内环氧化酶的活性部位乙酰化,使环氧化酶失活,从而抑制血栓烷 A_2 生成。

3. 特性　抑制血小板的聚集,减少血栓的形成,稳定斑块。

4. 不良反应　恶心呕吐、上腹部不适等胃肠道反应,胃肠道出血或溃疡慎用。

5. 注意　监测血小板,观察消化道出血症状。

(三) 抗凝血药

1. 常用药物　肝素、低分子量肝素。

2. 药物作用　使血浆活化的 X 因子灭活。

3. 特性　干扰凝血因子,迅速抑制凝血反应。

4. 不良反应　过敏反应如荨麻疹、皮疹、寒战等,出血现象如黏膜瘀斑、血尿、柏油便等。

5. 注意　监测活化部分凝血酶原时间(activated partial thromboplastin time,APTT)、部分促凝血酶原激酶时间(partial thromboplastin time,PTT)、凝血酶原活动度(prothrombin activity,PTA)等凝血指标。

(四) β 受体拮抗剂

1. 常用药物　美托洛尔、阿替洛尔、比索洛尔。

2. 药物作用　通过阻断心脏、血管及支气管等组织细胞膜上的 β 受体,从而阻断交感神经兴奋所产生的儿茶酚胺类物质对上述组织的作用。

3. 特性　减慢心率、降低心肌收缩力、减少心输出量。

4. 不良反应　心动过缓;传导阻滞;低血压;加重或诱发心力衰竭,乏力。

5. 注意　观察心率、心律,监测心脏功能;有支气管哮喘、慢性阻塞性肺疾病者禁用。

(五) 钙通道阻滞剂

1. 常用药物　硝苯地平、地尔硫䓬、维拉帕米。

2. 药物作用　直接松弛血管平滑肌,扩张冠状动脉,增加冠脉血流量,提高心肌对缺血的耐受性。

3. 特性　扩张周围小动脉,降低外周血管阻力,使血压下降。

4. 不良反应　低血压、心悸;踝部水肿;心动过缓、房室传导阻滞、加重左心功能衰竭。

5. 注意　血压、肝、肾功能观察,心力衰竭、主动脉狭窄患者慎用。

(六) 降脂类药物

1. 常用药物　辛伐他丁、阿托伐他汀。

2. 特性　抑制胆固醇的体内合成,促进胆固醇的转化。

3. 不良反应　恶心、便秘、腹胀,极少见的肌炎。

4. 注意　监测肝功能(血清谷丙转氨酶、谷草转氨酶)、肾功能(血肌酐)、肌酸激酶。

参考文献

[1] 袁祖贻,陈绍良. 心脏病学实践 2021. 北京: 人民卫生出版社,2021.

[2] 胡大一. 中国心血管疾病康复/二级预防指南 (2015 版). 北京: 北京科学技术出版社,2015.

[3] 余勤. 内科护理手册. 北京: 人民卫生出版社,2016.

[4] 上月正博,伊藤修. 图解心脏康复指南. 郭琪,曹鹏宇,译. 天津: 天津科技翻译出版有限公司,2014.

[5] Theroux P. 急性冠脉综合征——《Braunwald 心脏病》姊妹卷. 颜红兵,译. 北京: 北京大学医学出版社,2011.

第二节 急性心肌梗死的护理

一、概述

急性心肌梗死（acute myocardial infarction, AMI）包括 STEMI 和 NSTEMI, 是在冠状动脉病变的基础上, 发生冠脉血流中断或急剧减少, 使相应部位的心肌发生持续而严重的急性缺血, 最终导致该部位心肌出现缺血性坏死。临床表现为持续而剧烈的胸骨后疼痛、心电图特征性动态演变、血清心肌酶水平增高、发热和白细胞增加; 也可并发心律失常、心力衰竭或心源性休克等。属于急性冠脉综合征（ACS）的严重类型。

二、治疗原则

第一步: 降低心肌耗氧量; 第二步: 尽快使堵塞的冠状动脉再通, 恢复严重缺血心肌的再灌注, 同时应尽量减少再灌注损伤和防止血管再堵塞; 第三步: 改善冠状动脉血流或侧支循环, 从而缩小梗死范围, 维持左室功能, 以平稳度过急性期, 提高康复后的生活质量。治疗分为: 药物治疗（包括硝酸酯类药物、抗血小板药物、抗凝血药、β 受体拮抗剂、血管紧张素转换酶抑制剂、钙通道阻滞剂和他汀类药物）、溶栓治疗、经皮冠状动脉介入治疗（percutaneous coronary intervention, PCI）和冠状动脉旁路移植术（coronary artery bypass grafting, CABG）。

三、护理评估

（一）一般资料
同本章第一节。

（二）临床表现
判断患者是否发生 AMI, 主要依据 3 个方面:

1. 典型临床表现　即胸骨后持久而剧烈的疼痛, 呈压榨样、窒息或濒死感。

2. 心电图有其特征性改变和动态演变, 在 AMI 早期数小时内, 心电图的典型改变即相应导联异常 Q 波、ST 段上抬和 T 波的直立或浅倒, 偶见高尖或深倒。

3. 心肌坏死血清生物标志物显著增高。

（三）诱因及先兆

1. 任何可诱发冠状动脉粥样硬化斑块破裂的原因都可以成为 AMI 的诱因, 如剧烈活动、情绪激动、疲劳、饱餐、酗酒都可以使心率增快、血压骤升和冠状动脉痉挛, 进而诱发冠状动脉斑块破裂。

2. 多数患者在发病前数日有乏力、胸部不适、活动时心悸、气急、烦躁、心绞痛等前驱症状。当患者发生心电图 ST 段压低、T 波倒置或增高, 即不稳定型心绞痛时, 如及时住院可使部分患者避免发生 AMI。

（四）症状评估

1. 胸痛 心前区、胸骨后或剑突下压榨样剧烈的疼痛超过 30 分钟,含服硝酸甘油不能缓解,通常胸痛可放射到双上肢、颈部、肩部、下颌,部分患者仅表现为上腹部疼痛。

2. 全身症状 发热、心动过速。

3. 胃肠道症状 恶心、呕吐、上腹胀痛、呃逆。

4. 少数患者可无疼痛,一开始就表现为休克、心律失常、心力衰竭。

（五）体征

发作时可出现面色苍白和出汗,烦躁、意识淡漠,大多数患者心率增快,也可减慢(如急性下壁梗死、右室心肌梗死)、血压下降、呼吸急促或呼吸困难。

（六）辅助检查

1. 心电图的评估 ①梗死部位相应导联 ST 段弓背样抬高;②病理性 Q 波,T 波倒置。

2. 心肌损伤标志物 常用的心肌损伤标志物包括肌酸磷酸激酶(CPK)或肌酶激酶(CK)及其同工酶 MB(CK-MB)、肌红蛋白(MYO)、肌钙蛋白、肌蛋白 T 或 I(cTnT 或 cTnI)、乳酸脱氢酶(LDH)和同工酶 LDH1 等,急性心肌梗死后血清酶活性时相变化详见表 1-2-1。

表 1-2-1　急性心肌梗死后血清酶活性时相变化

血清酶	升高时间 /h	到达峰值 /h	回到正常 /d	正常高限
cTNI	4~8	8~12	10~14	>0.2μg/L
MYO	1~3	9~12	1~1.5	>75μg/L
CK-MB	3~6	12~24	1~2	0
GOT	6~8	12~48	3~5	<40U/L
LDH	8~18	24~72	4~16	<250U/L
CK	4~12	12~36	2~4	<54.5U/L

3. 超声心动图评价梗死相应导联室壁运动情况、射血分数、心脏结构、心包情况等。

4. X 线检查准确评估肺淤血、肺水肿的情况和心影大小。

5. 核素心肌灌注显像虽可检出梗死区充盈缺损,对诊断 AMI 有确诊价值,但不作为常规检查。

（七）心理因素

1. 恐惧 急性期因持久而剧烈的胸痛,伴有压榨、窒息和濒死感,患者往往不敢翻身甚至不敢睁眼等;且身处陌生的环境如 CCU,亲人的探望受到限制等,都会使患者感到紧张、孤独、无助,而产生恐惧心理。多见于初发病的患者。

2. 焦虑 病情平稳后,患者开始担心疾病的预后,担心以后是否能恢复正常工作和生活,是否会成为家庭、社会累赘,表现出愁眉苦脸、寡言少语、唉声叹气、无精打采、对治疗失去信心等。尤其是 A 型性格者,事业心强,一旦病倒,即有严重的失落感。

3. 抑郁 若病情严重、症状反复发作或病情恢复较慢,患者对家庭、前途和经济开始担心,表现出自卑、缺乏兴趣、情绪低沉、悲伤、过分谨慎等,甚至患上抑郁症。国外有关研究统计心肌梗死患者住院期间抑郁症的发生率为 34%~45%。

心理应激反应很可能是再次诱发和加重 AMI 的重要因素,因此医护人员应善于发现患者情绪和行为变化,并寻找应激源,采取有效的应对措施,如及时给予患者安慰、解释、鼓励。

(八) 社会因素

护士应了解患者的职业、文化、经济条件、家庭的态度、工作单位及其同事的态度,评估并维护家庭和社会对患者的支持程度。良好的社会支持可缓冲 AMI 患者的应激状态,对维护良好的情绪状态具有重要作用。

四、护理措施

1. 加强监测　AMI 早期易发生心律失常,心率和血压的波动。应尽早开始心电图和血压监测,同时注意观察患者神志、呼吸、出入量、末梢循环情况等。立即建立静脉通道并保持通畅。一般监测时间为 3 天,有严重心律失常、左心衰或心源性休克者,根据病情延长监测时间。必要时使用全自动除颤仪监测,插入血流导向气囊导管(临床常称为漂浮导管,Swan-Ganz 导管)进行血流动力学监测和主动脉内球囊反搏(IABP)。

(1)生命体征监测:

1)神志:定时观察神志变化并准确记录,如休克早期患者因缺氧表现烦躁、激动;若逐渐转为表情淡漠、意识模糊、昏迷则表明脑缺氧已加重。

2)血压:血压不稳定患者需数分钟监测 1 次,血压稳定后可根据病情确定间断监测的时间。血压监测一般采用无创自动血压监测,对危重患者给予动脉穿刺留置鞘管进行长时间有创(直接)动脉压监测。

3)体温:每日测 3 次体温,部分患者在发病后 24~48 小时出现体温升高,一般在 38℃左右,持续 3~5 天消退,一般为心肌坏死组织导致的吸收热。

4)脉搏与呼吸:可与血压监测同时进行,若出现脉搏细速、呼吸变快应及时与医生联系处理。

5)肾功能监测:准确记录出入量,注意电解质、肌酐等的变化。

(2)心电图监测:患者进入 CCU 后,即应给予持续心电及血压监测,当患者发生心律失常及血压变化时,能得到及时发现和治疗。AMI 的心律失常及血压改变通常在最初 24 小时发生率最高,以后随病情好转逐渐减少。严密心电及血压监测须持续 1~3 天,心电监测的综合导联要求有清楚的 P 波,主波(QRS 波群)向上。电极粘贴牢固且避开除颤位置。监测中发现下列异常情况应及时报告医生或加做常规心电图:室性期前收缩>5 次 /min;室性期前收缩 "R-on-T" 现象;多源性室性期前收缩及成对或连续的室性期前收缩;一度或二度房室传导阻滞;快速心房纤颤及由于心前区不适造成的特异性 ST-T 改变。

(3)血流动力学监测:AMI 合并有泵功能衰竭者应用漂浮导管(Swam-Ganz)进行血流动力学监测。以了解肺动脉收缩压(pulmonary arterial systolic pressure,PASP)、肺动脉舒张压(pulmonary artery diastolic pressure,PADP)、肺动脉平均压(mean pulmonary arterial pressure,PAP)及肺动脉楔压(pulmonary capillary wedge pressure,PCWP),并通过漂浮导管热稀释法测量心输出量。护士应注意保持管道通畅,每 2 小时肝素盐水冲管一次,根据病情需要定时测量有关数据。

2. 吸氧 低氧血症是心肌梗死面积扩大的主要因素。AMI 患者存在低氧血症时（$SaO_2<90\%$ 或 $PaO_2<60mmHg$）应给予吸氧。$SaO_2 \geqslant 90\%$ 不建议常规吸氧。吸氧的方法有鼻导管吸氧法和面罩法。通常在发病早期用鼻导管给氧 24~48 小时，流量 2~5L/min，可适当减轻患者气短、疼痛或焦虑症状，有利于心肌氧合。严重低氧血症者经气管插管应用机械通气治疗，根据 PaO_2 变化调节流量。低氧是刺激呼吸的驱动力，对于伴有慢性阻塞性肺疾病（chronic obstructive pulmonary disease，COPD）患者吸氧浓度和流量不宜过高。

3. 缓解疼痛 AMI 时剧烈疼痛可使交感神经过度兴奋，引起心率加快、血压升高和心输出量增加从而增加心肌耗氧量。胸骨后或心前区剧烈疼痛可能伴有梗死面积扩大及导致心律失常，应尽早迅速按医嘱处理。由于发病早期可逆性心肌缺血的疼痛和心肌梗死所致的疼痛常混淆在一起，因此要密切观察。一般先给予硝酸甘油含服，随即静脉滴注或泵入硝酸酯类药物。如痉挛不能缓解即给予镇痛剂，吗啡为首选止痛药物。但是伴有慢性阻塞性肺疾病的患者禁用吗啡。吗啡用量为 3~10mg，可用于肌内注射或静脉注射。哌替啶止痛效果较吗啡弱，可用 25~50mg 肌内注射。在使用止痛药物过程中，护士要注意评估患者胸痛的性质、程度、部位、发作频率、持续时间及对止痛药的反应情况。同时注意是否有呼吸抑制及血压下降等情况发生。剧烈疼痛持续不缓解，可能是心肌破裂的前兆，又可成为促使休克的因素。因此当患者发作疼痛时应立即报告医生及时处理。

4. 康复护理 有研究结果显示运动疗法可改善左心室功能、减轻心室重构。运动疗法对自主神经也有多种影响，可降低交感神经活性，升高副交感神经（迷走神经）活性。急性期康复的目的是生活自主，安全地进行日常活动，同时进行早期的二级预防教育。急性心肌梗死患者康复前需要临床医生评估病情及危险因素（根据心肌梗死面积，梗死的种类，有无左心室功能障碍，血流恢复情况，心力衰竭，低血压，心律失常，运动耐力等）。请康复科医生会诊制定康复治疗方案，康复护士与康复师共同落实康复治疗方案。在康复过程中护士要随时监测患者是否出现：①胸痛、呼吸困难、心悸等自觉症状；②心率超过 120 次 /min 或小于 40 次 /min；③恶性心律失常；④ ST 是否下降大于 1mV 或者 ST 抬高；⑤血压升高或下降大于 20mmHg。

5. 饮食护理 AMI 的饮食以低脂、低胆固醇、高纤维素、优质蛋白为主，清淡及少食多餐为原则，最初几日以半流质饮食为主。随病情好转逐渐改为普食，选择清淡易消化的食物。

6. 排便 保持患者大便通畅。由于卧床、食量减少和应用吗啡易引起便秘，因此患者入院后遵医嘱使用缓泻药物，如通便灵、麻仁润肠丸等药物。对有便意但排便困难者应用开塞露，必要时给予甘油灌肠，以不费力气为原则，因为排便时用力过度会增加心脏负荷，诱发心律失常导致心脏破裂甚至死亡。对病情尚未稳定患者排便过程中应加强心电监测，一旦出现心律失常应及时停止排便动作并做相应处理。

7. 心理护理 AMI 是急性事件，会引起患者心理应激反应。其反应类型及程度取决于病情的轻重、患者的性格、文化素质及对疾病的认知程度，多表现为紧张情绪、焦虑、疑虑、抑郁等反应。其护理措施一般为：①创造良好的休息环境，病房清洁舒适，减少不必要的监护设施及各种机器噪声等应激源；②建立良好的护患、医患关系，患者进入 CCU 伊始即应予以安慰。在患者住院过程中应根据病情有计划地进行健康教育，使之了解相关疾病知识，认清自身当前状态,振作精神与疾病斗争;③护士应具备高度的责任心、娴熟的护理技术,能够准确无误地执行各项治疗和对症护理,促进患者身心功能改善和疾病康复,增加患者安全感;④做好患者家属工作,交代病情争取得到充分理解与配合。探视时间应以时间短、次数多为好,通过家属帮助患者消除孤独感,并树立战胜疾病的信心。

五、用药护理

详见本章第一节。

六、健康宣教

1. 学会自我观察 急性心肌梗死患者多有剧烈而持久的胸骨后疼痛,休息及硝酸酯类药物不能完全缓解。轻者仅觉胸闷,甚至毫无症状,重者可伴发左心衰竭、严重心律失常、休克甚至猝死。因此,观察病情,做出早期诊断、积极抢救、有效护理是救治成功的关键。监测心绞痛症状:注意观察心绞痛发作的时间、部位、性质、程度和频率,如疼痛发作持续时间大于 30 分钟,且含药效果不佳,疼痛程度又较重,应考虑心肌梗死的发生,应迅速就近就医,以免延误治疗抢救时机。

2. 用药指导 应严格按医嘱用药,切忌自作主张更改或停用药物,学会正确服用急救药物。平时随身携带硝酸甘油类药物,以防心绞痛发作时措手不及。注意观察服用药物的不良反应,发现问题及时就诊。

3. 控制危险因素

(1)戒烟限酒:彻底戒烟,并远离烟草环境,避免二手烟的危害,严格控制酒精摄入。

(2)控制体重:评估体重指数(BMI)和腰围,鼓励患者通过体力活动、降低热量摄入来维持或降低体重。不推荐使用药物控制体重。

(3)控制血压:需要接受健康生活方式指导;注意监测血压做好记录,发现并纠正睡眠呼吸暂停。

(4)调节血脂:开始维持健康生活方式,减少饱和脂肪酸占总热量的比例、反式脂肪酸和胆固醇的摄入;增加植物固醇的摄入。增加身体活动;遵医嘱使用降脂药物治疗。服用降脂药物注意观察尿色、有无肌肉痛,定期复查肝肾功能、肌酸激酶。

(5)控制血糖:改变生活方式,无效者使用降糖药物;强化其他危险因素的控制。必要时与内分泌科合作管理糖尿病。

(6)心率管理:定期监测心率,学会自测脉搏,有条件的情况下做好记录。

4. 饮食指导 宜采用低脂肪、低胆固醇、高蛋白、多纤维饮食,宜少食多餐,避免饱餐,应控制总热量,维持热量平衡,防止肥胖,使体重达到并维持在理想范围。

5. 活动休息 活动应该安排在下午,时间为 20~30 分钟,避免饱餐后或饮咖啡、浓茶后进行,学会自我监测脉搏,运动后心率每分钟增加 10~20 次为宜,如散步、慢跑、打太极拳等。

6. 注意保持大便通畅 急性心肌梗死患者在排便时因屏气用力可使心肌耗氧量增加,使心脏负担加重,诱发心绞痛,甚至便后突发心搏骤停或室颤而猝死。因此要保持良好的排便习惯,防止便秘,多吃富含膳食纤维的水果、蔬菜,保持大便通畅。必要时需服用缓泻剂(如麻仁润肠丸、通便灵等),避免大便用力。

7. 随身携带保健卡　写明患者姓名、所患疾病名称、患病时间、经常就诊的医院、服药情况、保健盒放置的位置。定期复查：以免发生严重后果。了解所服药物，根据病情听从医生指导定期复查，终生随诊。如有不适，随时就医，避免延误病情。

参考文献

［1］袁祖贻，陈绍良.心脏病学实践2021.北京：人民卫生出版社，2021.
［2］余勤.内科护理手册.北京：人民卫生出版社，2016.
［3］胡大一.中国心血管疾病康复/二级预防指南(2015版).北京：北京科学技术出版社，2015.
［4］上月正博，伊藤修.图解心脏康复指南.郭琪，曹鹏宇，译.天津：天津科技翻译出版有限公司，2014.

第三节　急性心肌梗死溶栓治疗的护理

一、概述

经皮冠状动脉介入治疗(percutaneous coronary intervention，PCI)虽然是恢复心肌再灌注的有效方法，但受患者就诊医院的医疗条件、地理位置及技术能力的限制，难以在我国众多基层医院推广。溶栓治疗快速、简便，在不具备 PCI 条件的医院或因各种原因使首次医疗接触(first medical contact，FMC)至 PCI 时间明显延迟时，对有适应证的 STEMI 患者，静脉内溶栓仍是较好的选择。血栓形成使冠状动脉急性闭塞，造成心肌严重缺血坏死，及时采取溶栓治疗尽快使血栓溶解，恢复心肌再灌注，挽救濒临坏死的心肌，对维护心室功能、降低并发症的发生、改善预后起到重要作用。临床溶栓治疗有两种给药途径即静脉内溶栓和冠状动脉内溶栓。在急性心肌梗死发病后，应争分夺秒，尽力缩短患者入院至开始溶栓的时间，目的是使梗死相关血管得到早期、充分、持续再开通。

(一) 适应证

1. 反映左室下壁心电活动的 3 个导联(Ⅱ、Ⅲ、aVF)中有 2 个导联或反映左室前壁及侧壁的前胸导联($V_1 \sim V_6$)中有 2 个相邻导联或 Ⅰ 和 aVL 导联的 ST 段抬高 ≥0.2mV 或出现新的病理性 Q 波，并且患者含硝酸甘油后，ST 段不回落。

2. 心肌缺血性疼痛、持续 20~30 分钟以上，患者含硝酸甘油后症状不缓解。

3. 心肌缺血性疼痛发病时间少于 6 小时。

4. 年龄 ≤70 岁。年龄>70 岁者，需视患者的体质情况来确定。≥80 岁的患者不建议溶栓治疗。高龄患者隐匿性出血风险较多，尤其是致命性出血风险高于其他年龄组。

5. 若患者来院时已是发病后 6~12 小时，心电图 ST 段抬高明显伴有或不伴有严重胸痛者仍可溶栓。

(二) 禁忌证

1. 两周内有活动性出血(胃肠道溃疡、咯血等)，做过内脏手术、活体组织检查，有创伤性心肺复苏术,不能实施压迫的血管穿刺以及有外伤史者。

2. 高血压患者经治疗后在溶栓前血压仍≥160/100mmHg 者。

3. 高度怀疑有夹层动脉瘤者。

4. 有脑出血或蛛网膜下腔出血史,大于 6 小时至半年内有缺血性脑卒中(包括 TIA)史。

5. 有视网膜出血病史。

6. 各种血液病、出血性疾病或有出血倾向者。

7. 严重的肝肾功能障碍或恶性肿瘤等患者。

(三)常用的溶栓药物

常用的溶栓药物主要有尿激酶、链激酶、重组组织型纤溶酶原激活剂(recombinant tissue plasminogen activator,rt-PA),其中 rt-PA 对血栓的选择性较高,半衰期短,溶栓效果好。

二、护理评估

(一)一般资料

同本章第一节。

(二)溶栓护理评估

1. 术前评估

(1)询问病史、了解病情,取得患者合作。

(2)溶栓前应检测酶类及各项有关实验室检查,如纤维蛋白酶凝血时间、凝血酶原活动度、APTT、血常规及心电图检查等。

(3)注意观察患者意识及生命体征,评估患者,注意有无禁忌证。

(4)评估患者的血管条件,建立静脉通路。

2. 用溶栓剂过程中护理评估

(1)有无过敏反应,如发热、荨麻疹、皮肤潮红、关节痛及脉管炎等反应。

(2)低血压状态:溶栓治疗中出现低血压状态时多经扩容或多巴胺治疗。

(3)胸痛缓解情况及胸痛的性质。

(4)再灌注心律失常:为冠脉再通的间接征象之一,多表现为胸痛明显缓解后出现短暂的加速性自主心律。下壁 AMI 出现一过性窦性心动过缓、窦房传导阻滞等,也可发生致死性室性心律失常。再灌注心律失常出现突然,严重可致猝死,因此要加强监护并做好电转复的准备。

(5)出血倾向:出血是溶栓治疗最主要的并发症。在溶栓治疗期间,由于溶栓抗凝、抗血小板药物的应用抑制凝血功能,促进纤维蛋白溶解,可引起其他部位出血,应注意观察有无皮肤破损、黏膜、消化道、泌尿道、呼吸道及颅内出血征象(如:牙龈出血、鼻出血、痰中带血、呕吐咖啡样液、黑便、肉眼血尿、皮下血肿或血肿渐大),脑出血时的意识变化,如有异常及时报告医生给予处理。定时监测凝血功能,溶栓次日应复查血常规、纤维蛋白原凝固时间、尿常规、便常规等。

(6)溶栓开始后 3 小时内每半小时复查 1 次 12 导联心电图(正后壁心梗、右室梗死仍做 18 导联心电图)。

(7)发病后 6、8、10、12、16、20 小时采血监测血清酶学的动态变化。

(8) 应用肝素后每 2 小时测 APTT 或 ACT 1 次,APTT 或 ACT 至对照值的 1.5~2.0 倍 (APTT 60~80 秒),根据 APTT 或 ACT 基础值调整肝素用量。

3. 临床评价再通的标准

(1) 溶栓开始后 2 小时内胸痛明显减轻或消失。

(2) 开始给药后 2 小时内心电图 ST 段在抬高最明显的导联迅速回落 ≥50%。

(3) 溶栓开始后 2~3 小时内出现再灌注心律失常,如加速的室性自主心律、下壁梗死新出现的窦性心动过缓或房室传导阻滞等。

(4) 酶峰前移,即 CK-MB 峰值提前至距发病后 14 小时以内或总的 CK 提前至 16 小时以内。

具备以上任意 2 条(1 和 3 组合除外)可作为临床再通标准。临床判断再通的标准简单易行,与冠状动脉造影结果有很好的相关性。胸痛和心电图变化可用于早期判断冠状动脉开通情况,以决定下一步治疗措施。溶栓治疗后早期 ST 段回落是预测心肌再灌注强有力的指标。

三、护理措施

(一) 一般护理

同心肌梗死护理措施。

(二) 病史

协助医生询问病史,以便严格选择适应证。注意观察患者意识及生命体征,评估患者,注意有无禁忌证,遵医嘱给溶栓前口服药,如阿司匹林 300mg 口服等。

(三) 建立静脉通路

尽快为患者留置套管针,建立两条静脉通道,一般选择双侧上肢,静脉给药与静脉采血通道分开。静脉采血通道应用正压接头封管。严禁使用抗凝剂封管,以免影响实验室检查结果。

(四) 溶栓护理

溶栓治疗要求在一定时间内输入一定剂量的溶栓剂,使之在循环中达到有效的治疗浓度。护理人员应熟悉各种溶栓剂的使用方法,确保按要求输注:

1. 尿激酶　目前建议剂量为 150 万 U 左右于 30 分钟静脉滴注,配合肝素皮下注射 7 500~10 000U,每 12 小时 1 次,或低分子量肝素皮下注射,每 12 小时 1 次。

2. 链激酶或重组链激酶　建议 150 万 U 于 1 小时内静脉滴注,配合肝素皮下注射 7 500~10 000U,每 12 小时 1 次,或低分子量肝素皮下注射,每 12 小时 1 次。

3. 重组组织型纤溶酶原激活剂(rt-PA)　推荐方案为应用 50mg rt-PA(8mg)静脉注射,42mg 在 90 分钟内静脉滴注,给药前静脉注射肝素 5 000U,继之以 1 000U/h 的速度静脉滴注,APTT 结果调整肝素给药剂量,使 APTT 维持在 68~80s。

4. 休息绝对卧床 24 小时。

5. 饮食术后可正常进食,以清淡易消化食物为主。

四、健康宣教

1. 宣教内容同急性心肌梗死。

2. 在用药期间及用药后的一段时间内,注意有无出血倾向,皮肤、黏膜有无出血点,刷牙时尽量使用软毛牙刷,注意有无牙龈出血;穿刺后注意按压时应适当加大力量并且按压时间应大于 5 分钟,以免出现皮下血肿及瘀斑。

参考文献

[1] 袁祖贻, 陈绍良. 心脏病学实践 2021. 北京: 人民卫生出版社, 2021.

[2] 胡大一. 中国心血管疾病康复/ 二级预防指南 (2015 版). 北京: 北京科学技术出版社, 2015.

[3] 余勤. 内科护理手册. 北京: 人民卫生出版社, 2016.

[4] 上月正博, 伊藤修. 图解心脏康复指南. 郭琪, 曹鹏宇, 译. 天津: 天津科技翻译出版有限公司, 2014.

[5] Theroux P. 急性冠脉综合征——《Braunwald 心脏病》姊妹卷. 颜红兵, 译. 北京: 北京大学医学出版社, 2011.

[6] 中华医学会老年医学分会, 高龄老年冠心病诊治中国专家. 高龄老年冠心病诊治中国专家共识. 中华老年医学杂志, 2016, 35 (7): 683-691.

第四节　经皮冠状动脉介入治疗术后的护理

一、概述

冠心病的治疗主要包括药物治疗、介入治疗和冠状动脉旁路移植术。药物治疗是最经典的治疗方法,仍然占有重要的地位。冠状动脉旁路移植术是外科医生通过手术的方法,将大隐静脉和 / 或内乳动脉等作为旁路移植血管治疗冠心病。经皮冠状动脉介入治疗(PCI)诞生最晚但发展最为迅速,它是在心导管技术基础上发展起来的,在现代冠心病治疗中占有非常重要的位置。在冠状动脉造影检查的基础上,冠心病介入治疗经皮通过周围动脉送入球囊导管或其他器械,解除冠状动脉闭塞或狭窄,使冠状动脉血流恢复,消除症状,提高生活质量,改善预后。PCI 已经发展以球囊扩张成形术、支架植入术、斑块旋磨术等为主体的一系列综合技术。

PCI 适应证:①无症状心肌缺血或轻微心绞痛;②稳定型心绞痛;③不稳定型心绞痛和非 ST 段抬高心肌梗死;④急性 ST 段抬高心肌梗死;⑤冠状动脉旁路移植术(CABG)后的心绞痛;⑥有外科手术禁忌证或外科手术高危;⑦姑息性部分血运重建。

二、护理评估

（一）术前评估

1. 一般资料　重点了解患者冠心病危险因素。收集患者性别、年龄、营养状态、既往病史(高脂血症、高尿酸血症、高血压、糖尿病)、过敏史、生活方式(不良饮食、作息习惯)等资料。

2. 专科资料　外周血管状态(评价动脉硬化程度、是否存在下肢静脉曲张)、既往 PCI 治疗及外科冠脉治疗、出血 / 血栓病史(消化道及皮肤黏膜自发出血、脑卒中、静脉血栓栓塞等)。

3. 辅助检查　①心电图:术前了解患者心电图特点,评价心肌缺血范围,作为术后对比参照;②超声心动图检查:主要了解心脏结构、左室舒张末期直径及射血分数,评价心功能;③X线胸透检查:了解主动脉宽度、双肺淤血情况,评价心肺功能,是否存在胸部占位;④血常规:药物对血小板的影响,术前基础血红蛋白浓度;⑤生化检查:了解术前基础状态。

4. 心理状态　接受 PCI 治疗的患者病情有轻有重,有初次进行治疗和反复发病多次植入支架的情况,注重收集患者人格类型、经济承担能力、有无焦虑等心理。

5. 并发症　风险评估对于患者的术前危险因素的评估以及术后了解介入过程对 PCI 术后患者的护理有着重要的指导意义,护士应对可能发生的风险做到心中有数:

(1) 穿刺相关(假性动脉瘤、动静脉瘘):评估股动脉搏动、局部杂音、既往穿刺经历。

(2) 路径相关(桡动脉闭塞和痉挛):女性患者、桡动脉迂曲、糖尿病病史、对疼痛敏感者为发生桡动脉并发症的高危人群。

(3) 冠脉相关(冠脉夹层、冠脉痉挛、冠脉穿孔、冠脉远端血栓、无再流):高龄、体弱、糖尿病病史、冠心病病程长、冠脉病变血管为多支、冠脉病变斑块为慢性冠脉闭塞性病变、曾多次行支架植入术的患者,应警惕术中严重冠脉并发症的发生。

(4) 出血相关(穿刺处血肿、鞘管周围渗血和血肿、外周血管血肿、腹膜后血肿、消化道出血、脑出血):肥胖、女性、经股动脉途径穿刺、术中使用多血管途径(两种以上血管穿刺)、术中肝素用量、既往胃溃疡/十二指肠溃疡出血病史、既往脑出血/脑外伤病史、高血压Ⅲ级以上或术后持续收缩压 ≥ 150mmHg 患者,为发生出血相关并发症的高危人群。

(二) 术后评估

1. 血管迷走神经性晕厥　患者长时间未进食进水、术后胃肠道反应导致的液体丢失、尿潴留、对疼痛过度敏感、精神情绪的过度紧张、术后补液不足均可导致迷走神经兴奋。评估有无头晕、乏力、胸闷憋气、打哈欠、视物模糊、出冷汗、心率慢和/或血压低。

2. 急性和亚急性支架内血栓　急性支架内血栓出现在术后 24 小时内,亚急性血栓可在术后 24 小时至 30 天出现。了解患者支架植入数量、位置、术中情况、术后胸痛症状、心电图动态变化、有效负荷药物评估。

3. 心脏压塞　患者出现进行性憋气不能平卧、血压下降或临界正常值、脉压差逐渐缩小、心率增快、颈静脉怒张。床旁心脏超声提示有无心包积液。

4. 出血倾向　穿刺部位渗血、血肿;牙龈出血;皮肤黏膜自发出血或皮下瘀斑;呕吐物潜血试验阳性或粪便潜血阳性;最为危及生命的出血性并发症为腹膜后血肿,术后出现剧烈腰痛、肠激惹综合征、腹胀、腹围进行性增加、血红蛋白浓度进行性下降、眼睑口唇甲床处黏膜苍白、心率增快、血压下降,均应警惕腹膜后血肿的发生。

5. 对比剂相关反应　根据生化检查评估患者肝肾功能;有无恶心、呕吐、寒战、发热、皮疹、喉头水肿等过敏性反应。

6. 脑卒中　长期房颤未进行正规抗凝治疗者、既往脑梗死病史患者,应注意评价术后意识水平、言语清晰程度及四肢肌力变化以及是否有头痛、呕吐以及血压情况。

7. 肺动脉栓塞　高危因素有肥胖、血液高凝状态、卧床、肢体制动、加压包扎、下肢静脉曲张。

三、护理措施

（一）一般护理
同冠心病护理常规。

（二）术前准备
1. 术前宣教 在了解患者基本情况的基础上，讲解术前准备内容及重要性、治疗过程及配合事项、取得家属和患者的理解与配合。

2. 了解用药 患者术前常规抗血小板药物服用情况。

3. 择情备皮 备皮范围为右上肢及脐以下、膝以上所有皮肤上的毛发，并嘱患者术前晚清洁腹股沟区域皮肤。

4. 遵医嘱行碘过敏试验 对比剂原液 1.5ml 静脉注射，15 分钟内观察患者反应，备好急救物品。

5. 留置静脉通路 左上肢 / 左下肢外周静脉留置套管针并保持通畅。

6. 特殊患者的医嘱执行 慢性肾功能不全患者或术前血肌酐水平升高者，应于术前 6 小时开始水化治疗，维持至术后 24 小时；术前可疑碘过敏试验阳性或曾出现对比剂过敏者，应遵医嘱术前给予抗过敏药物，并于病历夹醒目处注明提示。

（三）术后监护
1. 连续心电监护、血压、血氧饱和度监测，安全并妥善安置患者，记录生命体征、穿刺部位及局部情况。

2. 了解术中操作过程，治疗结果，主要用药，术者医嘱。

3. 询问患者主诉，如有胸痛发作，及时通知医生处理。

4. 术后维持静脉通路通畅，持续补液，并嘱患者适量饮水、进食，术后留取尿标本，4 小时内尿量达到 800ml 以利对比剂的排出。

5. 维持血压，保证有效冠脉灌注，如出现血压进行性下降或收缩压高于 150mmHg 持续 1 小时不降，应通知医生处理。

6. 监测心率、心律，发现心律失常及时汇报医生，复查血清电解质，维持血钾在 4.0~5.0mmol/L。

7. 每半小时观察穿刺部位情况，有无术肢肿胀、出血、血肿、足背动脉搏动情况。

8. 术后复查血常规，监测血红蛋白浓度变化，如下降超过 20g/L，应查找失血原因，尽快纠正。

9. 拔除股动脉留置鞘管时的护理：

（1）备好除颤器、抢救药品（如多巴胺、阿托品）。

（2）备好拔管用品：拔管包、碘伏、手套、利多卡因、纱布、胶布、弹力胶带、沙袋等。

（3）拔管前测血压，检查足背动脉搏动情况。

（4）术后 3 小时测 APTT，当 APTT 小于 100 秒时拔除动脉鞘管。

（5）拔管过程中严密观察血压、心率、心律的变化。如发现异常，及时配合医生处理。

（6）拔管后压迫穿刺点 30~40 分钟，观察确实无出血、渗血后以纱布、宽胶布加压包扎，并用沙袋压迫（胶布拉紧应以皮肤温度、颜色正常，不影响足背动脉搏动为适度。）

（7）嘱患者在 2 小时内勿抬头，勿用力咳嗽，以免增加腹压引起出血。沙袋压迫 8~10 小时去除,其间随时观察伤口有无渗血及足背动脉搏动等情况。

（四）并发症护理

1. 冠状动脉急性闭塞和分支闭塞及冠脉夹层护理　同急性心肌梗死护理。

2. 心脏压塞护理　①与迷走反射鉴别:患者在手术 30 分钟后出现血压下降、心率减慢、出冷汗、面色苍白,恰好发生在拔除动脉鞘管的同时,初期按迷走神经反射处理,经补液、阿托品、多巴胺治疗后患者的血压与心率一过性上升后又进行性下降难以回升至术前水平。应急行床旁超声检查,提示心包积液考虑为心脏压塞。②了解术中情况、观察生命体征变化及患者主诉。③补液、配血输血护理。④配合心包穿刺引流、引流管护理。

3. 冠脉无血流和慢血流现象护理　①护理措施同急性心肌梗死护理;②注意维持血压在较高水平,以确保冠脉灌注;③血流动力学不稳定,做好安装主动脉内球囊反搏的准备工作。

4. 迷走神经反射护理　①解除尿潴留,观察尿量(循环有效的标志),预防为主,慎用利尿剂;②拔管前给予快速补液,鼓励进食;③观察心率、血压,纠正心率减慢、低血压状态,遵医嘱使用多巴胺、阿托品等急救药物。

5. 腹膜后血肿护理　①迅速建立静脉通路:最好留置两条静脉路;②补充血容量:遵医嘱配血输血,必要时加快输液速度,升压药物应用;③给予持续吸氧:监测指尖血氧饱和度,小于 85% 给予面罩吸氧;④协助医生完成腹部加强 CT 检查及外科手术准备工作。

6. 穿刺部位并发症护理　①使用 Ⅱ b/ Ⅲ a 受体拮抗剂时注意使用时间、剂量;②评估出血倾向,观察穿刺部位及皮肤黏膜的自发出血情况,降低出血风险;③监测 APTT。

7. 对比剂过敏性休克护理　①观察患者生命体征变化,倾听患者主诉;②立即开放静脉通路,遵医嘱给予扩容、补液、抗过敏治疗;③准确遵医嘱给予血管活性药,维持血压、心率;④备抢救用物,配合实施机械通气及循环辅助。

（五）介入术后康复护理

目前有大规模研究显示 PCI 术后进行运动康复可降低再狭窄率。术后应积极改善运动耐力、改善冠状动脉灌注,具体实施还需在 PCI 术后临床医生对支架血栓、再灌注血流进行评估。请康复医生会诊制定康复方案并协助完成康复。

四、用药护理

详见本章第一节。

五、健康宣教

1. 桡动脉穿刺者右手腕部予弹力绷带加压包扎,自回到病房起,每 2 小时由医生减压 1 次,共松 3 次。指导患者进行手指运动,限制手腕活动,以免出血。穿刺侧上肢勿提重物,保持穿刺处干燥。

2. 股动脉穿刺者穿刺部位予弹力绷带加压包扎,卧床时间要听从医护人员指导。平卧期间保持腿部伸直,指导患者进行踝部运动。术后 1 周减少蹲起等增加腹压的动作。

3. 排尿指导　在医护人员指导下饮水,加速对比剂的排泄。第一次排尿应留取标本送检,4 小时尿量累积达到 800ml。

4. 告知患者若出现心前区疼痛、头疼、恶心、视物不清、腹胀、腰疼、面色苍白应立即通知医生。

5. 饮食指导　清淡易消化食物,忌油腻和易引起腹胀的食物。

6. 次日更换伤口敷料。

7. 心理护理(同 AMI 护理)。

参考文献

[1] 袁祖贻, 陈绍良. 心脏病学实践 2021. 北京: 人民卫生出版社, 2021.

[2] 胡大一. 中国心血管疾病康复/二级预防指南 (2015 版). 北京: 北京科学技术出版社, 2015.

[3] 余勤. 内科护理手册. 北京: 人民卫生出版社, 2016.

[4] 上月正博, 伊藤修. 图解心脏康复指南. 郭琪, 曹鹏宇, 译. 天津: 天津科技翻译出版有限公司, 2014.

[5] Theroux P. 急性冠脉综合征——《Braunwald 心脏病》姊妹卷. 颜红兵, 译. 北京: 北京大学医学出版社, 2011.

第二章 心力衰竭

第一节 心肌病的护理

一、概述

心肌病根据病因不同可分为原发性和继发性两类：

1. 原发性心肌病指原因不明的心肌疾病。可分为：

(1)扩张型心肌病：亦称充血性心肌病，是心肌病中常见的临床类型，以心肌广泛纤维化、心肌收缩力减弱、心脏扩大、双侧心室扩张为基本病变的心肌病。

(2)肥厚型心肌病：以心肌非对称肥厚、心室腔变小为特征，左心室舒张顺应性下降、心室血液充盈受限为基本病变的心肌病。

(3)限制型心肌病：以心内膜及心内膜下心肌纤维化引起的心室壁僵硬、心室充盈障碍为基本病变的心肌病。

2. 继发性心肌病指原因明确或全身性疾病所致的心肌疾病。

(1)酒精性心肌病：长期大量饮酒所引起的心脏扩大、心力衰竭、心律失常而又无其他病因的心肌病。

(2)围产期心肌病：既往无器质性心脏病的女性，在妊娠最后一个月或产后五个月内出现的呼吸困难、咳血痰、水肿等心力衰竭临床表现的心肌病。

(3)代谢性心肌病：主要指淀粉样变心肌病。表现为心肌细胞间隙大量淀粉样物质沉积而引起的心肌病。

二、治疗原则

(一) 避免劳累,防止感染

(二) 药物对症治疗

(三) 心力衰竭

1. 控制心衰,强调综合管理,以预防为主,要加强随访。

2. 选用强心、利尿、补钾及扩血管药物治疗。

3. 新药物治疗方面,若能够耐受血管紧张素转换酶抑制剂和血管紧张素Ⅱ受体拮抗剂(ACEI/ARB),创新药血管紧张素受体脑啡肽酶抑制剂(ARNI)为Ⅰ类推荐。

4. 必要时行左心辅助。

（四）心律失常

选用抗心律失常药物治疗。

（五）肥厚型心肌病

1. 选用抑制心肌收缩力而减轻左室流出道梗阻的药物。

2. 根据病情选用起搏器治疗。

（六）内科可选用化学消融术

适用于梗阻性肥厚型心肌病。

（七）外科手术治疗

1. 肥厚型心肌病可切除肥厚的心肌。

2. 晚期心肌病患者可行心脏移植手术。

三、护理评估

（一）一般资料

重点了解患者年龄、性别、工作性质、经济状况、家族史、过敏史、生活方式（吸烟、饮酒、饮食习惯、二便情况、运动状况、居住环境）、活动状况、文化水平、接受能力、性格类型、疾病原因及类型、心肌受累程度等。年轻女性婚育资料的收集。

（二）临床表现

1. 心脏症状　胸痛时部位、性质、诱因及伴随症状，有无停跳。

2. 全身症状　有无头晕、乏力、晕厥现象，有无四肢疼痛、肢体活动障碍。

3. 生命体征　评估体温、血压、脉搏、呼吸、呼吸音及肺水肿症状等，评估这些表现在患者接受治疗护理后的变化。

4. 洋地黄中毒　长期服用洋地黄的患者评估有无中毒症状。

5. 饮食状况　重点注意钠和钾的摄入情况。

（三）辅助检查

1. 生化检查　血常规、生化指标、血气指标，长期服用利尿剂的注意电解质情况。

2. 心功能评价　超声、核素心肌显像、正电子发射计算机断层显像（positron emission computed tomography，PET）检查。

3. 心电图　注意有无心律失常。

（四）心理状况

患者对自己的病史、病程是否了解，对疾病的认知程度、治疗依从性。对疾病的严重程度是否缺乏思想准备及足够认识，是否担心费用及预后。女患者往往担心生育受影响。

（五）心力衰竭

评估患者是否存在心力衰竭及类型。按照射血分数（ejection fraction，EF）高低，将心衰分为：①射血分数降低的心衰（heart failure with reduced ejection fraction，HFrEF；EF＜40%）；②射血分数保留的心衰（heart failure with preserved ejection fraction，HFpEF；EF＞50%）；③射血分数处于临界范围的心衰（heart failure with mid-range ejection fraction，HFmrEF；EF＝40%~49%）。

四、护理措施

1. 密切观察患者的病情变化,有心律失常者应进行心电监测。

2. 扩张型心肌病,往往合并室性心律失常,应随时注意监测心律和心率的变化。应用抗心律失常药物时要慎重,静脉注射时速度要慢。

3. 肥厚型心肌病(尤其是有流出道梗阻的患者)由于存在舒张期容量减少,易出现心绞痛、乏力、头晕、晕厥甚至猝死。指导患者避免剧烈运动,在发生心绞痛时应予 β 受体拮抗剂或钙通道阻滞剂,不能用硝酸酯类制剂。

4. 由于病变的心肌对强心药物较为敏感,有些患者存在肾功能不全,易出现洋地黄类药物的毒副反应。应随时观察心率、心律的变化,若出现心律失常应及时通知医生,并备好抢救药物及临时起搏器。

5. 对出现心力衰竭、心源性休克、猝死的患者参见相应章节的护理。

6. 若患者出现胸痛、四肢疼痛、肢体活动障碍,应高度怀疑栓塞的可能,要注意观察意识、皮肤的温度及颜色。

7. 注意患者用药反应,经医师调整药物剂量后,应坚持用药。利尿剂使用期间注意尿量,尿量过多应警惕出现低钾血症。血管扩张剂使用时,应监测血压。

8. 给予低盐、易消化、高纤维素和富含维生素食物,要少食多餐,不宜过饱。

9. 多吃一些含钾高的食物,如橘子、香蕉、黑木耳等。

10. 避免刺激性食物。

五、用药护理

1. 嘱患者坚持服药,服用 β 受体拮抗剂时注意观察心率、心律、脉搏和血压变化,有情况立即配合医生处理。

2. 应用钙通道阻滞剂时,注意观察心率、心律、脉搏和血压变化,长期应用可出现牙龈增生、低血压、面部潮红等不良反应。

3. 应用抗心律失常药物时,注意观察心率、心律和脉搏,如用药为胺碘酮时护理要点见心肌炎护理。

4. 肥厚型心肌病通常避免使用洋地黄类制剂,以免加重流出道梗阻。

六、健康宣教

1. 使患者认识到早期接受系统治疗的重要性并积极配合治疗。

2. 由于心肌存在不同程度的损伤,患者活动及劳累后尽量卧床休息,以减轻心肌缺氧程度。

3. 保持室内空气新鲜,预防感染,养成良好的起居习惯。

4. 睡眠提倡两段制,即夜间睡眠和午睡,但午睡时间不宜过长,以半小时至一小时为宜。

5. 嘱患者戒烟戒酒,尽量选择易消化、低盐、少刺激的食物,少食多餐,教会患者如何计算食物的含水量及准确记录出入量。指导心力衰竭患者家属监督患者限制水摄入。

6. 告知患者在出现咳嗽、气喘、双下肢水肿、夜间不能平卧或连续几天尿量少于入量时及时就医。

7. 定期复查。

参考文献

［1］张建, 杨跃进. 心内科常见病用药. 北京: 人民卫生出版社, 2008.
［2］尤黎明, 吴瑛. 内科护理学. 北京: 人民卫生出版社, 2011.
［3］中华医学会心血管病学分会心力衰竭学组, 中国医师协会心力衰竭专业委员会, 中华心血管病杂志编辑委员会. 中国心力衰竭诊断和治疗指南 2018. 中华心力衰竭和心肌病杂志, 2018, 2 (4): 196-225.

第二节　心肌炎的护理

一、概述

心肌炎是指心肌局限性或弥漫性炎症, 常是各种全身性疾病中的一部分。近年来, 因传染病引起的心肌炎已明显减少, 风湿性心肌炎亦趋减少, 病毒性心肌炎则相对增多。病毒性心肌炎是病毒感染引起的心肌局限性或弥漫性炎症病变, 以引起肠道和呼吸道感染的各种病毒最常见, 如柯萨奇病毒 A 和 B、埃可病毒、脊髓灰质炎病毒、流感和疱疹病毒, 尤其是柯萨奇病毒 B。病毒直接侵犯心肌, 造成心肌细胞溶解, 同时存在免疫反应, 在病变的晚期, 免疫反应是造成心肌损伤的主要因素。以青壮年发病率最高。临床表现: 病前 1~4 周有呼吸道或肠道感染病史, 轻者可无症状, 多数患者有疲乏、胸闷、心悸、心前区隐痛等心脏受累的表现, 与体温不成比例的心动过速等; 重症者可发生严重心律失常、心力衰竭、心源性休克, 甚至猝死。

二、治疗原则

目前尚无特效疗法, 以对症治疗为主。①急性期: 卧床休息, 注意营养, 使用改善心肌营养与代谢的药物; ②糖皮质激素的应用: 尚有争论, 一般情况下不主张使用, 严重心律失常下可考虑使用。

(一) 原发病的治疗
病毒感染者可予抗病毒药, 伴细菌感染者, 可予抗生素。

(二) 对症治疗
1. 急性期卧床休息, 注意营养。给予促进心肌营养与代谢的药物, 如维生素 C、能量合剂、肌苷、环化腺苷酸 (cyclic adenosine mono phosphate, cAMP) 等。
2. 在症状、体征好转、心电图正常后可逐渐增加活动量。
3. 出现心功能不全、心律失常、休克时应积极纠正。

(三) 激素治疗
遇严重心律失常时可考虑应用糖皮质激素。

三、护理评估

（一）发病情况

发病时间、发病季节、发病前是否有过感染及伴有体温升高过程。

（二）症状

询问患者心脏受累的表现，是否伴有心悸、气短并活动后感觉明显。

（三）体征

较常见的有心率增快与体温升高不成比例，心尖区第一心音减弱、出现第三心音；重者可出现舒张期奔马律、心包摩擦音及心脏不同程度的扩大；更严重者出现血压下降、脉搏细数及肝大等循环衰竭体征。

（四）心理社会评估

1. 一般资料 重点了解患者年龄、性别、家庭状况、家族史、既往史（关注感冒、发热、感染史）、过敏史、生活方式（吸烟、饮酒、饮食习惯、二便情况、运动状况、居住环境）、活动状况、文化水平、接受能力、性格类型等。年轻女性收集婚育资料的收集。

2. 临床表现

(1)感染症状：询问患者近期内(1~4周前)是否有发热、咽痛、全身酸痛、呕吐、腹泻等病毒感染的表现。

(2)生命体征：评估是否有心悸、胸闷、气促、心前区隐痛、乏力、咳嗽、呼吸困难、发绀等。评估这些表现在患者接受治疗护理后的变化。

(3)饮食状况：重点注意各种营养的摄入情况。

3. 辅助检查

(1)心电图：有 ST-T 改变，R 波降低及各种心律失常，特别是房室传导阻滞、室性期前收缩。

(2)血清学检查：心肌酶学增高［CK-MB 升高或心肌肌钙蛋白(cTnI 或 cTnT)阳性］，红细胞沉降率加快，白细胞可增多，C 反应蛋白增加，抗心肌抗体滴度增高等。高热时注意血培养结果。

4. 心理状况 病毒性心肌炎患者依症状的轻重可有不同的心理反应。症状轻者，容易忽视而不注意休息，对病情的恢复不利；症状重者，因担心疾病的预后和经济负担易产生焦虑、恐惧等心理，家属的心理也随病情变化而变化，应进行动态心理评估。

四、护理措施

（一）一般护理

1. 根据病情的轻重不同，动静结合，量力而行。

2. 急性发作或伴有严重心律失常、心力衰竭症状明显者，应严格控制活动量，卧床休息，禁止用力，以降低心脏负荷，减少心肌耗氧量。

3. 体温过高者给予药物或物理降温。

4. 避免情绪激动与烦躁，保证患者足够的休息和睡眠。

5. 注意保持排便通畅，必要时给予缓泻剂，避免因便秘而加重心脏负担。

6. 待体温、心电图、X 线及症状恢复正常后可逐渐增加活动量。

7. 遵医嘱及时准确给药，观察用药后的效果及副作用。

（二）饮食

给予高热量、高蛋白、高维生素饮食,以促进心肌细胞恢复。注意:进食不宜过饱,禁食咖啡、茶及其他刺激性食物,心力衰竭者限制钠盐摄入、戒烟。

（三）生活及心理护理

多与患者沟通,协助生活护理,减轻其心理压力,主动配合治疗、护理。

五、用药护理

（一）抗病毒及抗炎治疗

阿奇霉素需在饭前 1 小时或饭后 2 小时口服,因食物影响吸收。用药期间注意肝肾功能。注意观察有无过敏反应、腹泻等胃肠道症状。

（二）营养心肌治疗

如维生素 C、复合维生素 B、肌苷、辅酶 Q10 等。维生素 C 静脉滴注时注意避光、观察输液部位并注意滴速不能过快。

（三）抗心律失常治疗

1. 胺碘酮静脉应用时应尽量通过中心静脉途径,必须用 5% 葡萄糖配制,不宜快速静脉推注,外周静脉使用浓度不超过 2mg/ml。副作用有胃肠道反应(食欲减退、恶心、腹胀、便秘等),皮肤和角膜色素沉着(占 20%~90%)。

2. 监测甲状腺功能指标。

3. 用药期间规律复查心电图,注意心率、心律及血压变化。

（四）激素治疗

必要时亦可用氢化可的松或地塞米松,静脉给药时注意速度不能过快。根据用药时间和剂量观察患者容貌和体态变化,女性患者有无月经失调、肌无力等。不能突然停药,有时患者在停药后出现头晕、晕厥倾向、腹痛或背痛、低热、胃肠道症状和肌肉、关节疼痛、头痛等。

六、健康宣教

（一）合理安排休息和活动

1. 急性期绝对卧床休息,时间为 2~3 个月,6 个月至 1 年内避免重体力劳动及活动。

2. 保持室内温暖,定时通风换气,保持空气新鲜。

3. 每日准确记录 24 小时出入量。

（二）用药与随访

坚持药物治疗,定期随访,病情变化时及时就医。

（三）其他

避免诱因,避免劳累,注意合理营养,预防呼吸道感染。

参考文献

[1] 张建, 杨跃进. 心内科常见病用药. 北京: 人民卫生出版社, 2008.

[2] 晏根贵. 成人暴发性心肌炎诊断与治疗中国专家共识 (2017 版). 中华心血管病杂志, 2017, 45 (9): 742-744.

第三节　感染性心内膜炎患者的护理

一、概述

感染性心内膜炎（infective endocarditis，IE）是指病原微生物经血行途径侵犯心内膜、心脏瓣膜或邻近大动脉内膜所引起的炎症病变，常伴有赘生物的形成，是一种致死性疾病。欧洲 IE 患病率为每年 3/10 万 ~10/10 万，随年龄增长而升高，男女之比大于 2：1；我国尚缺乏确切的流行病学数据，但随着我国人口老龄化，老年退行性疾病患病率增加，人工心脏瓣膜置换术、植入器械以及各种血管内操作检查的增加，IE 呈显著增长趋势。感染性心内膜炎根据病因一般分为自体瓣膜 IE、静脉药瘾者 IE 和人工瓣膜 IE。

二、治疗原则

感染性心内膜炎侵害心脏瓣膜、腱索和乳头肌，部分患者会发展成为严重心力衰竭，因此在积极、有效、合理的使用抗生素控制感染的同时，应积极维护心功能。对抗生素治疗无效、严重并发症或有瓣膜再置换适应证者应早期手术治疗。但抗生素预防应只针对高危人群。

三、护理评估

（一）健康史

1. 了解患者近期有无皮肤或其他器官的感染。

2. 近期是否接受过口腔治疗、其他创伤性诊疗技术。

3. 有无风湿性心脏病、先天性心脏病及其他心脏病史。

4. 是否接受心脏手术（尤其是人工瓣膜、永久起搏器、植入式心律转复除颤器等）及手术时间。

5. 是否有静脉内滥用药物的经历。

6. 是否有周身不适、倦怠乏力、高热伴寒战的病史，体重是否下降等。

7. 有无严重脓毒血症或感染性休克史。

（二）临床表现

1. 症状

（1）全身表现：最常见为发热，亚急性起病者多为低热，体温很少超过 39.5℃，伴畏寒多汗，部分患者伴进行性消瘦、乏力、肌肉及关节疼痛；急性起病者往往呈急性败血症表现，高热、寒战及全身毒血症状明显。全身性栓塞是感染性心内膜炎常见的临床表现，各组织器官均可发生。

（2）心脏表现：充血性心力衰竭是本病较常见的并发症。

2. 体征　心脏杂音见于大多数患者。周围体征包括瘀点、指（趾）甲下线状出血、奥斯勒结节（Osler node）、罗特斑（Roth spot）及詹韦损害（Janeway lesion）等。

（三）辅助检查

1. 血培养　最重要的诊断方法，阳性有决定性诊断价值，并为治疗提供依据，通常阳性率为 75%。

2. 超声心动图　可检出直径>2mm 的赘生物。

3. 血常规　进行性贫血较常见，白细胞数增多或正常。

4. 组织学、免疫学及分子生物学检查，病理学检查是诊断的"金标准"。

5. 其他　经食管或经胸超声心动图、红细胞沉降率（增快）、血清 C 反应蛋白（阳性）、类风湿因子（阳性）等指标。

（四）心理社会评估

起病大多急骤，反复发热，并在短时间内出现很多症状，患者易产生恐惧、悲观情绪；亦可能对手术治疗后是否会再次出现 IE 而产生疑问，影响疾病治疗的信心。

知识拓展

根据《2015 欧洲心脏病学会感染性心内膜炎管理指南》，IE 血培养阳性结果包括：

1. 2 次独立取样的血培养结果显示存在典型微生物感染符合 IE 诊断。

2. 连续血培养阳性发现的微生物感染符合 IE 诊断相隔>12 小时取样的 ≥2 次血培养结果阳性；或所有 3 次血培养或 ≥4 次独立取样血培养（首次和末次取样间隔时间 ≥1 小时）结果中多数阳性。

3. 单次血培养发现伯纳特氏立克次氏体阳性或 I 期 IgG 抗体滴度>1∶800。

四、护理措施

1. 注意观察病情。正确测量体温，严密观察体温变化并记录；评估患者心功能情况，每日听诊心脏杂音情况，观察是否出现不能平卧并伴双下肢水肿。

2. 嘱患者卧床休息，为患者提供适宜的病房温度和湿度，并保持安静。

3. 体温在 39℃ 以上者予以酒精擦浴或温水擦浴，出汗多时可在衣服与皮肤之间垫软毛巾，潮湿后便于及时更换，防止因频繁更衣而受凉。

4. 为提高血培养结果准确率，需多次采血且采血量较大，应向患者和家属耐心解释检查目的和注意事项，并正确采集血培养标本，尽快明确病原。为提高阳性率，应在抗生素治疗开始前、严格无菌操作下采集血标本，每次取血 10~15ml，按照先采集厌氧菌血标本、再采集需氧菌血标本的顺序进行。未使用抗生素治疗的患者，应立即采血，每隔 1 小时采血 1 次，共取 3 次血标本后，按医嘱开始治疗；已使用过抗生素者，停药 2~7 日后采血。

5. 遵医嘱积极、有效、合理使用抗生素，观察药效和不良反应。

6. 若患者尚未出现脏器功能障碍或衰竭，应积极鼓励患者进食高热量、高蛋白易消化食物，如鸡蛋、牛奶、酸奶、肉等，并注意补充维生素和矿物质，鼓励患者多饮水；一旦出现严重心功能不全的征象，应控制入量。

7. 当患者卧床休息时，允许进行一些自我护理（如翻身、盥洗、进食）及一些不费力的自娱活动（如听广播、阅读书报、看电视等）。

8. 鼓励患者说出内心感受,并对其主诉采取同感性倾听,予以心理支持。

9. 当患者头痛、胸痛、腰痛、神志改变或肢体活动有碍时,要高度警惕是否有细菌栓子的脱落。

10. 协助做好手术准备(主要是更换心脏瓣膜、清除赘生物),提高患者生存率。

五、用药护理

IE 的致病微生物以革兰氏阳性菌为主,随着耐药性的增加,治疗时需格外关注耐药革兰氏阳性菌。使用抗生素原则为早期应用、用足剂量、选用杀菌药、联合应用、疗程要长(一般4~6 周,人工瓣膜 IE 患者需 6 周以上)、静脉用药并观察药物疗效及不良反应;应严格按时间用药,以确保维持有效血药浓度;因治疗时间一般较长,应注意保护患者的血管,尽量使用留置针穿刺。定期检查患者口腔的颊部和舌面,观察是否有白色斑块存在,及早发现长期大量使用抗生素可能带来的真菌感染;对于舌苔较厚、口唇常干裂、口腔有异味的患者,除应做好口腔护理外,可建议饭前多漱口。

六、健康宣教

1. 教会患者正确测量体温的方法。

2. 让患者了解心功能不全、身体其他器官组织栓塞的临床表现,及早发现。

3. 告诉患者遵医嘱服药并注意用药后的反应,如对胃肠道的刺激,可能会出现恶心、呕吐和食欲不振;告知患者不可擅自停药。

4. 鼓励患者注意休息、加强营养,增强抵抗力,防止呼吸道感染,及时处理隐藏病灶。

5. 有心脏瓣膜病或心血管畸形的患者应注意口腔卫生,实施口腔手术、心导管检查、胃肠、生殖系统检查时应给予合适的抗生素预防性治疗。

参考文献

［1］ HABIB G, LANCELLOTTI P, ANTUNES M J, et al. 2015 ESC guidelines for the management of infective endocarditis. Rev Esp Cardiol (Engl Ed), 2016, 69 (1): 2285-2286.

［2］ 郭爱敏, 周兰姝. 成人护理学. 3 版. 北京: 人民卫生出版社, 2017.

［3］ 梁峰, 胡大一, 沈珠军. 2015 年欧洲心脏病学会关于特殊临床背景感染性心内膜炎治疗指南的解读. 中华临床医师杂志, 2017, 11 (5): 779-787.

第四节　心力衰竭的护理

一、概述

心衰是多种原因导致心脏结构和 / 或功能的异常改变,使心室收缩和 / 或舒张功能发生障碍,从而引起的一组复杂临床综合征,主要表现为呼吸困难、疲乏和液体潴留(肺淤血、体

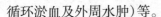

循环淤血及外周水肿)等。

(一) 心力衰竭的临床分型

根据左心室射血分数,心力衰竭分为射血分数降低的心衰、射血分数保留的心衰和射血分数中间值的心衰;根据心衰发生的时间、速度,分为慢性心衰和急性心衰。多数急性心衰患者经住院治疗后症状部分缓解,而转入慢性心衰;慢性心衰患者常因各种诱因急性加重而需住院治疗。

(二) 心力衰竭的分级与分期

1. 纽约心脏协会(New York Heart Association,NYHA)心功能分级法

Ⅰ级:体力活动不受限,一般体力活动不引起过度的乏力、心悸、气促和心绞痛。

Ⅱ级:体力活动轻度受限,休息时无症状,但平时一般活动即可有症状。

Ⅲ级:体力活动明显受限,休息时无症状,小于平时一般活动即可有症状。

Ⅳ级:不能从事任何体力活动,休息时有症状,体力活动后加重。

2. 《美国心脏病学会/美国心脏协会2005成人慢性心力衰竭诊断与治疗指南》和《中国心力衰竭诊断和治疗指南2018》将心力衰竭的发生发展分为4期:

A期:心力衰竭高危,但没有器质性心脏病或心力衰竭症状。例如,患者有冠状动脉疾病、高血压、糖尿病而无左心室功能受损、心肌肥厚及各房室腔几何构型的改变。

B期:器质性心脏疾病,但没有心力衰竭症状。例如,患者既往有心肌梗死、左心室收缩功能不全、无症状性瓣膜病,无心力衰竭症状但有左室肥厚和/或功能受损证据。

C期:器质性心脏疾病,并且既往或目前有心力衰竭症状。

D期:需要特殊干预治疗(包括机械性辅助循环,持续正性肌力药物输注,心脏移植及其他新的实验性的外科手术等)的顽固性心力衰竭。

上述A、B两期实际上没有明确的心力衰竭,但有发生心力衰竭的危险;C、D两期为已发生心力衰竭,只是程度不同。

该分类方法首次包括了心力衰竭发生和进展的全过程,即从仅有心衰危险因素的A期到终末心衰的D期。其重要意义是强调高度重视并控制这些危险因素,以便在左室功能不全或症状出现之前便采取治疗措施,以降低心力衰竭的病残率和病死率,也就是更加注重从心力衰竭发生的源头和进程上阻断心血管事件链,切实做到以预防为首,避免心力衰竭的发生和发展。

二、治疗原则

慢性HFrEF治疗目标是改善临床症状和生活质量,预防或逆转心脏重构,减少再住院,降低病死率。HFpEF患者的治疗主要针对症状、心血管基础疾病和合并症、心血管疾病危险因素,采取综合性治疗手段。

(一) 一般治疗

一般治疗包括去除心衰诱发因素,调整生活方式。限钠(<3g/d)有助于控制NYHA心功能Ⅲ~Ⅳ级心衰患者的淤血症状和体征(Ⅱa,C)。心衰急性发作伴有容量负荷过重的患者,要限制钠摄入<2g/d。一般不主张严格限制钠摄入和将限钠扩大到轻度或稳定期心衰患者。轻中度症状患者常规限制液体并无益处,对于严重低钠血症(血钠<130mmol/L)患者水摄入量应<2L/d。心衰患者宜低脂饮食,吸烟患者应戒烟,肥胖患者应减轻体重。严重心衰

伴明显消瘦(心脏恶病质)者,应给予营养支持。失代偿期需卧床休息,多做被动运动以预防深部静脉血栓形成。临床情况改善后在不引起症状的情况下,应鼓励进行运动训练或规律的体力活动。

(二) 药物治疗

目前,在慢性心力衰竭的治疗策略方面,主要强调在血流动力学稳定患者中尽早使用血管紧张素转换酶抑制剂(angiotensin converting enzyme inhibitors,ACEI),若患者不能耐受,则可选用血管紧张素 Ⅱ 受体拮抗剂(angiotensin Ⅱ receptor blockers,ARB);尽早使用 β 受体拮抗剂,对于心功能 Ⅲ~Ⅳ 级的患者则使用醛固酮受体拮抗剂。

1. 血管紧张素转换酶抑制剂(ACEI) 依那普列、卡托普列等。

2. 血管紧张素 Ⅱ 受体拮抗剂(ARB) 氯沙坦(科素亚)、缬沙坦等。

3. β 受体拮抗剂 卡维地洛、比索洛尔、倍他乐克等。

4. 醛固酮受体拮抗剂 螺内酯(安体舒通)。

5. 利尿剂 呋塞米、托拉塞米、布美他尼、双氢克尿噻、托伐普坦等。

6. 血管紧张素受体脑啡肽酶抑制剂(ARNI) 沙库巴曲缬沙坦钠。

7. 洋地黄类 地高辛等。

8. 血管扩张剂 硝普钠、硝酸酯类/肼苯哒嗪、重组人 B 型利钠肽等。

9. 正性肌力药物 多巴胺、多巴酚丁胺、左西孟旦、氨力农、米力农等。

10. 抗凝和抗血小板药 华法林、阿司匹林、低分子量肝素等。

11. 抗心律失常药物。

(三) 非药物治疗

1. 血管重建术(导管介入和手术),其他形式的手术。

2. 心脏再同步化治疗(cardiac resynchronization therapy,CRT),植入性心脏除颤器(implanted cardiac defibrillator,ICD)。

3. 心脏辅助 主动脉球囊反搏(intra-aortic balloon pump,IABP)、体外膜氧合器(extracorporeal membrane oxygenation,ECMO)、左心辅助(left ventricle assist)。

4. 干细胞移植。

5. 超滤和血液透析。

6. 心脏移植。

三、护理评估

(一)心力衰竭和相关疾病的病史及一般状况评估

1. 心衰的病史及恶化加重的病程。

2. 基础心脏病的病史如高血压、冠心病、心肌梗死、瓣膜性心脏病、心肌炎、心肌病、心内膜炎和心包炎等。

3. 此次心力衰竭发作的诱因。

4. 合并疾病如糖尿病、肺炎、肾功能不全等。

5. 患者的生活习惯,特别是饮水习惯、进食习惯。

6. 患者的液体出、入量。

7. 近期体重的变化。

8. 烟酒嗜好。

9. 日常活动能力。

10. 心力衰竭知识的理解情况。

11. 用药史,药物治疗依从性。

12. 有无睡眠呼吸暂停等。

(二)心力衰竭患者症状及体征评估

1. 患者是否存在疲劳、呼吸困难、夜间阵发性呼吸困难、端坐呼吸等左心衰竭的症状。

2. 是否存在踝部水肿、纳差、腹胀、尿量减少和夜尿增多等右心衰竭的症状。

3. 有无黑矇、晕厥、胸痛等症状。

4. 有无咳嗽、咳痰等症状。

5. 是否有心脏增大、肺部干湿啰音、颈静脉怒张、肝大、下垂部位水肿、胸腔积液和腹水等体征。

6. 是否有贫血的表现。

7. 是否有黄疸表现。

(三)心衰患者病情危重程度的评估

1. 提示患者病情危重的症状、体征 静息时有呼吸困难、胸痛等症状,特别是伴大汗淋漓者;有意识障碍或反复晕厥发作者;血压、心率不稳定者,特别是血压低于 80/50mmHg 伴四肢末端皮肤湿冷者;有快速或缓慢心律失常发生者。

2. 心衰患者的心功能分级及分期。

3. 危重心衰患者的病情评估 意识状态、生命体征、体位、呼吸困难程度、每小时尿量等。

(四)辅助检查和监测结果的评估

1. 有关的实验室检查 血尿便常规、肝肾功能、电解质、血脂、血糖、血气分析、心肌标志物、心衰标志物、甲状腺功能、凝血功能、红细胞沉降率、C 型反应性蛋白(C-reactive protein,CRP)。

2. 无创仪器检查 心电图、X 线胸片检查、超声心动图、核素心肌显像、心血池、多排螺旋计算机断层摄影术(multiple spiral computed tomography,MDCT)、磁共振成像(magnetic resonance imaging,MRI)、动态心电图等。

3. 有创检查 漂浮导管、冠状动脉造影、心肌活检、中心静脉压等。

4. 持续监测项目 持续心电监测、持续有创血压监测、持续无创血氧饱和度监测。

(五)心理状态评估

1. 急性心力衰竭患者有无紧张、恐惧。

2. 慢性心力衰竭患者有无焦虑和 / 或抑郁。

四、护理措施

(一)一般护理

执行心血管病内科一般护理常规。

(二)休息

轻度心力衰竭时可适当卧床休息,嘱患者尽量减少体力劳动,随时注意病情变化。对心功能Ⅲ级的患者,大部分时间应卧床休息,并以半卧位为宜;心功能Ⅳ级的患者,必须绝对卧床,避免任何体力活动,以减轻心脏负担,并保持病室安静、舒适、整洁、空气新鲜;长期卧床患者,定时翻身,加强皮肤护理,避免发生压疮和出现下肢血栓。对严重水肿的患者,在治疗时要注意保护皮肤,避免形成破溃。

(三)吸氧

心衰急性加重患者可给予低流量(2~5L/min)吸氧,急性肺水肿的患者给予高流量(5~10L/min)吸氧,并加以湿化,肺心病患者严格控制氧流量。吸氧过程中,观察神志、缺氧纠正程度和临床症状改善情况,保证吸氧管道通畅和清洁,维持呼吸道通畅。

(四)饮食及控制钠盐摄入

心力衰竭患者的钠排泄减少,钠盐摄入过多可加重心衰症状。对于心力衰竭患者应适当限制钠盐的摄入,但口服和静脉应用利尿剂者,对钠盐限制不必过严。对于已经发生低钠血症的患者,则适当进食高钠食物。

水摄入过多使心脏负荷增加,故对于心力衰竭患者应加强对水分的限制,一般每日摄入水量限制在1.5L,若存在大汗、呕吐、腹泻、失血等造成低血容量的情况,应适当增加饮水及补液量,并根据病情调整水分的摄入,让患者了解常用食物的含水量,协助制作一些出入量登记表,以便出院后患者自己可以做好记录,每天保持出入量的平衡。

饮食方面应防暴饮暴食,避免刺激性食物,应每次少量进食,进餐七成饱,每日可多次进餐,进食易消化、富有营养、维生素高的食物,晚餐宜进少量清淡食物,对于夜间有阵发性呼吸困难的患者,可将晚饭提前。对于血浆蛋白低,发病与营养缺乏有关的患者,每日蛋白摄入不低于1~1.5g/kg体重。适当限制热量摄入,以减少心脏负担。病情严重的患者每日摄取1 000kcal热量,病情缓解后每日摄入热量可至1 200~1 500kcal。

(五)控制和消除诱发因素

气候转冷时要注意加强室内保暖措施,同时做好室内通风换气及空气消毒,防止上呼吸道感染;输液、输血速度宜慢,严格限制液体入量;避免过度劳累和精神刺激以减少发作诱因。

(六)体位

根据心功能不全的程度,协助患者采取不同体位。轻度心力衰竭为减轻夜间阵发性呼吸困难可采取头高位;严重的采用半卧位或坐位;急性左心衰竭采用端坐卧位同时双下肢下垂。

(七)心理护理

慢性心功能不全患者的病程长且多次反复发作,易多虑、烦躁、紧张,普遍有焦虑和抑郁发作,抑郁、焦虑和孤独在心衰恶化中发挥重要作用,也是心衰患者死亡的主要预后因素。综合性情感干预(包括心理疏导)可改善心功能状态,所以,对患者心理护理尤为重要,在与患者交谈时应注意态度和语言,交谈内容既要实事求是,又要鼓励,要用眼神及身体语言表达对患者的关心,要做好家属工作,让患者树立信心,积极配合和治疗。必要时可考虑酌情应用抗抑郁药物。

(八)急性左心衰的治疗及护理

急性左心衰竭主要表现为急性肺水肿,是严重急症。患者表现为突然发生呼吸困难、端坐呼吸、咳嗽、咳大量的白痰或粉红色泡沫痰、焦虑不安、发绀、大汗、双肺布满湿啰音,心率≥110次/min等。

对于发生急性左心衰的患者,护士应紧急对患者进行心电、呼吸、血压等监护并详细记录,积极配合医生进行抢救。

1. 体位 取坐位或半坐位,必要时可两腿下垂,减少静脉回心血流。

2. 纠正缺氧 一般用面罩吸氧或麻醉机给予高流量氧气,5~10L/min。如动脉氧分压仍不能维持在60mmHg以上,可考虑使用双相气道正压通气(biphasic intermittent positive airway pressure ventilation,BIPAP)呼吸机进行无创通气治疗,若低氧血症不易纠正或/和伴有二氧化碳潴留,$PCO_2 > 50mmHg$,则应尽早行气管内插管机械辅助呼吸。

3. 吗啡 吗啡是治疗急性肺水肿有效的药物,不论何种原因引起的肺水肿均可及早给药。吗啡减弱中枢交感神经冲动而扩张外周动脉和小动脉;其镇静作用又可减轻患者的烦躁不安。一般3~5mg静脉推注。用药后严密监测病情变化及呼吸困难缓解情况,焦虑减轻说明病情缓解。吗啡的副作用有呼吸抑制、低血压、恶心、呕吐。出现呼吸抑制时用吗啡的拮抗剂纳洛酮0.4~1mg拮抗。有脑出血、神志障碍、慢性肺部疾病的患者禁用。

4. 袢利尿剂快速利尿 可应用呋塞米(速尿)20~40mg静脉注射、托拉塞米20~40mg静脉注射、布美他尼1~2mg静脉注射。注意观察患者使用利尿剂后的尿量,必要时可给予导尿,及时向医生报告利尿效果,并注意观察,避免利尿过度引起的低血钾,血容量急剧降低引起的休克。

5. 用药观察 其他药物可用血管扩张剂和强心苷类药物,按相关药物治疗护理观察要点观察。

6. 氨茶碱 对解除支气管痉挛有特效。心源性哮喘和支气管哮喘不易鉴别时可应用;常用0.25g加入葡萄糖水中静脉滴注。

7. 明确肺水肿诱因 在急性肺水肿患者抢救的同时,要尽快明确和治疗诱因,如急性心肌梗死、快速性心律失常、输液过多、感染等。

五、用药护理

(一)应用利尿剂的注意事项

1. 首选静脉应用袢利尿剂,可在短时间内迅速降低容量负荷。

2. 注意利尿剂的副作用如低钠、低钾、低镁、低钙等,低钾时可出现恶心呕吐、腹胀、肌无力及心律失常;低钠时可出现肌无力、下肢痉挛、口干;低钾低氧性碱中毒可出现神志淡漠、呼吸浅慢等。出现低钾时鼓励患者多食含钾丰富的食物,如橘子、香蕉、苹果、鱼、肉和青菜,必要时口服钾盐。

3. 利尿剂应尽量在白天给药,以防频繁排尿而影响夜间休息;向患者解释用药后排尿次数和尿量增多,帮助做好相应的准备。

4. 托伐普坦的不良反应主要是口渴和高钠血症。

5. 准确记录24小时出入量,观察体重与水肿变化。每天测量体重变化,判断利尿剂效果。每日尿量少于500ml,说明利尿无效;每日尿量大于2 000ml,说明利尿效果好,同时体重也应减轻。测量体重尽可能保证每日测量时条件一致,如穿同样厚度的衣服等,若测量一次体重,可在晨起早饭前排空大小便后。有腹水的患者测量腹围。

（二）应用洋地黄制剂的注意事项

1. 注意询问和倾听患者的不适主诉，告知其洋地黄制剂的治疗剂量和中毒剂量接近，易发生中毒，当出现食欲减退、恶心、呕吐、心悸、头痛、黄绿视、视力模糊时可能是中毒反应，应及时告诉医生。

2. 注意观察心电图情况，当患者心电图出现各种心律失常时，应及时通知医生。

3. 指导患者在服用洋地黄制剂前应先数心率，若<60 次 /min，或心律从规整变为不齐或从不齐变为规整，应暂停用药。

4. 注意监测血地高辛浓度。

（三）应用血管扩张药的注意事项

1. 用药过程中严密监测血压及心率，观察有无药物副作用如低血压、头痛、干咳、皮疹等。

2. 硝普钠在使用时，易引起血压下降或波动，这可能与药物输入量的变化有关，如静脉输注时针头的位置变化、输液压力变化均可使输液速度发生变化，导致了输入药液量不恒定而引起血压的变化，因此，建议使用微量泵泵入，以保证稳定、均衡输注药量，并注意观察患者血压变化；另外，硝普钠溶液对光敏感，见光易分解，形成有毒性的氰化物，所以，需新鲜配制定时更换，通常 24 小时更换一次，且注意使用避光注射器及避光泵管。一般急性氰化物中毒表现可分为四期：

（1）前驱期：吸入者有眼和上呼吸道刺激症状，视力模糊；口服中毒者有恶心、呕吐、腹泻等消化道症状。

（2）呼吸困难期：胸部紧缩感、呼吸困难，并有头痛、心悸、心率增快，皮肤黏膜呈樱桃红色。

（3）惊厥期：随即出现强直性或阵发性痉挛，甚至角弓反张，大小便失禁。

（4）麻痹期：若不及时抢救，患者全身肌肉松弛、反射消失、昏迷、血压骤降、呼吸浅而不规律，很快呼吸先于心跳停止而死亡。

（四）应用多巴胺的注意事项

注意剂量准确，使用微量泵泵入。多巴胺小于 $2\mu g/(kg\cdot min)$ 时起到利尿作用，$2\sim5\mu g/(kg\cdot min)$ 为强心作用，大于 $5\mu g/(kg\cdot min)$ 收缩全身动静脉起到升压作用。经外周留置针输注时应注意观察外周输液血管走向皮肤变化，若出现皮肤苍白、收缩及时减量或变更浓度，如出现疼痛、红肿、条索样硬化等静脉炎表现需立即更换输液部位，做到早期发现，早期处理；若药物外渗也可致组织坏死，应及时更换输液部位，处理患处。

（五）应用 β 受体拮抗剂时的注意事项

1. 患者体液潴留及心力衰竭恶化，常在起始治疗 3~5 天体重增加，如不处理，1~2 周后常致心衰恶化。因此，应每日称体重，如有增加，立即通知医生增加利尿剂用量，直至体重到治疗前水平。

2. 低血压，一般在首剂或加量的 24~48 小时内发生，应在开始服药及改变药物剂量时注意观察血压变化。

3. 心动过缓，心率<55 次 /min 或出现二、三度房室传导阻滞，应及时通知医生将 β 受体拮抗剂减量或停用。

4. 静脉推注时需在心电、血压监护下进行，推药后注意观察生命体征变化。

（六）应用血管紧张素转换酶抑制剂（ACEI）的注意事项及其副作用

ACEI 可引起刺激性干咳、低血压及血管性水肿,血管性水肿较为罕见,但可出现声带水肿,甚至喉头水肿,危险性较大,应予注意,多见于首次用药或治疗最初 24 小时内,应注意观察,发现不良反应,及时通知医生对症处理。

（七）应用血管紧张素受体脑啡肽酶抑制剂（ARNI）的注意事项及其不良反应

主要是低血压、肾功能恶化、高钾血症和血管神经性水肿。相关处理同 ACEI。

（八）应用左西孟旦的注意事项

负荷量 6~12μg/kg 静脉注射（＞10 分钟）,继以 0.05~0.2μg/(kg·min) 静脉滴注维持,低血压时不予以负荷剂量。其不良反应主要是头痛、低血压、室性心动过速、低钾血症,发现不良反应及时通知医生进行处理。

（九）应用冻干重组人脑利钠肽的注意事项

推荐的常用剂量是首先以 1.5μg/kg 静脉冲击,然后以 0.007 5μg/(kg·min) 的速度连续静脉滴注。剂量范围：负荷剂量 1.5~2μg/kg,维持剂量速率 0.007 5~0.01μg/(kg·min)。因该药品是生物制剂,不可和其他药品共用同一通路。其最常见的不良反应为低血压,其他不良反应多表现为头痛、恶心、室性心动过速（简称室速）、血肌酐升高等。发现不良反应及时通知医生进行处理。

六、健康宣教

1. 制订锻炼或活动计划,参加适当的体育活动,避免过度劳累。

2. 制订规律的休息时间。放松精神,愉快生活,保持心境平和,避免情绪激动和精神过度紧张。

3. 进餐七成饱,避免暴饮暴食,适当限制盐的摄入,限制总入量,少饮水及少进含水量较多的食品和水果。

4. 戒烟酒,不饮浓茶和咖啡。

5. 冷天注意保暖,避免受凉感冒。

6. 每日定时自测体重,若 1~3 天内体重实增 2kg,应引起警惕立即就诊,做进一步处理。

7. 积极治疗原发病,遵医嘱按时按量服药,不得随便停药、改量。

8. 定期门诊复查。如心衰加重要及时到医院就诊,以免延误病情。

参考文献

[1] 杨跃进, 华伟. 阜外心血管内科手册. 北京: 人民卫生出版社, 2006.

[2] 中华医学会心血管病学分会心力衰竭学组, 中国医师协会心力衰竭专业委员会, 中华心血管病杂志编辑委员会. 中国心力衰竭诊断和治疗指南 2018. 中华心力衰竭和心肌病杂志, 2018, 2 (4): 196-225.

[3] 中华医学会心血管病学分会, 中华心血管病杂志编辑委员会. 中国心力衰竭诊断和治疗指南 2014. 中华心血管病杂志, 2014, 42 (2): 98-122.

[4] 李庆印, 李峥, 康晓凤. 成人急性心力衰竭护理实践指南. 中国护理管理, 2016, 16 (9): 1179-1188.

第五节 心源性休克的护理

一、概述

心源性休克（cardiogenic shock，CS）是指由于心肌损伤和收缩功能减退，导致心输出量显著减少并引起严重的急性周围循环衰竭的一组综合征。常见的病因是急性心肌梗死、急性心衰失代偿期、左室流出道梗阻、右室泵衰竭、急性瓣膜反流、心脏破裂、心包切开术后综合征等。心肌梗死相关的左心室功能障碍是心源性休克的主要病因，尽管心梗后再灌注治疗率提高，但心梗相关的心源性休克院内病死率仍高达 27%~51%。

二、治疗原则

根据心源性休克的进展阶段将其分为 5 期，分别是 A 期"风险期"、B 期"开始期"、C 期"典型期"、D 期为"恶化期"、E 期"终末期"。每个阶段的治疗都包括病因治疗、稳定血流动力学、保护重要脏器功能、维持内环境稳定、防治心律失常、改善心肌代谢以及综合支持治疗。

1. 维持血压 90/60mmHg 以上，保证全身组织器官的血液供应。使用多巴胺、去甲肾上腺素、肾上腺素等。

2. 有效止痛和镇静，减少氧耗。

3. 经鼻导管供氧 5~8L/min。意识不清或动脉血二氧化碳分压（PCO_2）上升时，应做气管内插管，行辅助呼吸，纠正低氧血症。

4. 若血容量不足，根据中心静脉压（central venous pressure，CVP）、肺动脉楔压（pulmonary capillary wedge pressure，PCWP）和心输出量（cardiac output，CO）来补液，保证有效循环血量，并保持电解质平衡。结合临床肺水肿体征适当掌握输液量和速度。

5. 及时做出病因诊断，针对病因治疗。

6. 正性肌力药 多巴酚丁胺、米力农、左西孟旦等。

7. 血管扩张剂 硝普钠、新活素等。

8. 利尿剂 呋塞米、托拉塞米、布美他尼、托伐普坦等。

9. 纠正心律失常。

10. 积极控制感染。

11. 维持内环境稳定 纠正酸碱平衡失调，纠正电解质紊乱。

12. 机械性辅助循环 IABP、ECMO、左室辅助装置。

13. 防治并发症，积极保护肾、脑、肺、肝脏等重要器官功能。

三、护理评估

（一）评估血流动力学状态

心源性休克的血流动力学评估见表 2-5-1。

表 2-5-1　心源性休克的血流动力学评估

外周灌注	容量状态	
	干	湿
暖	血管扩张性休克(非心源性休克) 心指数高,外周血管阻力指数低,肺动脉楔压低/正常	混合型休克 心指数低,外周血管阻力指数低/正常,肺动脉楔压高
冷	等容性心源性休克 心指数低,外周血管阻力指数高,肺动脉楔压低/正常	典型心源性休克 心指数低,外周血管阻力指数高,肺动脉楔压高

(二)评估心源性休克的症状和体征

神志淡漠、反应迟钝、烦躁不安、甚至昏迷、口渴、皮肤苍白、湿冷、肢端冰冷、青紫、口唇发绀、尿少或无尿(≤100ml/d)、呼吸急促、心动过速、脉搏细弱或触不到、血压低甚至测不到,亦可同时合并急性肺水肿表现。

(三)辅助检查和监测结果的评估

1. 有关的生化检查　血、尿常规、肝肾功能、电解质、血糖、血气分析、心肌标志物、心衰标志物、凝血功能等。

2. 无创仪器检查　心电图、X线胸片检查、超声心动图等。

3. 有创检查　漂浮导管、中心静脉压等。

4. 持续监测项目　持续心电监测、持续有创血压监测、持续无创血氧饱和度监测。

(四)心理状况评估

有无紧张、恐惧、焦虑等。

四、护理措施

1. 护士应紧急对患者进行心电、呼吸、血压、血氧饱和度等监护,严密观察病情变化,注意神志情况,如有无烦躁、淡漠、兴奋、恐惧、谵妄甚至昏迷;有无皮肤湿冷、花斑、发绀;及时了解心率、心律、体温、呼吸、血压、尿量、瞳孔、胸痛的变化,积极配合医生进行抢救。

2. 建立静脉通路,尽可能行深静脉穿刺术,在便于抢救用药的同时也能随时监测中心静脉压;对外周血压测不到的患者,要及时行有创血压监测,以及时了解血压情况;必要时,配合医生行漂浮导管检查,监测右房压(RAP)、肺动脉压(PAP)、肺动脉楔压(PCWP)、心输出量(CO)等的变化。

3. 绝对卧床休息,床头抬高15°~20°,并将下肢抬高20°~30°,以减少腹腔器官对心肺的压迫,利于呼吸与促进冠状循环,并利于下肢静脉的回流。这样既可促进休克的恢复,又可使患者感到舒适。

4. 保持上呼吸道通畅,当意识不清时,因舌根容易下坠,去掉枕头,使前颈部伸展。

5. 采用开放面罩或麻醉机给予较高流量的氧气吸入,一般4~6L/h,待血氧饱和度明显改善可降至2~4L/h,以改善组织器官的缺氧、缺血及细胞代谢障碍,直到病情明显好转为止。保持呼吸道通畅,当呼吸衰竭发生时,应立即行气管插管,给予呼吸机辅助呼吸。

6. 严密观察尿量,必要时留置导尿,准确记录出入量,注意电解质情况,做好护理记录。

7. 大面积心肌梗死的患者应用了吗啡、哌替啶等药物后,应注意观察患者的血压变化;并将患者取侧卧位,避免呕吐时窒息。

8. 遵医嘱使用升压药及正性肌力药,以提高血压及改变循环状况。

9. 注意保暖,但不要在患者体表加温,以免引起皮肤血管扩张,破坏人体的调节作用,对纠正休克不利,最好不用热水袋,以加盖棉被为佳。维持正常体温,寒冷可加重休克。做好口腔及皮肤护理,预防压疮及肺部并发症的发生。

10. 合理补充液体,输液速度要按医嘱执行,避免出现肺水肿。

11. 做好口腔护理,预防肺部感染。

12. 注意加强营养,供给足够的热量,给予高维生素、高蛋白、低脂为主的流质或半流质饮食,鼓励进食,如不能进食者可给予鼻饲或静脉高营养。

13. 对实施 IABP 或其他机械辅助治疗时,按 IABP 或机械辅助治疗术后常规护理。

五、用药护理

1. 遵医嘱给药,对使用大剂量升压药的患者,在更换升压药时应尽量使用泵对泵,即提前配制好同剂量的升压药并与患者的静脉连接,打开泵,确认药液输入后再关闭输完的同种升压药,避免由于升压药中断造成血流动力学改变。

2. 若无条件做深静脉穿刺,应格外注意大剂量的收缩血管药物对患者血管的影响,避免皮肤损伤。

六、健康宣教

1. 积极治疗原发病。

2. 遵医嘱按时服药,不得随意停药、改药。

3. 戒烟、酒,规律生活,放松精神。

4. 定期门诊复查。

5. 如有病情变化,及时就医。

参考文献

[1] 杨跃进, 华伟. 阜外心血管内科手册 [M]. 北京: 人民卫生出版社, 2006.

[2] 中华医学会心血管病学分会心力衰竭学组, 中国医师协会心力衰竭专业委员会, 中华心血管病杂志编辑委员会. 中国心力衰竭诊断和治疗指南 2018 [J]. 中华心力衰竭和心肌病杂志, 2018, 2 (4): 196-225.

[3] LEVY B, BASTIEN O, KARIM B, et al. Experts'recommendations for the management of adult patients with cardiogenic shock [J]. Annals of Intensive Care, 2015, 5 (1): 17.

[4] 李浪. 2019 SCAI 心源性休克分类临床专家共识声明解读 [J]. 中国循环杂志, 2019, 34 (z1): 98-100.

第六节　心脏再同步治疗起搏除颤器植入术的护理

一、概述

心脏再同步化治疗(cardiac resynchronization therapy, CRT)又称双心室起搏,是在传统起搏基础上增加左心室起搏,通过双心室起搏的方式,治疗心室收缩不同步的心力衰竭患者。心脏再同步化治疗可改善患者的心脏功能,提高运动耐量以及生活质量,是心力衰竭治疗史上一个里程碑式的突破。心脏再同步治疗起搏除颤器(cardiac resynchronization therapy-cardioverter-defibrillator, CRTD)是在 CRT 的基础上增加了一个植入型心律转复除颤器(implantable cardioverter defibrillator, ICD)的功能。

CRT 适应证:缺血性或非缺血性心肌病;充分抗心力衰竭药物治疗后,心力衰竭心功能分级仍在 Ⅲ 级或不必卧床的 Ⅳ 级;窦性心律;左心室射血分数 ≤35%。QRS 波群时限 ≥120ms。

二、治疗原则

心脏再同步化治疗在传统的双腔起搏的基础上增加了左心室起搏,左心室起搏电极经右心房的冠状静脉窦开口,进入左心室后壁、侧壁的冠状静脉分支,起搏左心室,通过左、右心室电极起搏恢复心室同步收缩,减少二尖瓣反流。

（一）冠状静脉窦插管

选择左锁骨下静脉穿刺或分离头静脉送入导引钢丝,然后将冠状静脉窦长鞘送入冠状静脉窦。

（二）逆行冠状静脉窦造影

在置入冠状静脉窦电极导线前,首先应行逆行冠状静脉窦造影,了解冠状静脉窦及其分支血管的走行。

（三）经冠状静脉窦置入左心室电极导线

逆行冠状静脉窦造影完毕后,撤除造影导管,再沿静脉鞘将电极导线送入心脏静脉分支。

（四）起搏阈值测试

当经冠状静脉窦将左心室电极导线置入静脉分支后,进行左心室起搏阈值测试,并记录左心室心电图及体表心电图。此外,要进行高电压刺激,检测是否有膈神经刺激。最后再将右心房、右心室电极导线置入,分别测试右心房、右心室及双心室起搏阈值。测试满意后,将电极导线与脉冲发生器相连,然后将其埋置在患者左胸前皮下囊袋内。

三、护理评估

（一）CRTD 植入术前护理评估

1. 心脏功能情况。

2. 诱发因素。

3. 心理及社会评估。

4. 身体评估 生命体征、咳嗽咳痰症状、发绀、体位。

5. 24小时出入量及每天的体重变化情况。

6. 抗心律失常药物。

（二）CRTD植入术后常见并发症

1. 伤口出血或血肿形成。

2. 囊袋伤口破裂和感染。

3. 血胸或血气胸。

4. 心肌穿孔。

5. 静脉血栓或气栓。

6. 电极导线移位。

7. 电极导线损伤和断裂。

8. 脉冲发生器故障。

四、护理措施

（一）术前护理

1. 评估患者的病情、对手术的心理反应及对手术的接受程度、手术部位的皮肤情况及患者的支持系统和经济情况。

2. 耐心向患者及家属做好解释工作，减轻患者及家属心理压力，取得患者的配合。

3. 术前协助完善各项常规检查。

4. 术前手术区备皮 范围是双颌以下，剑突以上，包括两侧腋窝。

5. 术前一晚练习使用便器床上排便。

6. 术前一晚为患者创造良好的睡眠环境，保证良好的休息，必要时遵医嘱予适量的镇静剂。

7. 术前一晚遵医嘱停抗凝针，停拜阿司匹林、波立维口服7天，口服华法林的患者监测国际标准化比值（international normalized ratio，INR）<1.5。

8. 术前建立静脉通道——右上肢。

9. 行CRTD的患者遵医嘱予碘过敏试验。

10. 术前30~60分钟遵医嘱予抗生素静点，以达到预防感染的目的。

11. 有义齿的患者手术前取下义齿放于冷水中，取下首饰并交由家属妥善保管。

12. 术日根据术者要求及麻醉方式，做好饮食宣教（如：禁食水）。

（二）术后护理

1. 埋置起搏器部位弹力绷带加压包扎，防止伤口渗血发生血肿。严密观察局部有无渗血、血肿及波动感，如有异常报告医生。

2. 严密观察生命体征变化。

3. 密切观察电解质的变化。

4. 术后给予心电监测，密切观察心电图的动态变化。

5. 密切观察有无并发症的发生。

6. 体位及活动　10~12 小时内平卧,禁止翻身及坐起,双下肢自由活动,术侧肢体腕关节、肘关节可自由活动,术肢可做旋转运动。12 小时后可半卧位,但患者不可主动用力,要被动摇高床头,可向心脏同侧翻身,禁止对侧翻身,以防电极脱位,可循序渐进下床活动。

7. 避免起搏器同侧的上肢剧烈活动、高举、外展及提取重物等,同时不可拍打背部,以防止电极脱位。

8. 因有手术切口,术后需根据血常规结果,遵医嘱使用抗生素。密切观察手术切口皮肤发红、发热,手术切口异样疼痛,若有以上情况发生及时报告医生处理。

9. 及时准确做好护理记录。

10. 在执行各项医疗护理操作过程中,严格执行无菌技术原则,限制探视人员,以严防感染的发生。

11. 术后卧床期间应予清淡易消化的饮食,避免食用高蛋白、生冷、易产气食物(鸡蛋、牛奶、豆制品),以减少因卧床胃肠蠕动减慢引起胃胀、腹部不适。保持大便通畅,避免过度用力而引起电极脱位。

五、健康宣教

1. 随时注意安装永久起搏器处皮肤的清洁,观察有无红肿破溃,如有此症状马上来院就诊。避免穿紧身的内衣,女性患者避免穿带有钢托的内衣,以免造成囊袋皮肤破溃引发囊袋感染。

2. 出现心慌、心悸、头晕、心率低于出院时起搏器设定的频率时,应就近到医院就诊。

3. 定期细致随访,以评价疗效,优化起搏器参数,防治并发症,调整治疗用药,使 CRTD 安全有效,最大程度地发挥疗效。

4. 术后 3 个月内避免起搏器同侧的上肢剧烈活动、高举、外展及提取重物等,同时不可拍打背部,以防止电极脱位。

5. 术后 3 个月,在体力允许的情况下可从事较剧烈的活动,但尽量避免游泳、打羽毛球等术侧肢体过度外展或上举的活动。

6. 日常生活中所遇到的大部分电器均不会影响起搏器的正常功能。

7. 电磁波近距离可影响起搏器功能,如:电磁灶<60cm、移动电话<15cm、电钻<30cm、大型音响<15cm 等,应保持安全距离。

8. 安装起搏器不可靠近的地区有雷达、广播电视发射天线、大型发电设备、高压变电站、高压设备、大型电极、强磁场等。

9. 随身携带起搏器植入卡。

10. 安装起搏器的患者接受检查和治疗前应告知自己安有起搏器,以避免有影响的检查和治疗,如磁共振、电手术刀、电除颤、电针灸、放射治疗等。

参考文献

[1] 华伟. 临床实用心脏起搏技术. 北京: 人民卫生出版社, 2012.
[2] 周国英, 何松坚, 吴铿. 永久心脏起搏器植入术中心律失常的护理要点. 中国实用医药, 2013 (10): 242-243.

[3] 石今山. 1 例三腔起搏器植入术患者的护理体会. 吉林医学, 2012, 33 (19): 4256.

[4] 张蔚青, 蒋晓莲. CRT 治疗慢性心力衰竭及其相关并发症与护理. 护士进修杂志, 2009, 24 (10): 880-882.

第七节 超滤治疗的护理

一、概述

超滤治疗能够根据患者液体潴留程度,通过半透膜,利用跨膜压力差把血浆中的水分和小分子物质滤出来,不会造成患者电解质紊乱及神经内分泌系统的过度兴奋,且在部分超滤患者中增加了其对利尿剂的敏感性、提升治疗效果,成为治疗心力衰竭的一个重要手段,显示出良好的临床应用前景。

二、治疗原则

超滤治疗的目标是纠正容量超负荷,使患者体液容量恢复正常,缓解淤血症状和体征。

超滤治疗的适应证:高容量负荷且对利尿剂抵抗;心力衰竭伴明显液体潴留的患者;因近期容量负荷明显增加,导致心力衰竭症状加重。

超滤治疗的相对禁忌证:血肌酐中度升高但未达到透析指征的患者和血肌酐明显升高有血液透析指征的患者。

超滤治疗的绝对禁忌证:收缩压 ≤ 90mmHg,且末梢循环不良;肝素抗凝禁忌证;严重二尖瓣或主动脉瓣狭窄;急性右心室心肌梗死;需要透析或血液滤过治疗;全身性感染。

三、护理评估

1. 评估患者液体负荷状态,明确超滤治疗的适应证和禁忌证。
2. 评估患者基线体重和实验室检查资料(血常规、凝血指标、电解质、肾功能等)。
3. 评估患者意识、合作程度。
4. 启动治疗前静脉管路的评估。
5. 超滤治疗时准确全面地评估、监测与预防,能够有效减少超滤治疗并发症的发生。

四、护理措施

(一) 操作前物品准备

超滤治疗相关物品(穿刺针、超滤管路、滤器、预冲液、超滤机);抢救相关物品(抢救车、除颤仪);建立两条静脉通路,用于超滤治疗和静脉给药,超滤治疗可以采用中心静脉或外周静脉,如有进行超滤治疗可能的患者建议采用 12F 中心静脉导管;依据患者情况遵医嘱采用相应的抗凝方式;遵医嘱调整适宜的治疗参数。

(二) 静脉管路的准备

取下动静脉端输液接头,75% 酒精用力擦拭导管端口大于 15 秒,用 5ml 注射器抽出管腔内封管液及血液 2~3ml,均匀滴在无菌纱布上,观察有无血凝块。20ml 空注射器回抽管腔,不费力的情况下 5 秒内抽出 >10ml 血液说明动脉管通畅,再将血液注回体内,用 20ml 注射器推 10ml 生理盐水脉冲式将血液冲干净。

(三)根据医嘱设置血泵及超滤泵的速度

建议初始血泵流量 20~30ml/min,初始超滤速度为 200~300ml/h;以呼吸困难为主要表现的左心衰竭患者,24 小时超滤总量不宜超过 3 000ml;以体循环淤血、外周水肿表现为主的右心衰竭患者,24 小时超滤总量不宜超过 5 000ml,存在严重组织水肿者除外。

(四)治疗期间血流动力学应保持稳定

建议治疗第 1 小时内每 15 分钟监测 1 次血压和心率,之后每小时监测 1 次,每 6 小时测量体温 1 次;如果患者出现生命体征异常,应告知医生并增加监测频次。超滤效果监测内容包括总超滤液量、体重、症状、体位、经皮血氧饱和度、水肿程度、腿围、腹围、出入量等。超滤安全性指标包括患者临床表现、实验室检查结果及运行数据的监测等。机器的报警监测与管理:报警发生时要求 30 秒内处理,避免造成凝血。超滤仪器上需要监测的有动脉压、静脉压、跨膜压、超滤压、滤器前压。动脉压为血泵前的压力,由血泵转动后抽吸产生,通常为负压,主要反映血管通路所能提供的血流量与血泵转速的关系,典型压力值是 –150~ –50mmHg。静脉压为血液回输体内的压力,又称回路压,测量位置在血泵之后,是反映静脉回流通畅与否的指标,通常为正值,典型压力值为 50~150mmHg。跨膜压是指滤器中空纤维膜(半透膜)两侧(内外)的压力差,即血液侧与超滤液侧的压力差,正常范围 0~300mmHg。超滤压是测量废液管中当滤出液离开滤器时的压力,即超滤液管路内的压力,又称废液压,测量位置在滤器之后、超滤液泵之前,典型压力值为 +50mmHg 至 –150mmHg。滤器前压是测量血液进入滤器时的压力,也就是滤器入口处血液管路内的压力。测量位置在血泵之后、滤器之前,是体外循环中压力最高处,数值是正值,典型压力值为 100~250mmHg。每小时需要记录的内容包括心率、血压、血泵流量、超滤速度、总超滤量、动脉压、静脉压、跨膜压。

(五)并发症的观察及护理

超滤治疗并发症主要包括超滤管路堵塞、低血压、出血、感染及肌肉痉挛等。

1. 识别发生管路堵塞的原因并及时处理　防止管路凝血的护理措施如下:①监测 APTT、ACT、管路中血液颜色、压力值、压力变化趋势,D- 二聚体、纤维蛋白原含量等凝血相关指标;②使用肝素生理盐水充分预冲管路,增加生物相容性,减少对人体凝血及补体系统的激活。超滤治疗管路与患者静脉连接前,使用注射器抽出导管内的肝素生理盐水和可能形成的血凝块,再将导管和超滤管路连接。根据血压、APTT、动脉压、静脉压、跨膜压发现有凝血趋势,建议在跨膜压 300mmHg 时尽早回血,避免强行回血,回血失败时停止回血。

2. 识别低血压的发生,遵医嘱采取相应措施　若出现超滤低血压,建议减慢血流速度,降低超滤速度,补充血浆或白蛋白,必要时加用升压药。若出现皮肤湿冷、苍白、发绀、意识障碍等低血压休克表现,及时停止超滤。

3. 预防感染　严格遵循无菌操作原则,密切监测体温、血常规等感染指标。

4. 对发生肌肉痉挛的患者,遵医嘱采取相应措施　当发生肌肉痉挛时,建议减慢超滤速度,降低超滤量,直至为 0,观察病情变化。

(六)撤除超滤治疗的护理

超滤治疗结束时,回血,静脉管路生理盐水冲管后,按照管腔容积用肝素封管。注意无菌操作,避免患者发生超滤治疗后的感染。

（七）超滤结束后机器的维护

拆卸管路,关闭机器,建议使用 500mg/L 的含氯消毒剂和清水擦拭机身,使用 75% 的酒精擦拭机器屏幕表面,消毒后将机器固定放置,备用。

五、用药护理

1. 对于抗凝方式的选择,若需要使用普通肝素,建议肝素负荷量为 1 500~3 000U,初始维持量 500U/h；若采用低分子量肝素抗凝,建议首剂量 75~100U/kg 于治疗前 30 分钟静脉给药。年龄>70 岁或血肌酐升高者,应适当减量。

2. 每日监测凝血功能,观察有无皮肤出血点、皮下瘀斑、口腔黏膜及穿刺点出血等症状。观察管路凝血情况。

六、健康宣教

1. 向患者或家属解释操作和治疗过程,患者可在病床上活动,保持舒适体位。
2. 向患者和家属说明勿动超滤机器的参数。
3. 患者出现不适即刻呼叫医护人员。

参考文献

［1］ 中华医学会心血管病学分会心力衰竭学组, 中国医师协会心力衰竭专业委员会, 中华心血管病杂志编辑委员会. 中国心力衰竭诊断和治疗指南 2018. 中华心力衰竭和心肌病杂志, 2018, 2 (4): 196-225.
［2］ 心力衰竭超滤治疗专家组. 心力衰竭超滤治疗建议. 中华心血管病杂志, 2016, 44 (6): 477-482.
［3］ 吕蓉, 张琳彦, 梁涛, 等. 心力衰竭患者超滤治疗护理的专家共识. 中华护理杂志, 2018, 53 (8): 913-919.
［4］ 中国医师协会心力衰竭专业委员会, 中华心力衰竭和心肌病杂志编辑委员会. 心力衰竭容量管理中国专家建议. 中华心力衰竭和心肌病杂志, 2018, 2 (1): 8-16.

第八节　经皮室间隔心肌消融术的护理

一、概述

梗阻性肥厚型心肌病（hypertrophic obstructive cardio myopathy, HOCM）是肥厚型心肌病（hypertrophic cardio myopathy, HCM）的一种,指异常肥厚心肌突入左心室腔,造成血流通道阻塞,并在其上下方产生压力阶差,因肥厚室间隔造成心室梗阻而得名。根据梗阻部位可分为左心室流出道梗阻（left ventricular outflow tract obstruction, LVOTO）、中部梗阻及心尖部梗阻,与心室壁肥厚部位有关。通常所说梗阻性肥厚型心肌病是指 LVOTO,根据多普勒超声心动图测量静息或激发时左室流出道压差（LVOTG）≥30mmHg 可诊断为梗阻性肥厚型心肌病。HOCM 的治疗方法主要包括药物治疗、经皮室间隔心肌消融术（percutaneous transluminal septal myocardial ablation, PTSMA）、外科手术切除肥厚心肌、双心腔起搏治疗等。PTSMA 是一种介入治疗手段,其原理是通过导管注入无水乙醇,闭塞冠状动脉的间隔支,使其支配的肥厚室间隔心肌缺血、坏死、变薄、收缩力下降,从而导致室间隔心肌重塑,使心室流出道梗阻消失或者减轻,从而改善 HOCM 患者的临床症状。

二、治疗原则

根据《中国肥厚型心肌病管理指南 2017》,经皮室间隔心肌消融术指征为:超声心动图检查符合 HOCM 诊断标准,梗阻位于室间隔基底段,静息 LVOTG ≥ 50mmHg 或激发 LVOTG ≥ 70mmHg,冠状动脉造影(coronary angiography,CAG)检查间隔支动脉适于行室间隔酒精消融术治疗。年老体弱、外科手术风险高或禁忌,不能接受心脏外科手术的 HOCM 患者,应考虑室间隔酒精消融术(Ⅱa 类,B 级)。年龄小于 21 岁者,不推荐室间隔酒精消融术(Ⅲ 类,C 级)。对室间隔显著增厚 ≥ 30mm 患者的疗效不肯定,通常不考虑(Ⅱb 类,C 级),建议外科室间隔切除术。室间隔酒精消融术后右束支传导阻滞发生率高,若患者术前已存在左束支传导阻滞,则需慎重选择室间隔酒精消融术。

PTSMA 手术过程如下:术前经右股或右颈静脉置入临时起搏器电极至右心室心尖部,调试临时起搏器工作良好,备用。用左冠状动脉导引导管和置于左心室的猪尾型导管持续监测 LVOTG,送入导引导丝至拟消融的间隔支动脉,将球囊沿导丝送至间隔支动脉近端。加压扩张球囊封堵拟消融的间隔支动脉,行超选择性间隔支血管造影,了解局部血管供应区域,排除该间隔支至前降支或右冠状动脉的侧支循环。经球囊中心腔快速注射心肌声学对比剂,经胸超声心动图监测完成心肌声学造影,确定消融靶血管。经球囊中心缓慢注入无水乙醇,注射过程中出现房室阻滞(atrial ventricular block,AVB)、严重室性心律失常或血流动力学变化时应立即停止注射。

消融成功终点:通常认为 LVOTG 下降 ≥ 50%,或静息 LVOTG<30mmHg 是手术成功的标志。

三、护理评估

(一) 一般资料

了解患者年龄、性别、工作性质、经济状况、家族史、过敏史、生活方式(吸烟、饮酒、饮食习惯、二便情况、运动状况、居住环境)、活动状况、文化水平、接受能力、性格类型、疾病原因及类型、心肌受累程度等。

(二) 临床表现

1. 心前区疼痛 常于劳累后出现,由于肥厚的心肌需氧增加而冠状动脉供血相对不足所致。

2. 呼吸困难 多在劳累后出现,是由于左心室顺应性减低,舒张末期压力升高,继而肺静脉压升高,引起肺淤血。与室间隔肥厚伴存的二尖瓣关闭不全可加重肺淤血。

3. 头晕与晕厥 多在活动时发生,是由于心率加快,使原舒张期充盈欠佳的左心室舒张期进一步缩短,加重充盈不足,心输出量减低。活动或情绪激动时由于交感神经作用使肥厚的心肌收缩加强,加重流出道梗阻,心输出量骤减而引起症状。

4. 乏力、心悸 由于心功能减退、机体供血不足及心律失常所致。

5. 心力衰竭 多见于晚期患者,由于心肌顺应性减低,心室舒张末压显著增高,继而心房压升高,且常合并心房颤动。晚期患者心肌纤维化广泛,心室收缩功能也减弱,易发生心力衰竭与猝死。

(三) 查体

梗阻性肥厚型心肌病患者胸骨左缘第3~4肋间可闻及收缩期杂音,但此杂音不向颈部传导,需与主动脉瓣狭窄及二尖瓣关闭不全鉴别。增加心脏前负荷(如下蹲动作)或后荷可使心脏杂音减弱,减少心脏前负荷和后负荷可使心脏杂音增强。应用硝酸酯类药物或Vasalva动作(深吸气后紧闭声门,再用力做呼气动作)可使杂音增强。

(四) 辅助检查

1. 心电图　大部分HCOM患者心电图可见室性心律失常,必要时行24小时动态心电图检查排除恶性心律失常等情况。

2. 生化检查　检查血液、尿液、粪便等。

3. 超声心动图　测定心室肥厚程度、肥厚部位,心房、心室的大小、心功能情况、左心室流出道的压力阶差及梗阻部位、是否存在收缩期前向活动(systolic anterior motion,SAM)等。必要时行超声运动负荷试验筛查潜在的梗阻性肥厚型心肌病,即静息时左室流出道压差<50mmHg,运动后压差明显增加。

4. 左心室及冠状动脉造影　冠状动脉造影主要用于评价冠状动脉是否存在狭窄,有心肌消融适应证的患者间隔支解剖结构是否适合消融。左心室造影评价心肌肥厚部位及与间隔支的关系,并测定左心室流出道压力阶差。

(五) 心理状况

患者对病史、病程是否了解,对疾病的认知程度,治疗的依从性,对费用及预后情况是否存在担忧。

四、护理措施

(一) 术前护理

1. 生活指导　避免劳累、激动、突然用力,避免脱水,避免竞技性、暴发性的体育运动,刺激性的娱乐活动和高强度的体力活动,可以考虑进行低强度的有氧运动。

2. 用药指导　避免使用增强心肌收缩力和减轻心脏负荷的药物,如洋地黄类、β受体激动剂、大剂量利尿剂、动脉及静脉血管扩张剂。

3. 完善各项术前检查。

4. 按冠状动脉介入手术前准备,行碘过敏试验,常规备皮右侧颈部、腋下、双侧腹股沟及会阴部,检查双侧足背动脉搏动情况。

5. 手术当日嘱患者进食清淡易消化的食物,避免食用牛奶、鸡蛋、豆浆等产气食物。

6. 准备好临时起搏器及注射用心肌声学对比剂,手术前随患者一起携带至介入导管室。

7. 术前停用硝酸酯类及洋地黄类药物,并积极纠正各种心律失常。

8. 术前1~2天练习床上排便。

9. 心理护理　术前给予心理疏导,告知患者化学消融术后会因手术原因引起胸痛症状,避免紧张情绪。做好术前宣教,告知手术方法及注意事项。

(二) 术后护理

1. PTSMA通过化学消融法人为造成心肌室间隔梗死,从而导致心肌重塑,因此其术后观察和处理参照急性心肌梗死护理常规。术后患者常规转冠心病重症监护病房严密观察，如病情稳定，24~48小时后转入普通病房继续治疗。

2. 加强监测，注意患者心率和血压的波动情况，尽早开始心电图和血压监测，并同时注意观察患者神志、呼吸、出入量等情况，发现病情变化及时通知医生并配合进行相应处理。

3. 遵医嘱抽取血标本，监测血常规、电解质、肝功能、肾功能及心肌酶等的变化情况，及时行超声心动图和胸片等检查并了解检查结果。

4. 患者常规术中置入临时起搏器预防心律失常，术后参照临时起搏器的护理常规，术后24小时内无心律失常发生，可考虑拔除临时起搏器。

5. 嘱患者绝对卧床3~4天，告知患者胸痛为正常反应，消除其紧张怀疑情绪。

6. 宜进食低盐低脂、高纤维素的清淡饮食，预防便秘，嘱患者勿用力排便，以免诱发心肌缺血，必要时使用缓泻剂。

7. 穿刺部位的护理　穿刺部位并发症包括出血、血肿、假性动脉瘤、动静脉瘘、血管闭塞或栓塞和感染等。PTSMA术后护士要严密观察穿刺部位有无出血、血肿，观察术侧肢体颜色、温度、肿胀情况，并与对侧比较，观察足背动脉搏动情况。还需注意全身皮肤、黏膜、牙龈等有无出血征象。

8. 行股动脉穿刺的患者拔管后24小时内，患侧肢体保持伸直状态，不能弯曲或坐起，肢体制动情况下每小时下肢被动按摩一次，防止下肢静脉血栓形成，鼓励患者行踝泵运动。踝泵运动指通过踝关节的运动，像泵一样促进下肢血液循环和淋巴回流，可分为屈伸和绕环两组动作。

9. 如发生下肢血栓，告知患者绝对卧床，禁止按摩和热敷血管，防止血栓脱落，注意观察有无呼吸困难的情况，如有呼吸困难，立即报告医生。

10. 术后并发症的观察　心律失常、心脏压塞、室间隔穿孔、非靶消融部位心肌梗死、迷走反射、对比剂肾病等。术后监测患者生命体征，如有血压、心律等生命体征变化、检查化验结果波动及胸痛、胸闷、气短、呼吸困难、不能平卧、恶心、呕吐等症状出现，及时告知医生，并配合医生进行相应的处理。

五、用药护理

有临床症状且存在左心室流出道梗阻的患者，药物治疗首选β受体拮抗剂、非二氢吡啶类钙通道阻滞剂。对上述药物治疗无效的患者，可联合使用Ⅰa类抗心律失常药丙吡胺，目前我国临床应用较少。指南推荐，有症状或者水钠潴留的患者，可谨慎使用利尿剂、ACEI或ARB。无症状HCM，有或无左心室流出道梗阻患者，使用β受体拮抗剂、非二氢吡啶类钙通道阻滞剂是否改善临床预后，尚不明确。

（一）术前用药护理

术前用药的原则为解除症状和控制心律失常。由于洋地黄类、β受体激动剂如异丙肾上腺素以及硝酸酯类药物，可增加心肌收缩，减轻心脏负荷从而使左心室流出道梗阻加重，因此应避免应用。

β受体拮抗剂可使心肌收缩减弱，减轻流出道梗阻，减少心肌耗氧，增加舒张期心室扩张，且能减慢心率，增加心搏出量。钙通道阻滞剂既有负性肌力作用以减弱心肌收缩，又能改善心肌顺应性而有利于舒张功能。二者合用可以减少副作用而提高疗效。抗心律失常药以胺碘酮较常用,用于控制快速室性心律失常与心房颤动。在应用药物的过程中要密切观察病情变化,倾听患者不适主诉,同时要注意患者心率及心律的变化,如发现异常及时报告医生并配合进行相应处理。

(二)术后用药护理

严密观察胸痛的性质、范围和持续时间,遵医嘱应用吗啡等药物镇痛并注意观察药物效果;因 PTSMA 常可导致缓慢心律失常,术后 24~72 小时内慎用 β 受体拮抗剂和钙通道阻滞剂;术后患者仍可能存在左心室流出道梗阻,无特殊情况不推荐给予硝酸酯类药物。

六、健康宣教

1. 由于心肌存在不同程度损伤,应避免剧烈运动,活动或劳累后充分休息,以减轻心肌缺血缺氧程度。

2. 注意劳逸结合,进行有氧运动。

3. 养成良好的起居习惯,保证充足睡眠。

4. 嘱患者戒烟限酒,选择清淡易消化少刺激饮食。

5. 保持良好的心态,维持情绪稳定,避免情绪激动。

6. 因消融手术效果随时间延长而逐渐显现,要告知患者遵医嘱规律服药,定期复查。

参考文献

[1] 中华医学会心血管病学分会, 中华心血管病杂志编辑委员会, 室间隔心肌消融术治疗专题组. 梗阻性肥厚型心肌病室间隔心肌消融术的国专家共识. 中华心血管病杂志, 2011, 39 (10): 886-891.

[2] 中国医师协会心力衰竭专业委员会, 中华心力衰竭和心肌病杂志编辑委员会. 中国肥厚型心肌病管理指南 2017. 中华心力衰竭和心肌病杂志, 2017, 1 (2): 65-86.

[3] 乔树宾, 宋云虎, 高润霖. 肥厚型心肌病基础与临床. 北京: 人民卫生出版社, 2012.

[4] 杨跃进, 华伟. 阜外心血管内科手册. 北京: 人民卫生出版社, 2006.

[5] 王帆, 郭秀琴. 经皮室间隔心肌化学消融术治疗肥厚梗阻性心肌病术后并发症的观察和护理. 中华护理杂志, 2018, 49 (4): 503-504.

[6] 康立惠, 孙涛, 路慧, 等. 肥厚性梗阻型心肌病病人行室间隔化学消融术的临床护理. 护理研究, 2018, 32 (17): 2812-2816.

第三章 心律失常

第一节 心律失常的护理

一、概述

心律失常（cardiac arrhythmia）是指心脏冲动的频率、节律、起源部位、传导速度或激动次序的异常。按其发生原理，区分为冲动形成异常和冲动传导异常两大类。

（一）冲动形成异常

1. 窦性心律失常 ①窦性心动过速；②窦性心动过缓；③窦性心律不齐；④窦性停搏。

2. 异位心律

（1）被动性异位心律：①逸搏（房性、房室交界区性、室性）；②逸搏心律（房性、房室交界区性、室性）。

（2）主动性异位心律：①期前收缩（房性、房室交界区性、室性）；②阵发性心动过速（房性、房室交界区性、房室折返性、室性）；③扑动、颤动（心房、心室）。

（二）冲动传导异常

1. 生理性 干扰及房室分离

2. 病理性 ①窦房传导阻滞；②房内传导阻滞；③房室传导阻滞；④束支或分支阻滞（左、右束支及左束支分支传导阻滞）或室内阻滞。

3. 房室间传导途径异常（又称：捷径传导） 预激综合征。

此外，临床根据心律失常发作时心率的快慢可分为：快速心律失常和缓慢性心律失常。前者包括期前收缩、心动过速、扑动和颤动；后者包括窦性心动过缓、房室传导阻滞等。

二、治疗原则

（一）药物治疗

主要针对自律性异常、触发机制和折返激动达到减慢舒张期除极、提高阈电位、从而降低心肌细胞自律性；可通过超极化膜电位，抑制因早后除极和晚后除极导致的触发性心律失常。

（二）非药物治疗

主要包括体外电复律和电除颤、导管消融治疗、器械植入及外科手术。

1. 体外电复律和电除颤　将一定强度的电流通过心脏,使心脏全部或绝大部分心肌纤维在瞬间立即去极化,造成心脏短暂停搏,然后由窦房结或心脏其他自律性高的起搏点重新主导心脏起搏。

2. 导管消融治疗　阻断引起心动过速的折返环路,消除异位兴奋灶。

3. 器械植入　包括心脏起搏器治疗和植入型心律转复除颤器(ICD),通过发放电脉冲或电击心脏达到治疗目的。

4. 外科手术　通过外科手术切除异位兴奋灶或心动过速生成、维持与传播的组织,从而根治某些心律失常。

三、护理评估

(一)一般资料

重点了解患者年龄、性别、工作性质、经济情况、家族史、既往史、过敏史、生活方式等。

(二)健康史

1. 评估引起患者心律失常的原因

(1)新陈代谢需要量增加:如饮酒、喝咖啡、发热、情绪激动、剧烈运动等。

(2)血容量突然减少:如失血性休克。

(3)全身性感染。

(4)药物副作用:如洋地黄中毒、抗心律失常药物引起的心律失常作用、其他药物副作用引起的心律失常。

(5)电解质紊乱:如低血钾、高血钾等。

(6)心脏本身器质性病变:如冠心病、风湿性心脏病、高血压心脏病、心肌病、心肌炎、充血性心力衰竭等。

(7)其他系统疾病:如甲状腺功能亢进或低下、呼吸功能衰竭导致的严重低氧血症或高碳酸血症。

(8)机械性刺激:如开胸手术、气管插管、插入各种导管等。

(9)触电、溺水等。

(10)肿瘤转移到心脏。

2. 以前有关心律失常的记录,包括发作时间、次数、就医及转复情况。

3. 近期所服抗心律失常药物的名称、效果、副作用等。

4. 是否行电复律、起搏器植入术、射频消融术及外科手术治疗等,效果如何。

(三)临床表现及体征

观察和询问患者心律失常引起的症状(心悸、心脏漏跳感、头晕、乏力、黑矇、晕厥、胸痛、胸闷、心绞痛、呼吸困难)的程度、持续时间及给患者生活带来的影响。患者对心律失常的感受有很大不同。需结合其他的症状、体征加以分析。

(四)辅助检查

主要包括心电图、持续心电监测、24 小时动态心电图及一些特殊检查(食管内心电图、食管心脏调搏检查、心内心电图检查)及实验室检查(血气分析、电解质、血药浓度、风湿因子、心肌酶等)。

（五）心理社会评估

大部分心律失常会影响血流动力学,使患者有各种不适的感受,严重者有濒死感,从而产生焦虑、恐惧及挫败感,因此要评估焦虑、恐惧及挫败感的程度。另外还需评估患者的应急能力及适应情况。

四、护理措施

1. 心理护理 应向患者做好解释工作,消除其思想顾虑和悲观情绪。对一些功能性心律失常,往往经过休息、精神安慰和消除各种诱因取得成效,必要时可使用镇静剂。

2. 休息 休息对于偶发、无器质性心脏病的心律失常,不需卧床休息,注意劳逸结合,对有血流动力学改变的轻度心律失常患者应适当休息,避免劳累。严重心律失常者应卧床休息,直至病情好转后再逐渐起床活动。

3. 饮食 饱食、饮用刺激性饮料(浓茶、咖啡等)、吸烟、酗酒均可诱发心律失常,应予避免。指导患者少量多餐,选择清淡、易消化、低脂和富于营养的饮食。心功能不全的患者应限制钠盐的摄入,对服用利尿剂的患者应鼓励多进食富含钾的食物,如香蕉,避免出现低血钾而诱发心律失常。

4. 吸氧 缺氧可导致或加重心律失常,根据血氧饱和度调节氧气浓度和流量。

5. 病情观察 监测脉搏、心律、心率和血压等。测心率、脉搏时应连续测定1分钟,对有房颤的患者,应由二人同时分测心率和脉率。此外应密切观察患者有无胸闷、心悸、呼吸困难、心绞痛、阿-斯综合征发作的症状。发现异常应及时报告医生予以处理。

6. 心电监护 对心律失常患者行心电监护有助于诊断、治疗、观察疗效及判断预后。

7. 查找病因及诱因 对各种心律失常均应积极查找病因及诱因,进行针对性治疗。

8. 抢救配合 准备抢救仪器(如除颤器、心电图机、心电监护仪、临时心脏起搏器等)及各种抗心律失常药物和其他抢救药品,做好抢救准备。

五、用药护理

（一）抗心律失常药物的分类

1. 第Ⅰ类——膜抑制剂 主要降低心肌细胞对 Na^+ 的通透性,从而减慢传导、延长有效不应期、减低自律性。

2. 第Ⅱ类——β受体拮抗剂 主要通过减低或阻断交感神经对心脏的作用,延长房室结传导时间。

3. 第Ⅲ类——阻滞钾通道为主 延迟复极时间,控制心室率。

4. 第Ⅳ类——钙通道阻滞剂 主要通过阻断钙通道的开放,降低传导速度,延长有效不应期。

（二）临床常用的抗心律失常药物

1. 第Ⅰ类抗心律失常药物

(1)利多卡因

1)适应证:适用于急性心梗、心脏手术、心导管、洋地黄中毒所致室性心律失常,如室性期前收缩、室速及心室颤动(简称室颤)。

2)不良反应:头昏、倦怠、言语不清、感觉异常、肌肉颤动,甚至惊厥;神志不清及呼吸抑制;大剂量可导致严重窦性心动过缓、传导阻滞及心肌收缩力下降;过敏反应可致皮疹、水肿及呼吸停止。

(2)美西律

1)适应证:适用于室性心律失常,包括室性期前收缩及室速。

2)不良反应:可导致窦性心动过缓或窦性停搏、室内阻滞,加重室性心律失常、低血压及心衰;头晕、震颤、复视、昏迷及惊厥等。

(3)普罗帕酮

1)适应证:口服主要适用于室性心律失常。其次为室上性心律失常;静脉注射适用于终止阵发性室速及室上速。

2)不良反应:可致窦性停搏或传导阻滞;加重室性心律失常、低血压及心衰;头晕、抽搐、定向障碍、乏力;轻度恶心、便秘、口干等。

2. 第Ⅱ类抗心律失常药物

(1)美托洛尔

1)适应证:适用于治疗室上性快速心律失常、室性心律失常、洋地黄类及儿茶酚胺增多引起的快速性心律失常更有效;可治疗甲亢引起的心律失常。

2)不良反应:心率减慢、传导阻滞、血压下降、心衰加重、外周血管痉挛导致的四肢冰冷或脉搏不能触及;疲惫、眩晕、恶心、胃痛。

(2)阿替洛尔

1)适应证:治疗室上性快速心律失常、洋地黄类及儿茶酚胺引起的快速心律失常;甲亢引起的心律失常。

2)不良反应:诱发和加重心衰;室性心动过缓、房室传导阻滞;皮疹、关节痛;支气管痉挛。

3. 第Ⅲ类抗心律失常药物——胺碘酮

(1)适应证:口服适用于治疗各种快速性心律失常发作,尤其是预激合并的各种心律失常;静脉注射可用于终止阵发性室上速;可降低快速房颤、房扑的心室率;可用于经利多卡因治疗无效的室性心律失常。

(2)不良反应:可致严重窦性心动过缓、窦性停搏或窦房传导阻滞、房室传导阻滞、QT延长致尖端扭转室速;甲状腺功能亢进或低下;胃肠道反应;影响视力;可致肺间质或肺泡纤维性肺炎(气短、干咳、胸痛),严重者可致死亡。

4. 第Ⅳ类抗心律失常药物——维拉帕米

(1)适应证:适用于终止折返性室上速及预激合并室上速的发作;可降低房颤或房扑的心室率;对左室特发性室速敏感。

(2)不良反应:静脉注射可降低血压;偶可致窦性心动过缓或停搏、二度以上房室传导阻滞。

(三)抗心律失常用药护理

1. 严格遵医嘱给予抗心律失常药物,注意给药途径、剂量、给药速度等。口服给药应按时按量服用;静脉注射时用于心电监护下缓慢给药。

2. 观察用药中及用药后的心率、心律、血压、脉搏、呼吸、意识变化,观察疗效和药物不良反应,及时发现药物引起的心律失常。

六、健康指导

1. 避免心律失常的原因及常见诱发因素,如情绪紧张、过度劳累、急性感染、寒冷刺激、不良生活习惯(吸烟、饮浓茶和咖啡)等。

2. 指导患者劳逸结合,规律生活。无器质性心脏病者应积极参加体育锻炼。保持情绪稳定,避免精神紧张、激动。保持大便通畅,避免排便用力而加重心律失常。

3. 向患者说明所用药物的名称、剂量、用法、作用及不良反应,嘱患者坚持服药,不得随意增减药物的剂量或种类。

4. 教会患者及家属测量脉搏的方法,心律失常发作时的应对措施及心肺复苏术,以便于自我监测病情和自救。对安置心脏起搏器的患者,讲解自我监测与家庭护理方法。

5. 定期复查心电图和随访,发现异常及时就诊。

参考文献

［1］陈锦丽. 延续性护理干预在心衰合并心律失常患者中的应用研究. 中外医学研究, 2018, 16 (29): 115-117.
［2］蒋文平. 关于心律失常治疗的几个问题的答复. 中华心血管病杂志, 2006, 34 (1): 94.

第二节 永久起搏器植入术的护理

一、概述

植入性心脏起搏器(心脏起搏系统)是一种植入于体内的电子治疗仪器,通过发放电脉冲,刺激心脏跳动。心脏起搏系统包括脉冲发生器(即起搏器)、电极导线两部分。

（一）作用原理

脉冲发生器的功能是发放电流脉冲,通过电极导线,传输至心脏,组成起搏回路。心脏本身激动的电信号,也可由电极 - 导线传送至起搏器,以协调同步起搏的脉冲发放。

（二）适应证

1. 症状性心动过缓 指直接由于心率过于缓慢,导致心输出量下降,重要脏器及组织尤其大脑供血不足而产生的一系列症状,如晕厥、头昏、黑矇等。如病态窦房结综合征、窦性停搏、R-R 长间歇、二度及三度房室传导阻滞等。

2. 其他方面应用 肥厚性梗阻型心肌病药物治疗无效,可考虑安装双腔起搏器(DDD)。充血性心力衰竭伴有心室内传导阻滞者,可考虑安装三腔双心室起搏器(CRT)。

（三）起搏器类型

1. 单腔起搏器 只需要在一个心腔(右心房或右心室)放置一条电极导线起搏的起搏器。

2. 双腔起搏器 需要在右心房和右心室分别放置一条电极导线起搏的起搏器。

3. 三腔起搏器(CTR)　除了传统的右心房和右心室之外,又增加左心室进行起搏的起搏器。

4. 起搏方式　1974 年美国心血管学会和美国心脏学会(ACC/AHA)联合专门委员会首次提出起搏器基本功能的三位字母代码。此代码指定为起搏名称的 NBG 代码,表 3-2-1 简单介绍三位字母代码。

表 3-2-1　起搏器代码表

Ⅰ	Ⅱ	Ⅲ
起搏心腔	感知心腔	感知的反应
V = 心室	V = 心室	T = 触发
A = 心房	A = 心房	I = 抑制
D = 双腔	D = 双腔	D = T + I
O = 无	O = 无	O = 无

例如:VVI 表示心室起搏,心室感知,感知心室活动后抑制起搏器发放脉冲。

二、治疗原则

心内膜、心肌、心外膜三层均可放置电极导线起搏,心肌和心外膜安放电极均需外科开胸手术,目前最常用的是经静脉心内膜起搏,即电极导线通过静脉(锁骨下静脉或头静脉)进入心房或心室,电极头嵌顿于心肌小梁内进行起搏。囊袋一般位于胸大肌浅层筋膜内。

三、护理评估

永久起搏器植入术后常见并发症:
1. 伤口出血或血肿形成。
2. 囊袋伤口破裂和感染。
3. 血胸或血气胸。
4. 心肌穿孔。
5. 静脉血栓或气栓。
6. 电极导线移位。
7. 电极导线损伤和断裂。
8. 脉冲发生器故障。

四、护理措施

(一) 术前护理
1. 评估患者的病情、对手术的心理反应及对手术的接受程度、手术部位的皮肤情况及患者的支持系统和经济情况。
2. 耐心向患者及家属做好解释工作,减轻患者及家属心理压力,取得患者的配合。
3. 术前协助完善各项常规检查。

4. 术前手术区备皮 范围是双颌以下,剑突以上,包括两侧腋窝。

5. 术前一晚练习使用便器床上排便。

6. 术前一晚为患者创造良好的睡眠环境,保证良好的休息,必要时遵医嘱予适量的镇静剂。

7. 手术前一晚遵医嘱停抗凝针,停拜阿司匹林、波立维口服 7 天,口服华法林的患者监测 INR<1.5。

8. 术前建立静脉通道。

9. 术前 30~60 分钟遵医嘱予抗生素静点,以达到预防感染的目的。

10. 有义齿的患者手术前取下义齿放于冷水中,取下首饰交由家属妥善保管。

11. 术日根据术者要求及麻醉方式,做好饮食宣教(如:禁食水)。

(二) 术后护理

1. 埋置起搏器部位弹力绷带加压包扎,防止伤口渗血发生血肿。严密观察局部有无渗血、血肿及波动感,如有异常报告医生。

2. 严密观察生命体征变化。

3. 术后予心电监测,密切观察心电图的动态变化,尤其注意观察起搏信号是否与 QRS 波一致。

4. 密切观察有无并发症的发生。

5. 体位及活动 10~12 小时平卧,禁止翻身及坐起,双下肢自由活动,术侧肢体腕关节、肘关节可自由活动,术肢可做旋转运动。12 小时后可半卧位,但患者不可主动用力,要被动摇高床头,可向心脏同侧翻身,以防电极脱位,可循序渐进下床活动。

6. 避免起搏器同侧的上肢剧烈活动、高举、外展及提取重物等,同时不可拍打背部,以防止电极脱位。

7. 因有手术切口,术后需根据血常规结果,遵医嘱使用抗生素。密切观察手术切口皮肤,若有发红、发热、手术切口异样疼痛,及时报告医生处理。

8. 及时准确做好护理记录。

9. 在执行各项医疗护理操作过程中,严格执行无菌技术原则,限制探视人员,严防感染的发生。

10. 术后卧床期间应予清淡易消化的饮食,避免食用高蛋白、生冷、易产气食物(鸡蛋、牛奶、豆制品),以减少因卧床胃肠蠕动减慢引起胃胀、腹部不适。保持大便通畅,避免过度用力而引起电极脱位。

五、健康宣教

1. 随时注意安装永久起搏器处皮肤的清洁,观察有无红肿破溃,如有此症状需马上来院就诊。避免穿紧身的内衣,女性患者避免穿带有钢托的内衣,以免造成囊袋皮肤破溃引发囊袋感染。

2. 患者自测脉搏,出现心慌、心悸、头晕、心率低于出院时起搏器设定的频率时,应就近到医院就诊。

3. 定期细致随访,以评价疗效,优化各项参数,使起搏器安全有效,最大程度地发挥疗效。起搏器复查时间为植入术后 3 个月、6 个月,以后每年一次。

4. 术后 3 个月内避免起搏器同侧的上肢剧烈活动、高举、外展及提取重物等,同时不可拍打背部,以防止电极脱位。

5. 术后 3 个月后,在体力允许的情况下可从事较剧烈的活动,但尽量避免游泳、打羽毛球等术侧肢体过度外展或上举的活动。

6. 日常生活中所遇到的大部分电器均不会影响起搏器的正常功能。

7. 电磁波近距离可影响起搏器功能,如:电磁灶<60cm、移动电话<15cm、电钻<30cm、大型音响<15cm 等。

8. 安装起搏器不可靠近的地区有雷达、广播电视发射天线、大型发电设备、高压变电站、高压设备、大型电极、强磁场等。

9. 随身携带起搏器植入卡,以便通过安检和医生做出正确处理。

10. 安装起搏器的患者接受检查和治疗前应告知自己安有起搏器,以避免有影响的检查和治疗,如:磁共振、电手术刀、电除颤、电针灸、放射治疗等。

参考文献

[1] 丁研, 苏瑞英, 刘春霞, 等. 临床护理路径在永久性心脏起搏器植入术患者围手术期的应用. 现代中西医结合杂志, 2017 (11): 691-693.

[2] 花巧华. 临床护理路径在永久性起搏器植入术健康教育中的应用. 基层医学论坛, 2015 (9): 673-674.

[3] 苏杭. 全程健康教育护理路径在永久性起搏器植入患者中实施的意义. 中国保健营养, 2018 (9): 761-762.

[4] 华伟. 临床实用心脏起搏技术. 北京: 人民卫生出版社, 2012.

[5] 陈利军, 陈霞. 永久起搏器术后护理及健康指导. 影像研究与医学应用, 2018 (4): 245-246.

第三节　植入型心律转复除颤器植入术的护理

一、概述

植入型心律转复除颤器(ICD),已经被证实能有效地防止院外心源性猝死的发生。ICD 的发明和应用为恶性心律失常的治疗提供了一个切实有效的治疗方法,ICD 植入技术也已越来越多地被临床应用。

(一) 适应证

1. Ⅰ类明确适应证

(1)非一过性或可逆性原因所致室颤或室速引起的心搏骤停。

(2)自发性持续性室速。

(3)原因不明的晕厥患者,经心脏电生理检查可诱发出血流动力学障碍的持续性室速或室颤,药物治疗无效或不能耐受者。

(4)陈旧性心肌梗死伴左心衰竭(左室射血分数<0.35)所致的非持续性室速,心脏电生理检查可诱发出持续性室速或室颤,不能被Ⅰ类抗心律失常药物所抑制者。

2. Ⅱ类相对适应证

(1) 先天性长 QT 综合征或其他家族性遗传性疾病,如致心律失常右室发育不良、Brugada 综合征等引起的药物不能有效控制的恶性心律失常。

(2) 陈旧性心肌梗死或心肌病合并左心衰竭所致的非持续性室速,心脏电生理检查可诱发出持续性室速或室颤。

(二) 禁忌证

1. 未能证实系室速或室颤所致的反复发作性晕厥。

2. 无休止的室速或室颤。

3. 可被外科手术或导管消融治疗的持续性室速,如特发性室速、束支折返性室速等。

4. 一过性或可逆性因素所致的快速心律失常。

5. 预计生存期 ≤ 6 个月的终末性疾病。

6. 可能被器械植入术所加重的或不能进行系统性随访的明显精神性疾病。

7. 有左室功能障碍和 QRS 增宽,但无自发性或诱发的持续性或非持续性室速的,准备进行紧急冠状动脉搭桥术的冠心病患者。

8. 心功能Ⅳ级、药物难治性充血性心衰、非心脏移植术候选者。

二、治疗原则

ICD 系统由两部分组成,一是脉冲发生器,二是电极导线。脉冲发生器内含有两个串联的锂 - 银五氧化钒电池作为能源,储存能量的电解电容器以及各种电子线路。脉冲发生器的外壳由钛制成,其连接器由环氧聚合物树脂制成,连接器有 3~4 个插孔与感知和除颤电极导线相连。电极导线的另一端与心脏相连,其作用是通过它监测心电信号,识别室性心动过速 / 心室颤动是否发作并释放电能进行复律或除颤。ICD 能感知室性心动过速或心室纤维性颤动,按临床室性心动过速频率设定心动过速感知频率,当室性心动过速频率高于感知频率,脉冲发生器即被触发放电,对心脏释放电击能量,实施治疗功能。

三、护理评估

ICD 植入术后常见并发症:

1. 伤口出血或血肿形成。

2. 囊袋伤口破裂和感染。

3. 血胸或血气胸。

4. 心肌穿孔。

5. 静脉血栓或气栓。

6. 电极导线移位。

7. 电极导线损伤和断裂。

8. 脉冲发生器故障。

四、护理措施

(一) 术前护理

1. 评估患者的病情、对手术的心理反应及对手术的接受程度、手术部位的皮肤情况及患者的支持系统和经济情况。

2. 耐心向患者及家属做好解释工作,减轻患者及家属心理压力,取得患者的配合。

3. 术前协助完善各项常规检查。

4. 术前手术区备皮 范围是双颌以下,剑突以上,包括两侧腋窝。

5. 术前一晚练习使用便器床上排便。

6. 术前一晚为患者创造良好的睡眠环境,保证良好的休息,必要时遵医嘱予适量的镇静剂。

7. 手术前一晚遵医嘱停抗凝针,停拜阿司匹林、波立维口服 7 天,口服华法林的患者监测 INR＜1.5。

8. 术前建立静脉通道。

9. 术前 30~60 分钟遵医嘱予抗生素静点,以达到预防感染的目的。

10. 有义齿的患者手术前取下义齿放于冷水中,取下首饰并交由家属妥善保管。

11. 术日根据术者要求及麻醉方式,做好饮食宣教(如:禁食水)。

(二) 术后护理

1. 埋置起搏器部位弹力绷带加压包扎,防止伤口渗血发生血肿。严密观察局部有无渗血、血肿及波动感,如有异常报告医生。

2. 严密观察生命体征变化。

3. 密切观察电解质的变化。

4. 术后予心电监测,密切观察心电图的动态变化。

5. 密切观察有无并发症的发生。

6. 体位及活动 10~12 小时内平卧,禁止翻身及坐起,双下肢自由活动,术侧肢体腕关节、肘关节可自由活动,术肢可做旋转运动。12 小时后可半卧位,但患者不可主动用力,要被动摇高床头,可向心脏同侧翻身,禁止对侧翻身,以防电极脱位,可循序渐进下床活动。

7. 避免起搏器同侧的上肢剧烈活动、高举、外展及提取重物等,同时不可拍打背部,以防止电极脱位。

8. 因有手术切口,术后需根据血常规结果,遵医嘱使用抗生素。密切观察手术切口皮肤发红、发热,手术切口异样疼痛,若有以上情况发生及时报告医生处理。

9. 及时准确做好护理记录。

10. 在执行各项医疗护理操作过程中,严格执行无菌技术原则,限制探视人员,以严防感染的发生。

11. 术后卧床期间应予清淡易消化的饮食,避免食用高蛋白、生冷、易产气食物(鸡蛋、牛奶、豆制品),以减少因卧床胃肠蠕动减慢引起胃胀、腹部不适。保持大便通畅,避免过度用力而引起电极脱位。

12. 按时服用抗心律失常药物,避免 ICD 风暴的发生。

五、健康宣教

1. 随时注意安装永久起搏器处皮肤的清洁,观察有无红肿破溃,如有此症状请马上来院就诊。避免穿紧身的内衣,女性患者避免穿带有钢托的内衣,以免造成囊袋皮肤破溃引发囊袋感染。

2. 如有心慌、心悸、头晕、心率低于出院时起搏器设定的频率时,应就近到医院就诊。

3. 定期细致随访,以评价疗效,优化起搏器参数,防治并发症,调整治疗用药,最大程度地发挥疗效。

4. 术后3个月内避免起搏器同侧的上肢剧烈活动、高举、外展及提取重物等,同时不可拍打背部,以防止电极脱位。

5. 术后3个月后,在体力允许的情况下可从事较剧烈的活动,但尽量避免游泳、打羽毛球等术侧肢体过度外展或上举的活动。

6. 日常生活中所遇到的大部分电器均不会影响起搏器的正常功能。

7. 电磁波近距离可影响起搏器功能,应保持安全距离,如:电磁灶<60cm、移动电话<15cm、电钻<30cm、大型音响<15cm等。

8. 安装起搏器不可靠近有雷达、广播电视发射天线、大型发电设备、高压变电站、高压设备、大型电极、强磁场等的地区。

9. 随身携带起搏器植入卡。

10. 当安装起搏器的患者接受检查和治疗前应告知自己安有起搏器,以避免有影响的检查和治疗,如:磁共振、电手术刀、电除颤、电针灸、放射治疗等。

11. 按时服用抗心律失常药物,避免ICD风暴的发生。

参考文献

［1］华伟. 临床实用心脏起搏技术. 北京: 人民卫生出版社, 2012.

［2］王洁, 潘玲芳. 一例再同步除颤器植入术后频繁除颤的护理体会. 实用心脑肺血管病杂志, 2009, 17 (11): 1009.

［3］马柳英, 罗旭芬. 一例频发心室颤动患者行植入式心律转复除颤器植入术的护理. 护士进修杂志, 2008, 23 (24): 2301-2302.

［4］张艳青. 一例心脏埋藏式除颤器 (ICD) 植入术的护理体会. 实用临床护理学电子杂志, 2017, 2 (43): 148: 154.

第四节 射频消融术的护理

一、概述

射频消融术是通过心内电极导管输入一定的物理能量,通过热效应使局部脱水干燥,凝固坏死,从而消除心律失常病变病灶。

(一) 适应证

1. 频率过快的窦性心动过速。

2. 房颤伴有预激综合征。

3. 伴有症状的房性心动过速、房扑、房颤。

4. 心室率控制不理想的快速房扑、房颤。

5. 伴有症状的室上性心动过速。

6. 室性心动过速。

（二）禁忌证

一般只有相对禁忌证而无绝对禁忌证：

1. **感染性疾病** 如感染性心内膜炎、败血症、肺部感染等。

2. 严重出血性疾病。

3. 外周静脉血栓性静脉炎。

4. 严重肝肾损害。

二、治疗原则

（一）电生理检查

应用于明确心律失常的起源处及其发生机制,一是将电极导管安放在心脏的任何部位,记录该部位电位波,以记录心内电活动;二是在心内不同部位进行电刺激,观察不同部位电活动的反应。

（二）选用导管引入射频电流

消融左侧房室旁路时,导管经股动脉逆行置入;消融右侧房室旁路或改良房室结时,导管经股静脉置入。

三、护理评估

射频消融术常见并发症:

1. 与穿刺有关血管损伤、局部血肿、动静脉瘘、假性动脉瘤、气胸以及穿刺局部神经损伤等。

2. 术后并发症血栓形成、肺动脉栓塞、肢体动脉栓塞、心脏压塞、心房食管瘘、房室传导阻滞。

四、护理措施

（一）术前护理

1. 评估患者的病情、对手术的心理反应及对手术的接受程度、预计穿刺部位的皮肤情况及患者的支持系统和经济情况。

2. 耐心向患者及家属做好解释工作。

3. 术前协助完善各项常规检查。

4. 术前遵医嘱停用抗心律失常药物至少 5 个半衰期。

5. 房颤的患者术前需行食管超声检查或左房 CT,检查有无心房血栓,无血栓者方可行射频消融术。

6. 房颤的患者术前低分子量肝素皮下注射抗凝 3~5 天,预防血栓形成,术日晨暂停一次抗凝针,以免术中出血。

7. 术前手术区备皮 范围颈部、会阴部及双侧腹股沟。

8. 术前一晚练习使用便器床上排便。

9. 术前一晚为患者创造良好的睡眠环境,保证良好的休息,必要时遵医嘱予适量的镇静剂。

10. 术前于左上肢建立静脉通道。

11. 术日根据术者要求及麻醉方式,做好饮食宣教(如禁食水)。

12. 有义齿的患者手术前取下义齿放于冷水中,取下首饰并交由家属妥善保管。

(二) 术后护理

1. 穿刺部位弹力绷带加压包扎,沙袋压迫止血,密切观察穿刺处有无出血,血肿及血管杂音情况。静脉穿刺者沙袋压迫 2 小时,卧床 6 小时;动脉穿刺者沙袋压迫 8 小时,卧床 12 小时,同时观察足背动脉搏动情况,对比双下肢皮肤温度情况,鼓励患者主动活动(勾脚背、屈脚趾等)。

2. 密切观察生命体征及心电监测变化。

3. 密切观察有无并发症的发生。

4. 术后复查床旁心脏超声。

5. 房颤患者应遵医嘱予以补液,同时嘱患者尽量进食(术后两周半流饮食),密切观察心率 / 律、血压变化,观察有无迷走反应发生。

6. 及时准确做好护理记录。

7. 严格执行无菌技术原则。

8. 术后卧床期间应予清淡易消化的饮食;保持大便通畅,避免过度用力而引起穿刺部位的出血。

9. 遵医嘱口服抗血小板聚集药物,如阿司匹林。

10. 术后第一次下床需遵循循序渐进的原则　坐(15 分钟)→站(15 分钟)→行走。以免突然体位改变引起眼花头晕等不适。

五、健康宣教

1. 穿刺动脉的患者术后 1 个月内避免术肢负重,以免出血。

2. 注意观察穿刺处有无红肿出血等情况,一旦发生及时就医。

3. 如有心慌、心悸、头晕等不适应立即就医。

4. 出院后按医嘱正确服用药物。

参考文献

[1] 范群华. 心律失常介入治疗中心内射频消融术的护理要点. 养生保健指南, 2018 (52): 321.

[2] 王伟, 吴小莉. 房颤患者行射频消融术的护理. 母婴世界, 2018 (23): 227.

[3] 孙树志, 白艳萍, 侯丽. 导管射频消融术治疗 73 例心律失常患者并发症的预防及护理体会. 世界最新医学信息文摘, 2018, 18 (36): 246-247.

第五节 左心耳封堵术的护理

一、概述

房颤是中老年最常见的心律失常。欧洲一项流行病学研究显示,房颤的发病率在 50 岁以下低于 2%,50~61 岁增加到 2.1%~4.2%,62~72 岁为 7.3%~11%,73~79 岁为 14.4%,80 岁以上显著增加到 17.6%。2021 年《中国心血管病报告》指出,中国 30~85 岁之间房颤患病率为 0.77%,据此估算中国房颤患者介于 800 万 ~1 000 万之间。

血栓栓塞性并发症是房颤致死、致残的主要原因,其中缺血性卒中是最常见的表现形式。房颤患者发生缺血性卒中的总体风险为 20%~30%,与房颤的类型无关。左心耳封堵(left atrial appendage closure,LAAC)术是通过应用封堵装置封闭左心耳远侧隐窝状的内腔,造成左心耳内腔闭塞,从而隔离形成血栓的基础,达到预防房颤引起的卒中和系统血栓栓塞的目的。

二、治疗原则

(一)指南推荐

欧洲心脏学会推荐左心耳封堵术可用于房颤患者的卒中预防和有长期抗凝治疗禁忌证的患者。

(二)适应证及禁忌证

1. 适应证 男性 CHA2DS2-VASC 评分 ≥ 2 分,女性 ≥ 3 分(表 3-5-1)非瓣膜性房颤患者,同时具有下列情况之一:

表 3-5-1 CHA2DS2-VASC 评分表(脑卒中风险评估表)

危险因素	分值
(C)充血性心力衰竭 / 左心功能不全	1
(H)高血压	1
(A2)年龄 ≥ 75 岁	2
(D)糖尿病	1
(S2)脑卒中 / 短暂性脑缺血发作	2
(V)血管病变	1
(A)年龄 65~74 岁	1
(SC)性别(女性)	1
总分值	9

注:《2020 年欧洲心脏病学会房颤管理指南》指出,根据 CHA2DS2-VASC 评分将患者分为低危(0 分)、中危(1 分)和高危(≥ 2 分),低危者不需要抗栓治疗,中危和高危者需接受口服抗凝药治疗。

（1）不适合长期规范抗凝治疗。

（2）长期规范抗凝治疗基础上仍发生血栓栓塞事件。

（3）HAS-BLED 评分 ≥ 3 分（表 3-5-2）。

表 3-5-2　HAS-BLED 评分表（抗凝出血风险评估表）

危险因素	如果"是"请加分
（H）高血压	1
（A）肝功能或肾功能异常（各 1 分）	1/2
（S）脑卒中	1
（B）出血	1
（L）INR 不稳定	1
（E）年龄>65 岁	1
（D）服药或饮酒（各 1 分）	1/2
总分值	9

注：《2010 年 ESC 心房颤动管理指南》推荐应用 HAS-BLED 评分，评分 0~2 分，出血风险低；评分 ≥ 3 分，出血风险高。

2. 禁忌证

（1）左心房（left atrium，LA）前后径>65mm，经食管超声（transesophageal echocardiography，TEE）发现心内血栓／疑似血栓；严重二尖瓣进展性病变（例如二尖瓣口面积<1.5cm^2）或不明原因的心包积液>5mm 或急慢性心包炎患者。

（2）预计生存期<1 年的患者。

（3）需华法林抗凝治疗的除房颤外的其他疾病；合并尚未纠正的已知和未知高凝状态的疾病，例如心肌淀粉样变。

（4）孕妇或计划近期受孕者、心脏肿瘤、30 天内新发脑卒中或短暂性脑出血发作（transient ischemic attacks，TIA）、14 天内发生的大出血。

（5）需要接受择期心外科手术或心脏机械瓣植入术后患者。

（6）左心室射血分数<30% 或纽约心功能分级Ⅳ级且暂未纠正者。

（三）手术治疗

1. 用物准备

（1）仪器设备准备：Watchman 左心耳封堵系统（内塞型封堵器）/LAmbre 左心耳封堵系统（外盖型封堵器）；TEE 诊疗仪；全身麻醉者相关仪器、设备；常用抢救设备等。

（2）耗材准备：房间隔穿刺系统：包括 Mullins 鞘管、Swartz 鞘管、0.032in（1in=2.54cm）、0.035in 145cm 长导丝、房间隔穿刺针等；0.035in、260cm 加硬交换导丝；5F 或 6F 猪尾造影导管，6F 右心导管及普通导丝等；心包穿刺包及 14~16F 长鞘，封堵器，备用。

（3）用药准备：肝素、2% 利多卡因、多巴胺、阿托品、鱼精蛋白、咪达唑仑、丙泊酚及其他抢救药品等。

2. 操作方法（以 Watchman 封堵器为例）　患者取仰卧位，根据患者情况选择麻醉方式：

全身麻醉、深度镇静或局部麻醉,其中深度镇静无需气管插管,日益受到术者关注。全麻者行气管插管,连接呼吸机辅助呼吸。常规消毒、铺巾穿刺右侧股静脉,并置入 7F 静脉穿刺鞘。经口腔送入食管超声探头至左心耳,检测左心耳是否有血栓,然后经静脉鞘送入 6F 右心导管,穿刺房间隔至左心房,将 Watchman 引导鞘管放至左房,测定左房压力,再将猪尾导管送至左心耳,造影显示左心耳开口及形态,再沿猪尾导管推送引导鞘管至左心耳,将左心耳封堵装置(Watchman)送至左心耳(一般原则是封堵器直径较左心耳口径大 4~6mm),嵌顿于左心耳开口处,造影及超声显示封堵器周围无残存血流或有微量分流(<5mm),观察数分钟,超声下反复牵拉传送导丝见封堵装置固定良好,左心耳封堵器压缩率在 15%~25%,完全释放左心耳封堵器,堵塞左心耳成功。完全释放封堵器应遵守"PASS"原则,即封堵器在左心耳内打开位置理想(P)、固定牢固(A)、左心耳开口封堵完全(S)、大小合适(压缩比符合要求)(S)。

三、护理评估

(一)一般资料

收集患者性别、年龄、家族史、既往史(卒中史、血栓栓塞病史等)、过敏史、生活方式等。了解本次发病时间、抗凝时间、治疗经过等。

(二)临床表现

1. 生命体征 神志、体温、心率、呼吸、血压及液体出入量。

2. 日常生活能力 有无心功能不全表现。

(三)辅助检查

1. 术前常规检查 血常规、尿常规、便常规、肝肾功能、血糖、血脂、电解质、凝血、血型、D- 二聚体、肌钙蛋白 I、传染病筛查、心电图、心脏超声、X 线胸片及动态心电图等。对于既往有卒中史的患者,应行头颅 CT 或 MRI 检查,以排除急性脑血管病变。

2. 术前特殊检查 ①经胸超声心动图(transthoracic echocardiography,TTE):可明确 LVEF、左心房大小、房间隔及其他心脏结构和瓣膜情况,是否存在心包积液等信息;②经食管超声心动图检查:评估左心耳解剖结构,重点包括左心耳形态、深度、口径、是否存在分叶等,评估左心耳与肺静脉之间的位置关系,明确左心房及左心耳有无血栓形成,对于不能耐受 TEE 检查者,应在术前行心脏增强 CT 检查,明确左心房及左心耳有无血栓;③左心房增强 CT 扫描:明确左心耳解剖特征,有助于选择左心耳封堵器型号,同时可除外左心房及左心耳血栓;④肺功能检查:进一步了解肺功能情况,便于术中麻醉管理。

(四)病情管理

1. 术前抗凝治疗 对于合并卒中高危因素(高血压、糖尿病、TIA/ 脑卒中 / 血栓栓塞病史、年龄 >65 岁、充血性心力衰竭 / 左室功能障碍、血管疾病、女性等)的房颤患者,术前建议用华法林抗凝治疗 1 个月(INR 目标值 1.6~2.0),一直维持到术前 1 天,手术当日早上停用;服用新型口服抗凝药(new oral anticoagulants,NOAC)者,术前 1 天继续使用,手术当日早上停用 1 次;术前未接受抗凝治疗者,入院后直接给予低分子量肝素皮下注射直至手术前 1 天,手术当日早晨暂停 1 次。

2. 控制心室率 根据患者具体情况适当给予控制心室率的药物,改善症状辅助治疗,如地尔硫䓬、倍他乐克、稳心颗粒、参松养心胶囊等。

（五）心理评估

行左心耳封堵术的患者大多为高龄患者,其心理承受能力较弱,加之对介入治疗的不了解会引起紧张、恐惧、烦躁等不良情绪,需要护理人员细心观察及时给予必要干预。

四、护理措施

（一）术前护理

1. 术前根据医嘱完善各项相关检查,签署知情同意书及手术同意书。

2. 术前遵医嘱导尿(局麻者无需导尿)。

3. 术前做好皮肤准备:备皮、清洁皮肤(备皮范围上至脐孔,下至大腿上 1/3,两侧至髂棘)。

4. 术前禁食 8 小时,禁饮 6 小时(局麻者无需禁食禁水)。

5. 术前 1 小时静脉应用抗生素预防感染。

6. 根据医嘱暂停手术当日早晨抗凝血药(华法林、NOAC、低分子量肝素)。

7. 向患者解释手术相关疑问,安慰患者,做好心理护理。

8. 术日更换清洁衣裤,取下所有饰品及活动义齿,监测心率、呼吸、血压,生命体征平稳方能接入导管室。

9. 术日常规左上肢建立静脉通路。

10. 与介入导管室人员做好交接。

（二）术中护理

1. 配合医生完成相应的麻醉方式　依据术者及患者自身情况而定,做好麻醉期间的观察和护理。

2. 术中严密观察患者神志及生命体征情况。术者进行房间隔穿刺时,若操作不当造成心肌穿孔,患者容易发生心包穿孔或心脏压塞,故当患者发生突发呼吸困难、烦躁、意识丧失或意识模糊、血压下降、心率减慢时,护士一定要警惕,做到及早发现并积极配合抢救。此外,还应注意观察患者神志、语言能力及四肢活动等情况及早发现血栓栓塞并发症的征象及时给予处理。

3. 保持静脉输液通畅,以便随时根据病情应用药物。

4. 按无菌原则完成各项有创操作。

5. 配合医生完成手术,确保手术顺利进行。

（三）术后护理

1. 局麻患者按房颤射频消融术后护理常规执行。

2. 少数全麻患者转至内科重症 ICU,严密监测心率、血压、血氧饱和度等,待患者完全清醒拔管后返回病房。

3. 穿刺部位弹力绷带加压包扎,沙袋压迫止血,沙袋压迫 4~6 小时,卧床 12 小时。密切观察穿刺部位有无出血、血肿及血管杂音情况。评估足背动脉搏动情况,间断给予下肢被动按摩。

4. 术后 4 小时行超声心动图检查,了解有无心包积液,若出现病情变化,即刻检查并适时复查。

5. 术后 4 小时皮下注射低分子量肝素(依诺肝素钠注射液)4 000U、2 次 /d,连续 2 天。

（如术前 1 天 INR 在 1.6~2.0 之间，或术后存在心包积液、穿刺血管并发症，可不用低分子量肝素；如术前 1 天 INR 在 1.6 以下，可以考虑使用）。

6. 术后当日开始服用华法林，若服用新型口服抗凝药（达比加群或利伐沙班）者可不服用华法林，也无需皮下注射低分子量肝素。

7. 抗生素应用　术前、术后各应用一次，次日根据患者血常规结果调整。

8. 术后次日，复查血常规、生化、凝血、心电图等检查。

9. 术后 24 小时拍摄 X 线胸部正位片以明确封堵器位置。

五、围手术期并发症的识别及处理

（一）心包积液与心脏压塞

心包积液与心脏压塞是 LAAC 术中最严重的并发症之一，一旦发生需要积极识别和处理。如果术中或术后患者出现不明原因的血压下降、脉压减小、心率增快，应首先行心脏超声检查明确是否发生心包积液 / 心脏压塞。术中在 X 线透视下可见心影增大、搏动减弱等征象。心脏压塞会危及生命，应首先立即行心包穿刺引流；若出血量不大并且出血速度较慢可抽出积血后观察；若出血量较大、较快时，需置入猪尾导管持续心包引流。以上措施无改善者，应在保持引流情况下尽早外科心包切开引流并修补破口。

（二）空气栓塞与血栓栓塞

空气栓塞或血栓栓塞可发生在全身各动脉，多见于冠状动脉和脑动脉。LAAC 术中发生空气或血栓栓塞可通过术前和术中规范抗凝、术中装置系统充分肝素水冲洗和排气，以及规范操作等措施避免。如发生严重的冠状动脉空气或血栓栓塞，可导致急性心肌梗死，需要按急性心肌梗死的救治原则处理。对怀疑脑梗死的患者，应及时进行头颅 CT 检查，诊断明确后按急性脑梗死处置原则治疗。

（三）封堵器脱落

封堵器脱落是 LAAC 手术最严重的并发症之一，多发生在围手术期内。根据封堵器脱落的位置不同，相应的临床表现也不相同。封堵器脱落至胸主动脉或腹主动脉时临床上可无任何表现，但可在超声时发现；封堵器脱落至左心房或左心室内可引起二尖瓣功能障碍或左心室流出道梗阻，症状表现为心悸、胸闷，严重者出现室性心律失常甚至危及生命。封堵器脱落时，通常用套圈器或异物钳处理。

（四）血管损伤

经股静脉途径操作，外周血管并发症相对较少。但若伤及动脉则可能出现穿刺部位出血、血肿、股动脉假性动脉瘤和股动静脉瘘等。部分股动脉假性动脉瘤和股动静脉瘘可通过局部压迫血管破口闭合，若不成功，可植入覆膜支架或外科手术修补破口。

六、用药护理

（一）抗凝原则

左心耳封堵术后当天开始服用抗凝血药，至少进行 45 天的有效抗凝治疗，服用华法林者，出院后每周至少查 1 次 INR，保持 INR 在 2.0~3.0。满 45 天后，到医院房颤专科门诊进行食管心脏超声等相关检查，术后抗凝具体持续时间决定于食管心脏超声检查结果，抗凝治疗原则与其他房颤患者抗凝治疗一样。如食管超声提示封堵效果满意并排除装置相关血栓后,给予阿司匹林＋氯吡格雷双联抗血小板治疗 6 个月,6 个月后再次到房颤专科门诊行经食管心脏超声等相关检查,如封堵效果满意此后长期阿司匹林抗栓治疗。鉴于接受 LAAC 的房颤患者,多数具有较高的卒中风险,出血风险差异较大,而且部分患者因存在严重的肾功能不全不能耐受 NOAC 或华法林,因此《中国左心耳封堵预防心房颤动卒中专家共识(2019)》建议 LAAC 术后装置血栓的预防应根据患者肾功能情况(用肾小球滤过率评价)和出血风险(用 HAS-BLED 评分评价)给予个体化的抗凝方案。

（二）抗凝注意事项

责任护士讲解药物服用方法及观察要点,注意观察出血倾向,定时复查凝血功能。告知患者按时按量服药,不可随意断药,不可自行调整药物剂量,必须在医生指导下进行。

七、健康宣教

1. 术后 2~3 个月内,避免剧烈运动和重体力劳动,防止封堵器移位、脱落。
2. 嘱患者 1 个月、3 个月、6 个月、12 个月到房颤门诊随访,并复查食管超声。
3. 若患者出现头昏、黑蒙、晕厥、出血、不明原因发热、胸闷、胸痛,应立即到医院就诊。

参考文献

［1］VIDAL-PEREZ R, OTERO-RAVINA F, TURRADOTURRADO V, et al. Change in atrial fibrillation status, comments to Val-FAAP registry. Rev Esp Cardiol (Engl Ed), 2012, 65 (5): 490-491.

［2］国家心血管病中心. 中国心血管病报告 2015. 北京: 中国大百科全书出版社, 2016.

［3］KIRCHHOF P, BENUSSI S, KOTECHA D, et al. 2016 ESC guidelines for the managent of atrial fibrillation developed in collaboration with EACTS. Europace, 2016, 18 (11): 1609-1678.

［4］中华医学会心血管病学分会, 中华心血管病杂志编辑委员会. 中国左心耳封堵预防心房颤动卒中专家共识 (2019). 中华心血管病杂志, 2019, 47 (12): 937-955.

［5］黄从新, 张澍, 黄德嘉, 等. 左心耳干预预防心房颤动患者血栓栓塞事件: 目前的认识和建议-2019. 中国心脏起搏与心电生理杂志, 2019, 33 (5): 385-401.

［6］宋治远, 秦永文, 张雨顺, 等. 左心耳封堵术. 北京: 军事医学出版社, 2016.

［7］周娟, 周莲. 浅谈左心耳封堵术护理应用. 医学信息, 2016, 17: 19.

［8］杨满青, 陈新梅, 袁静, 等. 房颤经皮左心耳封堵术并发症的护理. 护理学杂志, 2015, 8 (16): 24-25.

第四章　肺血管病

第一节　肺动脉高压的护理

一、概述

（一）概念

肺动脉高压（pulmonary hypertension，PH）是指肺动脉压力升高超过一定界值的一种血流动力学状态，可导致右心负荷增大和右心功能不全，可以是一种独立的疾病，也可以是并发症，还可以是综合征。根据《中国肺动脉高压诊断与治疗指南》(2021版)，PH血流动力学诊断标准为：在海平面、静息状态下，经右心导管检查测定的肺动脉平均压力（mean pulmonary artery pressure，PAPm）≥25mmHg。以肺动脉楔压（pulmonary arterial wedge pressure，PAWP）等于15mmHg为界，又将PH分为毛细血管前PH（PAWP≤15mmHg）和毛细血管后PH（PAWP>15mmHg）两大类。

（二）临床分类

根据相似的临床表现、病理机制、血流动力学特点和治疗策略，将肺动脉高压分为5类：

第一类：动脉型肺动脉高压。

第二类：左心疾病所致肺动脉高压。

第三类：肺疾病和/或缺氧所致肺动脉高压。

第四类：慢性血栓栓塞性和其他原因导致的肺动脉梗阻引起的肺动脉高压。

第五类：多种和/或不明机制的肺动脉高压。

其中，毛细血管前PH包括第一、三、四和部分第五类肺动脉高压，毛细血管后PH包括第二类与部分第五类肺动脉高压。

二、治疗原则

肺动脉高压治疗目的在于阻抑肺血管重塑，降低肺血管阻力，减轻肺动脉压力，改善心功能，增加心输出量，提高生存质量。其治疗方法有吸氧、抗凝、强心和利尿治疗。继发性肺动脉高压患者应积极纠正原发疾病。不能纠正疾病进展则需要心肺移植。

根据肺动脉高压患者急性血管反应试验结果和功能分级制定阶段治疗方案。急性血管反应试验阳性患者可以给予口服钙通道阻滞剂治疗。阴性患者则需要应用特异性靶向药物治疗,包括前列环素类似物、前列环素受体激动剂、磷酸二酯酶(phosphodiesterase,PDE)抑制剂、鸟苷酸环化酶激动剂和内皮素受体拮抗剂。初期单独使用,必要时予以联合用药。

慢性血栓栓塞性肺动脉高压是肺血栓栓塞症中的一种特殊类型,是由于血栓不能完全溶解;或者是在深静脉血栓反复脱落的基础上反复肺动脉栓塞,血栓机化,肺动脉内膜慢性炎症增厚,发展成慢性肺栓塞。符合条件的可以行肺动脉内膜剥脱术(pulmonary endarterectomy,PEA)或经皮肺动脉血管成形术(percutaneous transluminal pulmonary angioplasty,PTPA)。

三、护理评估

肺动脉高压患者护理评估重点在于肺动脉高压原因排查结果和患者右心功能不全的表现,以及住院期间病情变化。

(一)一般资料

通过询问病史排除继发性肺动脉高压,包括患者性别、年龄、既往史(肝炎史、心脏杂音史、风湿免疫性疾病史、减肥药物接触史等)、个人史(吸毒、HIV 感染、毒物接触史等)、婚育史(习惯性流产)、家族史(肺动脉高压或静脉血栓栓塞)。

(二)临床表现

1. 呼吸困难评估　呼吸困难程度与活动的关系。

2. 胸痛持续时间、部位。

3. 晕厥发作时间、诱因和持续时间,血氧饱和度变化。

4. 疲乏、活动无耐力程度。

5. 咯血　评估咯血的量和患者是否存在窒息的现象。

6. 右心衰竭的表现　下肢水肿、恶心、呕吐往往提示右心衰竭加重。颈静脉怒张、肝大搏动、心包积液、腹腔积液、双下肢水肿,闻及右心室第三心音奔马律提示右心衰竭严重。

7. 心源性休克征象　低血压、脉压差变小及肢体末端皮温降低。

(三)主要辅助检查

1. 常规检查心电图、超声心动图、胸片、心肺运动试验、6 分钟步行试验、肺通气灌注扫描、胸部 CT、睡眠监测、下肢静脉超声等。

2. 右心导管检查肺动脉平均压力、急性药物反应试验结果。

3. 常规实验室检查及 NT-ProBNP、血浆蛋白 C 活性(PC)、血浆蛋白 S 活性(PS)、血浆抗凝血酶Ⅲ活性(AT Ⅲ)、甲状腺功能等。

(四)心理状态

肺动脉高压患者由于药物作用和治疗过程漫长,常出现失望、抑郁等情绪,应多注意患者情绪变化。

四、护理措施

1. 监测生命体征　重症肺动脉高压患者有潜在急性左心衰和心源性休克的危险;患者出现端坐呼吸、手足发冷、血压下降等表现时应马上通知医生。

2. 避免诱发因素　准确记录患者 24 小时出入量,为医生提供利尿治疗依据。告知患者及家属避免单次大量喝水和快速输液,以免诱发急性左心衰;避免用力大便、剧烈咳嗽、体位突然改变、情绪激动等,以免诱发心源性休克。

3. 氧气治疗　遵医嘱给予氧气治疗,观察患者反应。

4. 防止窒息　肺动脉高压晚期,可形成毛细血管瘤,破裂后可致咯血,如咯血量大,可引起窒息而死亡。因此,除备好止血药外,还要注意患者的体位,并备好吸引器,防止发生窒息。

5. 防止外伤　重度肺动脉高压时,体动脉压降低,晕厥是其常见的症状之一。护士要嘱咐患者在体位改变时动作要慢或有专人陪护,以防坠床或摔伤。

五、用药护理

动脉型肺动脉高压(pulmonary arterial hypertension,PAH)的特异性药物治疗又称靶向药物治疗,随着对 PAH 病理生理机制研究的深入,PAH 特异性药物治疗在近十几年有了飞速发展,新型途径的治疗药物不断涌现,为这一治疗领域注入了新的活力。PAH 的靶向治疗药物主要针对 PAH 三条经典发病途径发挥作用,它们分别是内皮素途径、NO 合成减少途径及前列环素途径。

(一)钙通道阻滞剂

钙通道阻滞剂(calcium channel blocker,CCB)仅用于急性肺血管扩张试验阳性的患者,应根据患者基础心率情况选择药物。治疗此类 PAH 患者所需靶剂量应根据血压情况调整到最大耐受剂量,初始治疗时,要从小剂量开始,观察患者血压、心率、心律、心电图及临床症状变化。逐渐增加到患者能够耐受的最大剂量,然后维持使用。所以,用药期间要密切观察患者的血压心率及有无头晕等症状。

(二)NO 合成减少的药物

1. 5 型磷酸二酯酶(PDE-5)抑制剂　主要药物包括西地那非、他达那非和伐地那非,目前已在国内广泛使用治疗 PAH,疗效可靠,价格相对低廉。使用 PDE-5 抑制剂过程中患者会出现头痛、颜面潮红、消化不良和鼻出血等不良反应。

2. 鸟苷酸环化酶激动剂　利奥西呱(Riociguat)是首个鸟苷酸环化酶激动剂,已在临床应用。

(三)内皮素受体拮抗剂

内皮素受体拮抗剂(endothelin receptor antagonist,ERA)主要包括波生坦、安立生坦、马替生坦。服用波生坦期间可能导致患者转氨酶及胆红素水平升高,故治疗期间至少每月监测 1 次肝功能;安立生坦最常见的不良反应是外周水肿及头痛,其中绝大多数出现的外周水肿表现为轻到中度,服用安立生坦肝功能异常的发生率是 0.8%~3%,因此服用安立生坦不用常规监测肝功能;马替生坦是一种新型、高效、组织靶向性并具有高度亲脂性的双重内皮素受体拮抗剂,不会增加肝酶的风险,但服用高剂量组的患者可能会发生血红蛋白下降。

(四)前列环素途径的药物

主要包括前列环素类似物和前列环素受体激动剂:其中前列环素类似物有伊洛前列素和曲前列尼尔,伊洛前列素为雾化吸入药物,使用前应教会患者正确的吸入方法,并先用2ml 不含药的灭菌注射用水练习。正确的吸入方法为:正常呼吸的频率和幅度吸入药物,不应刻意用力而造成患者疲劳。每次雾化吸入时间为 8~12 分钟。曲前列尼尔是通过皮下或静脉持续注射的半衰期较长的人工合成的前列环素药物,它能有效改善 PAH 患者的运动耐力和症状。皮下或静脉注射的起始剂量为 1.25ng/(kg·min),根据患者耐受程度逐渐加至目标剂量,它的不良反应为注射部位的疼痛和消化系统症状,其次为面部潮热和头痛等。对于出现明显不良反应的患者可考虑减缓加量的速度,并适当对症治疗。前列环素受体激动剂司来帕格(Selexipag)对前列环素 IP 受体具有高度选择性,对其他受体作用较弱,因而不良反应低,患者能耐受较大的剂量。

(五)华法林

肺动脉高压患者肺血管受损,比健康人更容易形成血栓。而小的血栓就可以引起血流动力学恶化使病情加重,有小规模研究显示应用抗凝治疗能改善患者生存质量,如果没有抗凝禁忌证,建议使用华法林抗凝。应用抗凝血药治疗的患者,要注意观察有无出血倾向,定期测定凝血指标。

六、健康教育

1. 避免怀孕 据统计肺动脉高压产妇的病死率高达 30%~50%,即便是那些存活的患者,在怀孕期间增高的肺动脉压力,在分娩后也不会改善。

2. 对于肺动脉高压患者,最重要的是预防感冒。每年流感季节前(十月或十一月)接种流感疫苗,最好密切接触的家人也进行接种。

3. 不建议肺动脉高压患者进行高强度运动,病情稳定的肺动脉高压患者可以进行轻松的活动,比如散步、简单的家务劳动。患者可以根据自身情况对运动设计基线值,逐渐增加运动量。

4. 遵医嘱按时服药,定期随诊。

5. 应用血管扩张药者,要注意测量血压。

6. 服用抗凝剂者,教会其看 INR 值,并要定期检测。

7. 有晕厥者,活动时要放慢动作,避免摔伤。

8. 心衰患者学会记录出入量,每日测体重。

9. 对世界卫生组织(World Health Organization,WHO)心功能分级为Ⅲ级和Ⅳ级以及动脉血氧分压<60mmHg 的患者进行氧疗。

10. 活动指导 心功能Ⅰ、Ⅱ级患者不必卧床休息,可以进行运动耐力的锻炼,以不加重病情为限度。运动锻炼最佳方式为慢走,可以通过 6 分钟步行试验评价运动耐力,进行治疗前后的对比。心功能Ⅲ级及以上患者建议卧床休息。

11. 心理护理 肺动脉高压是一个长期慢性的疾病过程,对患者及其家庭的心理、社会和精神产生重大影响。鼓励患者及其家庭成员参与力所能及的社会活动,有助于积极应对疾病、建立信心及期望;管理患者的团队应该有处理这些领域问题的能力和专业知识,对于症状严重的要与专科医师进行干预和疏导,以延缓病情的发展,提高患者的生活质量。

参考文献

[1] 何建国. 肺血管病病学. 北京: 人民卫生出版社, 2017.

［2］中华医学会心血管病学分会. 中国肺动脉高压诊断与治疗指南 (2021), 中国医学杂志, 2021, 101 (1): 15-51.

［3］NAZZARENO G, MARC H, JEAN-LUC V, et al. 2015ESC/ERS Guidelines for the diagnosis and treatment of pulmonary hypertension. European Heart Journal, 2015, 46 (6): 1855-1856.

第二节 肺栓塞的护理

一、概述

肺栓塞 (pulmonary embolism, PE) 是以各种栓子阻塞肺动脉或其分支为发病原因的一组疾病或临床综合征的总称,包括肺血栓栓塞症 (pulmonary thromboembolism, PTE)、脂肪栓塞综合征、羊水栓塞、空气栓塞、肿瘤栓塞等,其中 PTE 为肺栓塞的最常见类型。引起 PTE 的血栓主要来源于下肢的深静脉血栓形成 (deep venous thrombosis, DVT)。PTE 和 DVT 合称为静脉血栓栓塞症 (venous thrombus embolism, VTE),两者具有相同易患因素,是 VTE 在不同部位、不同阶段的两种临床表现形式。血栓栓塞肺动脉后,血栓不溶、机化、肺血管重构致血管狭窄或闭塞,导致肺血管阻力 (pulmonary vascular resistance, PVR) 增加,肺动脉压力进行性增高,最终可引起右心室肥厚和右心衰竭,称为慢性血栓栓塞性肺动脉高压 (chronic thromboembolic pulmonary hypertension, CTEPH)。PTE 栓子可以来源于下腔静脉路径、上腔静脉路径或右心腔,其中 70% 的 PTE 栓子来源于下肢深静脉。

急性 PTE 临床表现多种多样,均缺乏特异性,容易被忽视或误诊,其严重程度亦有很大差别,从轻者无症状到重者出现血流动力学不稳定,甚至猝死。PTE 危险分层主要基于患者血流动力学状态、心肌损伤标志物及右心室功能等指标进行综合评估,以便于医师对 PTE 患者病情严重程度进行准确评价,从而采取更加个体化的治疗方案。血流动力学不稳定的 PTE 为高危;血流动力学稳定的 PTE,可根据是否合并右心室功能不全和心脏生物学标志物异常分为中危和低危。

二、治疗原则

(一) 一般支持治疗

对高度疑诊或确诊急性肺栓塞的患者,应严密监测呼吸、心率、血压、心电图及血气的变化,并给予积极的呼吸与循环支持。肺栓塞急性期,如果患者氧饱和度 <90%,常规氧疗。但是,如果给予充足的氧疗支持后,患者仍有严重的低氧血症或者呼吸衰竭,需要警惕患者并发右向左分流的卵圆孔未闭或者房间隔缺损。

(二) 抗凝治疗

1. 急性期开始 5~10 天,予肠外抗凝血药(普通肝素、低分子量肝素),也可以给予普通肝素持续静脉泵入。

2. 中高危患者建议使用普通肝素静脉泵入治疗,病情相对稳定后改为低分子量肝素,并联合华法林或单用达比加群、利伐沙班等。

3. 溶栓治疗　与抗凝治疗相比,溶栓治疗可以迅速改善血流动力学指标,逆转右心衰竭。在急性肺栓塞起病 48 小时内即开始溶栓治疗,临床获益最大。但对于那些有症状的急性肺栓塞患者在 6~14 天内溶栓仍有一定作用。溶栓治疗是高危患者的一线治疗,它可迅速溶解部分或全部血栓,恢复肺组织再灌注,减小肺动脉阻力,降低肺动脉压,改善右心室功能,减少严重 VTE 患者的病死率和复发率。但对于血流动力学稳定的中高危患者,溶栓治疗虽然可以降低血流动力学失代偿的风险,但同时也增加颅内、颅外严重出血的风险,所以总体死亡并未减少。常用的溶栓药物有尿激酶、链激酶和组织型纤溶酶原激活剂(rt-PA),三者溶栓效果相仿,临床上可根据条件选用,rt-PA 可能对血栓有更快的溶解作用,低剂量溶栓(50mg rt-PA)与 FDA 推荐剂量(100mg rt-PA)相比疗效相似,而安全性更好。

三、护理评估

急性肺栓塞患者护理评估的重点在于右心功能不全的表现,患者出现休克或低血压代表右心受损严重,应马上通知医生处理。抗凝和溶栓治疗的患者出血征象是护士需要评估的重点。具体包括:

1. 评估危险因素　如外伤、骨折史、高血压史、糖尿病史、妊娠史、肥胖、久坐、制动史、肿瘤、流产史、下肢肿胀情况等。<50 岁的患者如无明显诱因反复发生 VTE 或呈家族性发病倾向,需警惕易栓症的存在。

2. 监测生命体征　包括体温、心律 / 率、呼吸、血压、血氧饱和度的变化。

3. 下肢存在深静脉血栓的患者应注意测量两腿腿围差距以及僵硬度和肿胀情况。明确 DVT 的患者每日测腿围,下肢周径的测量方法:

(1)大腿:测量髌骨上缘 15cm 处。

(2)小腿:测量髌骨下缘 10cm 处。

4. 存在右心功能不全的患者应记录 24 小时出入量。

5. 监测血气分析、INR 和 D- 二聚体结果以及心电图改变　D- 二聚体对急性肺栓塞诊断敏感度较高,具有较高的阴性预测价值,D- 二聚体正常提示急性肺栓塞和深静脉血栓的可能性低。但该指标阳性预测价值较低,D- 二聚体的检查不能用于确诊肺栓塞。它的特异性随着年龄的升高而逐渐下降,随年龄调整的 D- 二聚体临界值(>50 岁患者为年龄 ×10μg/L)可提高肺栓塞诊断的特异性。

6. 应用溶栓剂和抗凝剂前后,注意观察患者有无出血倾向,如咯血、牙龈出血、鼻出血、皮下出血点、尿潜血及便潜血等。如患者出现头痛、神志变化应考虑是否存在颅内出血。由于目前国内尚缺乏新型口服抗凝药特异性拮抗剂,因此患者一旦发生出血事件,应立即停药,可考虑给予凝血酶原复合物、新鲜冰冻血浆等。

7. 评估患者出院后是否有定期接受 INR 检查的医疗条件。

四、护理措施

1. 做好抢救的准备和配合　患者出现休克或低血压时应马上配合医生做好抢救工作。多巴胺是最常用的正性肌力药,有潜在降低肺循环阻力的作用,一般采用 5~10μg/(kg·min)静脉泵入,使用中应注意预防和观察药物相关性静脉炎。出现呼吸衰竭的患者应准备呼吸机辅助呼吸。抢救同时要做好溶栓治疗的准备工作。

2. 溶栓治疗的主要并发症为出血,用药前应充分评估出血风险,必要时应配血,做好输血准备。

3. 卧床休息 虽然没有证据表明制动对于改善肺栓塞患者的临床结果有意义,但是对于存在下肢深静脉血栓的患者应防止因活动导致静脉血栓脱落发生再次肺栓塞的可能。避免 Valsalva 屏气的动作,如用力大便、剧烈咳嗽、抬举重物等,这些动作会造成胸腹腔压力骤升骤降,形成静脉压差,使栓子向中心移动,加重肺栓塞。患者外出检查应尽量使用平车接送,询问医生允许后也可使用轮椅。

4. 止痛 部分急性肺栓塞,特别是肺梗死的患者存在轻重不同的胸痛症状。对于胸痛程度轻者,患者能够耐受,可不处理;但对胸痛较重、影响呼吸的患者,应给予止痛处理,以免剧烈胸痛影响患者的呼吸运动。一般采用非甾体抗炎药如阿司匹林、布洛芬等镇痛药物。

5. 吸氧 低氧会引起肺动脉收缩,加重缺氧,形成恶性循环,所以应给患者积极的氧气治疗,使血氧饱和度维持在 90% 以上。可以采用鼻导管或面罩的方式,注意氧气的湿化。

6. 观察用药反应 特别是应用溶栓剂和抗凝剂后,注意观察患者有无出血倾向,如咯血、牙龈出血、鼻出血、皮下出血点、尿潜血及便潜血等。

五、用药护理

(一)溶栓前的护理

1. 将患者安置在安静、舒适便于医务人员工作的房间,并备好急救物品,如抢救车、止血药、除颤器等。

2. 在治疗开始之前,医生会对患者进行全面细致的检查,以发现增加出血危险的因素。详细询问病史、体格检查以发现颅内病变和胃肠道出血。完善各项实验室检查。护士评估患者全身皮肤黏膜情况,近3日穿刺部位瘀斑做好标记,以便溶栓后对比。

3. 建立2条静脉通道,最好选择较粗、易固定的静脉,溶栓前宜留置外周静脉套管针,以方便溶栓中取血监测及给药,避免反复穿刺血管。

4. 治疗前测量血压、心率、呼吸次数,描记18导联心电图后,给予心电监测。

5. 注重心理护理,急性肺栓塞患者存在不同程度的恐惧和焦虑,护士在评估后,根据每个患者的不同情况,给予恰当的心理护理,减轻患者的心理负担,使其更好地配合治疗。

(二)溶栓过程中的护理配合

1. 遵医嘱配制溶栓药物 rt-PA 需将药液与粉剂混合后使用,注意避免浪费。一般采用微量泵泵入药物,rt-PA 50mg 共2小时泵入。

2. 溶栓过程中,近期动、静脉取血及皮下穿刺处应给予压迫,避免出血。

3. 持续心电监护,每30分钟测量生命体征,并记护理记录。

4. 观察有无出血征象,如牙龈、鼻腔、穿刺处瘀斑。患者出现神志变化应警惕颅内出血。

5. 观察有无再栓塞的症状,如胸痛、咳嗽、咯血、气短加重。

6. 注意倾听患者主诉,及时发现病情变化。

(三)溶栓治疗后的护理

1. 溶栓效果评价 随着溶栓药物的应用,血栓逐渐溶解,肺动脉再通,患者自觉症状减轻,最明显的是喘憋、气短明显好转,心率减慢,血压升高,呼吸频率减慢,血氧饱和度增高。

2. 溶栓结束后可以停止按压穿刺部位,但仍需观察有无出血情况。第二日留取大小便标本检查潜血。

3. 遵医嘱抗凝治疗　溶栓后4小时测量APTT,如在基础值的1.5~2倍就可以开始皮下注射低分子量肝素。不合格者2小时后再次测量直至达标。第二日开始口服华法林治疗,华法林和低分子量肝素合用3~5天后停用低分子量肝素。华法林的用量需根据INR调整,维持在2~3之间为达标。

4. 卧床时间　在INR达标之前,患者仍需要卧床休息,但不强调绝对制动,可以床上活动,抬高患肢可以缓解腿部肿胀和疼痛。患者卧床期间注意做好皮肤护理,保持床单位整洁。

5. 抗凝治疗　抗凝治疗的标准疗程至少3个月,部分患者在3个月的抗凝治疗后,血栓危险因素持续存在,为降低复发率,需要继续进行抗凝治疗,通常3个月以后的抗凝治疗称为延展期抗凝治疗。

6. 合理营养　饮食以清淡、易消化、富含维生素为宜。

7. 保持大便通畅　急性肺栓塞一般发病急,很多患者对床上大便不习惯,加之卧床时间长,便秘很常见。便秘可使腹压增加,造成深静脉血栓的脱落。所以,在卧床期间要保持大便通畅,除进食富含纤维素的食物外,必要时可给予缓泻剂或甘油灌肠。

六、健康教育

1. 基本预防　加强健康教育,注意活动;避免脱水。

2. 定期随诊,按时服药　建议患者3个月复查心脏超声、胸片、血气、心肺运动试验、核素肺灌注显像、下肢静脉超声等。

3. 自我观察出血现象　鼻出血不止、皮肤黏膜瘀斑、大小便颜色异常、月经不止、牙龈出血等。

4. 出现呼吸困难、胸痛、晕厥、下肢肿胀及时就医。

5. 出院后要按照医嘱定期复查抗凝指标,学会看抗凝指标化验单。

6. 平时生活中注意下肢的活动,避免下肢深静脉血液滞留,血栓复发。有下肢静脉曲张和深静脉血栓形成的患者建议穿弹力袜,弹力袜可以降低静脉横截面积,增加静脉血流速度从而改善静脉血流瘀滞情况。

参考文献

［1］GUYATT G, OXMAN A D, AKL E A, et al. GRADE guidelines: 1. Introduction-GRADE evidence profiles and summary of findings tables. J Clin Epidemiol, 2011, 64 (4): 383-394.

［2］蒋朱明, 詹思延, 贾晓巍, 等. 制订/修订《临床诊疗指南》的基本方法及程序. 中华医学杂志, 2016, 96 (4): 250-253.

［3］《内科住院患者静脉血栓栓塞症预防中国专家建议》写作组, 中华医学会老年医学分会, 中华医学

会呼吸病学分会, 等. 内科住院患者静脉血栓栓塞症预防中国专家建议 (2015). 中华老年医学杂志, 2015, 34 (4): 345-352.

[4] MILGROM A, LEE K, ROTHSCHILD M, et al. Thrombophilia in 153 Patients With Premature Cardiovascular Disease ≤ Age 45. Clin Appl Thromb Hemost, 2018, 24 (2): 295-302.

[5] 中华医学会心血管病学分会肺血管病学组. 急性肺栓塞诊断与治疗中国专家共识 (2015). 中华心血管病杂志, 2016, 44 (3): 197-211.

第三节　右心导管检查的护理

一、概述

右心导管检查是将导管直接插入肺动脉内进行测压, 是肺血管疾病患者诊断、病情评价及治疗效果监测的重要手段。

二、检查目的

右心导管检查的目的:

1. 测定肺动脉压力和计算肺动脉阻力, 判断有无肺动脉高压以及肺动脉高压的程度及性质, 为手术或药物治疗提供依据。

2. 结合超声心动图完成先天性心脏病的诊断和鉴别诊断, 并了解其分流水平、分流量及心功能状态。

3. 测定肺毛细血管楔压, 区别毛细血管前或毛细血管后肺动脉高压。

4. 进行急性肺血管反应性试验。

5. 监测靶向药物治疗反应。

6. 心脏移植前肺血管阻力评估。

三、护理评估

1. 评估患者生命体征及心功能情况, 是否有右心功能不全的征象, 如双下肢水肿、不能平卧、颈静脉怒张等。

2. 询问有无过敏史, 碘过敏或显著过敏体质 (造影时禁忌)。

3. 评估患者的认知水平及有无焦虑、抑郁和嗜睡障碍等。是否能配合完成检查, 如精神疾病患者。

4. 实验室检查重点评估出血凝血功能和生化指标。

四、护理措施

(一) 术前护理

1. 术前完成必要的检查项目, 如肝肾功能、电解质、血常规和血型、出凝血时间、心电图、胸片、超声心动图等。

2. 当患者存在右心衰竭时,应该积极改善心功能,待病情稳定后再择期做右心导管检查。

3. 进行右心导管检查前,应该向患者及其家属解释进行该项检查的目的及意义、操作过程、可能发生的并发症,缓解患者紧张情绪,对于焦虑的患者,可以适当给予镇静剂,术前患者及家属需要签署知情同意书。穿刺部位局部清洁备皮,左手留置套管针。术中如需造影,应该做过敏试验。

(二) 术后护理

1. 由股静脉穿刺者 穿刺处需加压包扎,沙袋压迫 2 小时,撤除沙袋后可向健侧翻身,翻身时保持术侧肢体伸直,卧床 6 小时后可下床活动,下床前在床边坐半小时,无胸闷头晕,由家属陪伴在床边活动;次日晨给予穿刺处伤口换药。同时有股动脉穿刺者沙袋压迫 6~8 小时,若出现术侧肢体麻木或穿刺处有渗血,应及时报告医护人员。

2. 由颈部穿刺者 术后需平卧 2 小时,避免颈部活动,以免伤口出血。2 小时后可坐起或下床活动,但要避免颈部用力或摆动。发现穿刺处有渗血应及时报告医护人员。

3. 饮食 可正常饮食。但是因高蛋白饮食(如鸡蛋、牛奶等)可引起腹部胀气,导致术后不适,建议避免。

4. 饮水与排尿 行肺动脉造影检查的患者术后应适当饮水,以增加尿量,促进对比剂的排出。可少量多次饮水,忌单次大量饮水,以免引起心衰。术后第一次尿要留标本送检验,并记录每次小便尿量,达到 800ml 告知护士。

五、用药护理

急性肺血管反应试验是指在右心导管检查的同时进行急性药物试验,观察药物对肺循环和体循环血流动力学的影响。它不仅有助于判断肺动脉肺血管病变的可逆程度,还可以协助选择合适的治疗药物和判断患者预后。通常认为,急性肺血管反应试验阳性提示肺小动脉处于痉挛状态,这类患者往往能从钙通道阻滞剂的长期使用中获益,并且预后良好。目前在临床上主要有以下几个方面应用:

1. 对于第一类肺动脉高压,尤其是特发性肺动脉高压,可以判断患者预后及选择钙通道阻滞剂进行治疗。

2. 对于先天性左向右分流心脏病伴重度肺动脉高压患者,有利于判断肺血管病变程度,选择手术或药物治疗。

3. 对于心脏移植的患者,判断是否需要同时行肺移植。

急性肺血管反应试验用药均为起效迅速、半衰期短的选择性肺血管扩张药物,包括吸入伊洛前列环素,静脉泵入腺苷、吸入 NO 或伊前列醇。常用药是吸入伊洛前列环素(万他维):给药剂量通常是 20μg,给药时间是 10~15 分钟,给药方式是雾化吸入。急性肺血管反应试验阳性的判读标准需同时满足以下 3 个条件:

(1)肺动脉平均压较用药前下降 10mmHg 以上。

(2)肺动脉平均压绝对值小于或等于 40mmHg。

(3)心输出量不变或增加。

仅有 10% 的 IPAP 患者急性肺血管扩张试验阳性,可接受大剂量的钙通道阻滞剂治疗。服药 1 年后应再次复查右心导管和急性肺血管扩张试验,仅有半数阳性患者表现为持续阳性,可继续单用钙通道阻滞剂;而转阴的患者建议给予 PAH 靶向药物治疗。对于先天性心脏病引起的肺动脉高压的患者进行吸氧试验:面罩吸入纯氧 10 分钟,外周 SO_2 升至饱和,mPAP 下降 10mmHg 以上,TPR500dyn·s/cm^2 以下。考虑 PAH 为动力性为主,若无明显下降,则以器质性为主。

六、健康宣教

急性肺血管扩张试验阳性的肺动脉高压患者在使用 CCB 过程中,需要定期随访评估症状、运动耐量和药物副作用。约半数阳性患者不能保持治疗的长期有效性,因此建议治疗早期应该每 3 个月进行一次评估,如果出现病情恶化,及时更换为靶向药物治疗。

参考文献

[1] 何建国. 肺血管病学. 北京: 人民卫生出版社, 2017.
[2] 陈果, 熊长明, 何建国. 先天性体肺分流心脏病合并肺动脉高压患者的手术适应证评估进展. 心血管病学进展, 2013, 34,(1): 59-62.
[3] 中华医学心血管病学分会. 右心衰竭诊断和治疗中国专家共识. 中华心血管病杂志, 2012, 40 (6): 449-461.

第五章　心脏瓣膜病

第一节　心脏瓣膜病的护理

一、概述

心脏瓣膜病是由多种原因引起的心脏瓣膜狭窄或/和关闭不全所致的心脏疾病。常见病因包括炎症、变性、先天发育异常、老年退行性变和钙化，以及冠状动脉硬化引起乳头肌、腱索缺血坏死、断裂等。临床上最常见受累瓣膜为二尖瓣，其次为主动脉瓣。风湿性心脏瓣膜病与发病季节及呼吸道 A 族 B 型溶血性链球菌感染密切相关。常发生在贫民或医疗较差地区居民，在热带地区非常流行。在我国，风湿性心脏瓣膜病（简称风心病）是心脏瓣膜病最主要的病因。

瓣膜病的诊断一般综合病损部位、病因以及瓣膜功能损伤的类别和严重程度来确定，并结合临床表现确定治疗方案。

二、治疗原则

（一）药物治疗

适用于瓣膜病早期症状不明显或心功能不全时以及介入、外科手术后，如强心利尿剂、抗凝血药、抗菌药物等。

（二）介入治疗

适用于药物治疗效果不明显、又不能接受外科手术的瓣膜病患者。介入治疗包括经导管主动脉瓣球囊扩张术、经导管主动脉瓣置换术、经导管二尖瓣修复术、经导管二尖瓣置换术、经导管三尖瓣置换术等。

（三）手术治疗

对症状显著、有手术适应证的患者应尽早行手术治疗，以免增加手术危险性，影响手术效果。外科手术包括心脏瓣膜修复和心脏瓣膜替换两种基本方法。

三、护理评估

（一）一般资料

重点了解患者年龄、性别、工作性质、经济状况、家族史、过敏史、生活方式（吸烟、饮酒、饮食习惯、二便情况、运动状况、居住环境)、活动状况、文化水平、接受能力、性格类型等。年轻女性婚育资料的收集。

（二）临床表现

1. 风湿症状　关节疼痛时部位、性质、诱因,局部的红、肿、热、痛情况。

2. 生命体征　评估体温、血压、脉搏、呼吸、有无咯血、肺部啰音及肺水肿等症状,评估这些表现在患者接受治疗护理后的变化。

3. 洋地黄中毒　长期服用洋地黄的患者评估是否存在中毒症状。

4. 饮食状况　重点注意钠盐的摄入情况。

（三）辅助检查

血常规、生化指标、凝血指标、风湿免疫指标;心功能评价情况;长期服用利尿剂的患者注意电解质情况。

（四）心理状况

患者对自己的病史、病程是否了解,对疾病的严重程度是否缺乏思想准备及足够认识。另外,由于经济条件,患者往往担心费用及预后。女性患者往往担心生育受影响。

四、护理措施

1. 严格观察体温、心率、心律、血压、呼吸情况,观察有无咯血、肺部啰音及肺水肿等症状。

2. 有心力衰竭或呼吸困难时应给予氧气吸入和采取半卧位。

3. 遵医嘱应用药物治疗时,注意观察疗效和副作用(详见用药护理)。

4. 风湿性心脏病活动期需适当休息,待体温、红细胞沉降率、心率正常,症状基本消失后,可逐渐活动,如活动后心率明显增快和有不适感,仍需控制活动,卧床休息。

5. 饮食要注意合理搭配,保证高蛋白、高热量、高维生素、低脂肪等易消化食物,有心力衰竭时要限制钠盐的摄入。

6. 预防便秘,鼓励患者多食水果、蔬菜及高纤维食品,避免大便用力。因为用力排便会使会厌关闭,胸腔内压力升高,导致收缩压升高,心脏负荷增加。

7. 心理护理　①多与患者进行思想沟通,解除其顾虑,指导其充分认识和正确对待自己的疾病,预防感冒及过度劳累;②进行有针对性交流及沟通,告诉患者瓣膜病有内科及外科治疗两方面,内科治疗在于预防风湿活动,避免瓣膜病加重,对已出现的症状进行对症处理,对于病变严重及先天性瓣膜疾病患者可采取有利的手术方法;③向患者讲述康复的例子,增强战胜疾病的信心。

五、用药护理

（一）抗生素

1. 青霉素应用前,需做过敏试验,皮试过敏者禁用。

2. 过敏反应有皮疹、哮喘发作、过敏性休克、血清病型反应(发热、荨麻疹、关节肿痛、淋巴结肿大、腹痛、皮肤发痒)等。有报道大剂量应用时可引起肾衰竭或间质性肾炎。头孢菌素类抗生素静脉给药可发生静脉炎。偶可见过敏性休克、哮喘及速发型皮疹等,青霉素过敏者对头孢菌素有交叉过敏反应。

3. 第一代的头孢噻吩、头孢噻啶和头孢氨苄大剂量时可出现肾毒性,这与近曲小管细胞损害有关。第三代头孢菌素偶见二重感染或肠球菌、铜绿假单胞菌和念珠菌的增殖现象,使用时要随时加以调整。

4. 抗生素首次静脉应用时,速度宜慢,观察 15 分钟若无反应可适当加快静滴速度。静脉滴注过程中,观察过敏反应,注意倾听患者主诉,一旦出现过敏反应立即停药,根据症状给予抢救处理。

(二)阿司匹林

常见不良反应为腹痛、恶心、呕吐、胃部不适等胃肠道反应,胃及十二指肠溃疡者禁用。长期应用需观察有无出血倾向,如皮肤瘀斑、刷牙出血等现象。一般饭后服用或同时服用胃黏膜保护剂。

(三)洋地黄

应用洋地黄药物时密切观察药物的疗效、副作用,如黄视、绿视,注意观察心率、心律、脉搏,有无恶心、呕吐。

(四)利尿剂

使用利尿剂时要准确记录出入量,注意电解质情况,防止低钾现象发生。

六、健康宣教

1. 对于风湿性心脏病患者应尽可能改善居住环境,避免长时间居住在阴暗潮湿的环境中。

2. 保持良好的口腔卫生,积极治疗龋齿及牙龈炎等。

3. 避免感冒,出现发热及时就医。

4. 劳逸结合,有心力衰竭的患者,应卧床休息。

5. 鼓励多进食高热量、高蛋白、高维生素等易消化食物,少量多餐。

6. 心衰患者应限制钠的摄入。

7. 服用洋地黄及利尿剂时,注意观察副作用及尿量,多食含钾较高食物,如干蘑菇、干莲子、黄豆、青豆、海带、干辣椒、豆皮、花生、木耳、葵花籽、榨菜、柑橘、柚子等,有异常及时就医。

8. 阿司匹林等药物宜饭后服用;服用时注意观察出血倾向,如牙龈出血、皮肤淤点、鼻出血、血尿等,饮食上不要饮酒,以免损伤胃黏膜,造成消化道大出血。

9. 育龄妇女应指导避孕方法,计划生育。瓣膜病变较轻者,应在严密监护下安全渡过妊娠、分娩及产褥各期。

10. 向患者介绍心脏瓣膜手术的基本方法,术前注意、术后锻炼及服药注意事项并避免感冒。积极主动地配合医生治疗。

11. 遵医嘱定期门诊复查。

参考文献

［1］张健, 杨跃进. 心内科常见病用药. 北京: 人民卫生出版社, 2008.

［2］欧袁伟翔,李怡坚,陈茂. 2017 年 ESC/EACTs 与 AHA/ACC 心脏瓣膜疾病管理的指南解读. 中国循证
医学杂志, 2017 (17): 1264.

第二节 经导管主动脉瓣置换术的护理

一、概述

经导管主动脉瓣置换术(transcatheter aortic valve replacement, TAVR)是经大动脉血管或心尖的介入导管装置将人工心脏瓣膜输送至主动脉瓣环区域释放或球囊扩张,从而在完成人工瓣膜支架植入即刻恢复主动脉瓣膜正常功能。随着社会老龄化的发展,越来越多老年人由于瓣膜钙化、退行性病变引起主动脉瓣膜狭窄,对于老年人及有外科手术禁忌证或高危风险的主动脉瓣重度狭窄(aortic-valve stenosis, AS)患者,TAVR 是非常有效的治疗方法。主动脉瓣重度狭窄的主要临床表现:呼吸困难、心绞痛及晕厥。

二、治疗原则

TAVR 主要是针对钙化性主动脉瓣重度狭窄即主动脉瓣口面积小于 $1cm^2$,但有外科手术禁忌证或高危患者的首选。《2017 年欧洲心脏病学会与欧洲心胸外科学会心脏瓣膜病管理指南》中 TAVR 手术的适应证包括:

1. 年龄大于 65 岁;病变为单纯性 AS 或以 AS 为主的退行性病变,出现明显的临床症状。

2. 有效瓣口面积小于 $0.8cm^2$;跨瓣压力差大于 64mmHg。

3. 心功能Ⅳ级。

4. 患者预计行 TAVR 术后生存 1 年以上。

5. 2 位有经验的外科医生评估患者行外科手术风险高。

三、护理评估

1. 一般资料采集 性别、年龄、家族史、既往史、过敏史、生活方式等。了解发病时间,明确瓣膜病变情况,注意有无外科瓣膜置换手术禁忌证等。

2. 了解患者主动脉瓣膜结构、功能、心功能情况 包括主动脉狭窄症状及血流动力学的改变(主动脉瓣跨瓣压差等)。

3. 了解患者呼吸功能情况。

4. 观察患者出入量情况、心衰各方面表现。

5. 其他评估 重度主动脉瓣狭窄晚期患者,心功能非常差,多表现为重度心衰造成很多不适症状,同时也会影响患者对康复的信心。我们要综合评估患者营养状态、运动功能、认知功能及心理评估等。

6. 辅助检查 ①生化检查:血常规、尿常规、便常规,血型,血气分析,病毒学检查;②影像学检查:经胸超声心动图(TTE)、经食管超声心动图(TEE)、多排螺旋计算机断层摄影

术（MDCT）、大血管造影及冠脉造影、心脏磁共振成像（cardiac magnetic resonance imaging，CMR）等。

四、护理措施

（一）术前护理

1. 维护心脏功能，强心利尿，维持水、电解质平衡，控制入量。

2. 术前一日行术前准备　备皮、备血，遵医嘱停用影响心率的药物，做好术前宣教。

3. 手术当日术前 4 小时禁食，禁水。

4. 手术当日遵医嘱给予抗血小板药物，给予术前抗生素及静脉补液。

5. 接患者　病房护士与介入导管室护士共同核对患者床号、姓名、诊断、拟行手术名称，检查手术部位备皮情况，是否禁食、水，知情同意书患者及家属是否签字，术前用药等情况。

（二）术后护理

1. 严密监测生命体征，血流动力学指标　包括每小时记录血压、中心静脉压、肺动脉压、肺动脉楔压、心输出量、体肺循环阻力等指标。综合观察末梢皮肤颜色和温度、外周动脉搏动、血气分析、尿量等反映患者全身循环灌注情况的指标，适时进行补液。术后早期可以监测中心体温，控制中心体温在 36~37℃，减少心肌耗氧，同时给予患者保暖，增加外周组织灌注，减少乳酸产生。补液原则先胶体后晶体，维持中心静脉压在 6~12mmHg。如果收缩压低于 90mmHg，可以静脉泵入多巴胺正性肌力药物增加心肌收缩力、维持心功能。如果外周阻力过高，可以小剂量静脉泵入硝普钠、硝酸甘油等血管扩张药，以减低心脏后负荷。补充容量过程中，严密观察尿量、血压、心率、中心静脉压变化，及时调整液体入量和速度，既不能限制入量导致有效循环血量的不足，又不能过快过多地补充液体而造成心衰。

2. 严密观察患者神志及意识状态　评估患者术后早期镇静苏醒过程中意识状态及早发现神经损害的急性缺血性脑卒中。患者高龄耐受性差会因为伤口疼痛而不配合早期活动或用力咳痰，自控式镇痛泵或遵医嘱给予镇痛药物可以有效缓解疼痛。

3. 呼吸系统监测及管理　术后给予持续吸氧，监测呼吸频率、无创氧饱和度、听诊双肺呼吸音，定期查血气、拍床旁胸片。定时翻身、拍背，鼓励做深呼吸、咳痰，尽早床上活动，病情允许的情况下尽早下地活动。常规给予盐酸氨溴索及异丙托溴铵雾化吸入，每天 3 次。早期查痰培养，根据培养及药敏结果调整抗感染药物。术后常规抗感染治疗，长期应用抗生素要警惕真菌感染的可能，查痰涂片找菌丝。

4. 肾脏功能的监测及管理　术后常规留置导尿管，手术当日每小时记录尿量，以后每 4 小时开放 1 次尿管。观察尿液颜色，每日复查肾功能、尿常规。术后维持正常血压，保证肾动脉灌注，根据尿色、尿比重调整补液量，以晶体为主，水化疗法。手术当日出入量为正平衡，以后逐渐维持平衡。静脉补钾时要注意观察尿量，维持血清钾在 4.0~4.5mmol/L。

5. 预防感染　严格无菌操作，遵医嘱给予抗感染治疗，定期复查血常规；保持口腔清洁，预防口腔感染。

（三）常见术后并发症护理

1. 传导阻滞　TAVR 可引起左、右束支传导阻滞和房室传导阻滞，是最常见的并发症之一。房室传导阻滞一半发生 TAVR 术后 1 周内，80% 发生在 1 个月内，但有些病例发生在术后1个月至半年内。TAVR患者术后保留临时起搏器3~7天,对于术前已经出现左、右束支传导阻滞的患者建议术后考虑安装永久起搏器。

2. 瓣周漏　TAVR术后,几乎所有的患者都会存在着不同程度的瓣周漏(有些患者存在瓣膜反流),但绝大多数的患者为轻微至轻度的反流且不会随着时间延长恶化。使用球囊扩张瓣膜支架可以减少瓣周漏,但有些病例球囊扩张后可能仍存在严重瓣周漏,可再次植入瓣膜支架来纠正。应重点观察瓣膜工作状态,动脉血压脉压差,主动脉瓣跨瓣压差,术后超声检查。

3. 冠脉阻塞及心肌梗死　瓣膜支架(特别是Edwards)放置过高,可挡住左、右冠状动脉窦口,引起冠脉阻塞及心肌梗死。术中观察冠脉血管造影情况及术中用冠脉保护导丝及时应对紧急情况。术后严密观察心电图变化,监测心律失常及心肌梗死事件发生。

4. 脑卒中　TAVR可导致部分患者发生脑卒中,但大多数患者术后脑CT有征象的患者并没有明显临床症状。术后注意观察患者神志、肢体活动情况,鼓励早期下地进行康复训练,提高心肺功能。

5. 外周血管并发症(尤其是经股动脉途径)　术后严密观察患者穿刺处伤口敷料有无渗血、渗液,皮下有无血肿。保持敷料干燥。术后1~2小时压沙袋,24小时绷带加压包扎。患者撤除沙袋后观察4~6小时后可床上翻身,24小时后拆除绷带并行伤口换药观察穿刺处伤口无渗血患者可下地活动,初次下地注意严密观察双侧股动脉穿刺处伤口有无渗血或血肿。

五、用药护理

TAVR患者通常高龄,术前心功能差常合并多脏器功能的疾病,有的高龄患者合并冠心病、糖尿病、高血脂及慢性肾病等,除了强心、利尿维护心脏功能的药物及对症治疗的常规药物护理外,最重要的就是术后抗栓药物的护理。抗栓药物包括抗血小板药物及抗凝血药,其中抗血小板药物常用阿司匹林及波立维;抗凝血药常用华法林。

TAVR患者术后常规口服双联抗血小板药物(阿司匹林75~100mg/d+氯吡格雷75mg/d)治疗3~6个月后终生单抗。对于合并房颤、血栓栓塞、高凝状态及心功能低下的TAVR患者或者术后复查发现瓣膜亚临床血栓表现时口服抗凝血药(华法林)和一种抗血小板药物,术后严密监测INR及出血征象。TAVR术后做好口服抗栓药物的用药指导,注意观察有无皮下出血点、牙龈、眼底、消化道出血,发现血尿、黑色大便及时告知医生。穿着柔软衣物,早、晚用软毛牙刷轻轻刷牙,三餐后用漱口水漱口,保持口腔卫生。保持大便通畅,对没有消化道溃疡病史的患者鼓励多食粗纤维食物。

六、健康宣教

TAVR患者术后需要在心脏瓣膜团队的指导下进行长期的健康指导及随访:

1. 鼓励患者加强营养,控制入量,学会如何记录出入量,防止心衰。

2. 了解抗血小板药物(3~6个月双联抗血小板药物口服;终生服用阿司匹林或氯吡格雷)的作用和副作用,及药物使用中注意事项,按医嘱服药谨防出血。

3. 改善生活方式　告知患者要戒烟限酒,劳逸结合减少危险因素。

4. 心脏康复指导及适量运动　早期下床活动,呼吸功能训练。

5. 定期随访制度 由专业的 TAVR 管理医护团队进行 1 个月、6 个月及每年一次常规随访。定期复查超声心动图监测瓣膜功能。有症状随时随访,根据患者病情可适时增加随访频次。

参考文献

［1］ CRIBIER A, ELTCHANINOFF H, BASH A, et al. Percutaneous transcatheter implantation of an aortic valve prosthesis for calcific aortic stenosis: first human case description. Circulation, 2002, 106 (24): 3006-3008.

［2］ 中国医师协会心血管内科医师分会结构性心脏病专业委员. 经导管主动脉瓣置换术中国专家共识. 中国介入心脏病学杂志, 2015, 23 (12): 661-667.

［3］ YOON S H, BLEIZIFFER S, DE BACKER O, et al. Procedural and clinical outcomes in transcatheter aortic valve replacement for bicuspid versus tricuspid aortic valve stenosis. Journal of the American College of Cardiology, 2017, 69 (21): 2579-2589.

［4］ LUO X, WANG X, LI X, et al. Transapical transcatheter aortic valve implantation using the J-Valve TM system: A one-year follow-up study. J Thorac Cardiovasc Surg, 2017, 154 (1): 46-55.

［5］ 吴永健. TAVR 最新发展现状: 创新带动发展转化实现获益. 医学评论, 2013, 3 (1): 30-34.

［6］ ERKAPIC D, DE ROSA S, KELAVA A, et al. Risk for permanent pacemaker after transcatheter aortic valve implantation: a comprehensive analysis of the literature. J Cardiovasc Electrophysiol, 2012, 23 (4): 391-397.

［7］ PIAZZA N, NUIS RJ, TZIKAS A, et al. Persistent conduction abnormalities and requirements for pace-making six months after transcatheter aortic valve implantation. Euro Intervention, 2010, 6: 475-484.

［8］ 古天宝, 白艳霞. 心脏介入治疗术后并发迷走神经反射的临床研究方法及相关因素. 医学研究杂志, 2009, 38 (5): 129-130.

［9］ LEON M B, SMITH C R, MACK M, et al. Transcatheter aortic valve implantation for aortic stenosis in patients who cannot undergo surgery. N Engl J Med, 2010, 363: 1597-1607.

［10］ HOLMES D R, MACK M J, KAUL S, et al. 2012 ACCF/AATS/SCAI/STS expert consensus document on transcatheter aortic valve replacement. J Am Coll Cardiol, 2012, 59 (13): 1200-1254.

［11］ SMITH C R, LEON M B, MACK M J, et al. Transcatheter versus surgical aortic-valve replacement in high-risk patients. N Engl J Med, 2011, 364: 2187-2198.

［12］ 于欣. 12 例经导管主动脉瓣置入术后并发症的监护. 中华护理杂志, 2014, 49 (5): 540-542.

［13］ 于欣. 8 例升主动脉途径经导管主动脉瓣置入术后护理. 中华护理杂志, 2015, 50 (5): 574-576.

［14］ 乔树宾. 经皮冠状动脉介入治疗术后出血的预防策略. 心血管病学进展, 2012, 33 (5): 573-576.

［15］ SILBERMAN S, ABU A F, BITRAN D, et al. Comparison between transcatheter and suegical aortic valve replacement: a single-center experience. J Heart Valve Dis, 2013, 22 (4): 448-454.

第六章 高血压

第一节 原发性高血压的护理

一、概述

高血压是一种由多种病因引起的收缩压或舒张压升高,并处于不断进展状态的心血管综合征。WHO/ISH 1999 年版将高血压定义为:未服抗高血压药情况下,正常成人动脉的收缩压(systolic blood pressure,SBP)$\geq$ 140mmHg 和 / 或舒张压(diastolic blood pressure,DBP)$\geq$ 90mmHg,或正在服用降压药物,均认定为高血压。此外在确诊高血压时,需要重复测量诊室血压,重视应用诊室外血压(动态血压监测 / 家庭自测血压)进行诊断。

二、治疗原则

高血压治疗的根本目标是降低发生心、脑、肾及血管并发症和死亡的总风险。在改善生活方式的基础上,根据高血压患者的总体风险水平决定给予降压药物,同时干预可纠正的危险因素,靶器官损害和并存的临床疾病。在条件允许的情况下,应采取强化降压的治疗策略,以获得最大的心血管获益。

降压药物应用应遵循四项原则:小剂量开始,优先选择长效制剂,联合用药及个体化。通过定期测量血压、规范治疗、改善治疗依从性,尽可能实现降压达标。

三、护理评估

(一)健康史

应围绕与高血压有关的危险因素和高血压对机体的损害进行。

1. 以前有关血压的记录,包括发病年龄、最高血压值和近期服用药物对血压的影响。

2. 受损器官的情况。

3. 以前服用抗高血压药物的效果和副作用。

4. 有关心血管病的症状,如心绞痛、呼吸困难等。

5. 是否服用可能引起血压升高的药物,如避孕药、雌激素、类固醇、甲状腺激素、减肥药、感冒药、安非他命、咖啡因和大量的甘草;是否饮酒。

6. 体重情况和摄盐的情况。

7. 心理社会因素,如情绪、压力和经济情况。

（二）临床表现

高血压患者的临床表现可从轻到重,与血压增高程度可不一致。

1. 症状　原发性高血压早期常无症状,可以多年自觉良好。某些患者可有非特异性头痛、眩晕、疲乏和心悸等症状(往往在患者得知患有高血压之后才注意到)。

2. 体征　高血压的体征与高血压的基本病因、病程和严重程度、血压本身、靶器官受累程度和血管并发症有关。

(1)血压:应测量双臂血压,以避免由于锁骨下动脉粥样硬化引起的差异,并确定以后测量血压应取的手臂。测量时注意患者的体位,询问患者是否服用利尿剂而引起血容量减少,或其他抗高血压药物而引起直立性低血压。

(2)靶器官的体征:高血压对全身动脉都有影响,护士在进行患者查体时应全面评估。

（三）辅助检查

辅助检查的目的在于发现高血压时靶器官受累的情况和寻找继发性高血压的线索。

1. 心脏

(1)心电图:发现左心室肥厚、心肌缺血、心脏传导阻滞或心律失常。

(2)胸片:了解心脏轮廓、大动脉及肺循环情况。

(3)超声心动:诊断心室肥厚及舒张期心力衰竭。

2. 血管　血管踝/臂血压指数能有效筛查外周血管疾病。

3. 肾脏

(1)血清肌酐:评估肾脏损害的情况。

(2)24小时尿蛋白:高血压合并糖尿病的患者定期监测。

4. 眼底　常规眼底检查,了解高血压眼底改变。

5. 脑　头颅磁共振或CT,有助于发现腔隙性病灶或脑血管狭窄、钙化和斑块病变。

（四）心理社会评估

社会心理因素对高血压的发病也有影响。

四、护理措施

1. 对于初发期患者,应嘱适量活动,注意劳逸结合,勿过度紧张。如患者出现症状,应绝对卧床休息。

2. 根据病情遵医嘱每日测量血压2~3次,必要时测量不同体位、上下肢的血压进行比较。

3. 细致观察病情变化,血压明显升高,伴恶心、呕吐、颈项疼痛或僵硬、视物模糊、抽搐、昏迷等神经症状,或呼吸困难、咳嗽、泡沫血痰、尿频、尿少、排尿困难,均是高血压危象的表现,应立即报告医生,并配合抢救。

4. 要注意观察患者服用降压药物的疗效,并指导患者服用方法并告知患者药物常见的副作用;注意预防发生直立性低血压。

5. 给予患者低钠、低脂、低胆固醇、多纤维素的饮食,积极控制体重。

五、用药护理

医生会根据患者靶器官损伤程度进行药物选择。指导患者了解药物的作用、不良反应及使用注意事项,可以提高患者用药依从性并延缓靶器官的进一步损害(表6-1-1)。

表 6-1-1　常用降压药物用法、适应证、禁忌证及不良反应

分类	名称	适应证	禁忌证	主要不良反应
血管紧张素转换酶抑制剂(ACEI)	依那普利	心力衰竭、心肌梗死后、左心室肥厚、外周动脉粥样硬化、糖尿病肾病、非糖尿病肾病、蛋白尿、微量蛋白尿、代谢综合征、糖尿病	绝对禁忌:妊娠、高血钾、双侧肾动脉狭窄 相对禁忌:严重肾功能不全(肌酐>3mg/dL)、有妊娠计划的女性	咳嗽、血管神经性水肿
	卡托普利			
血管紧张素受体拮抗剂(ARB)	氯沙坦	心力衰竭、左心室肥厚、心肌梗死后、糖尿病肾病、蛋白尿、微量白蛋白尿、代谢综合征、糖尿病、ACEI引起的咳嗽	绝对禁忌:妊娠、高血钾、双侧肾动脉狭窄 相对禁忌:严重肾功能不全[肌酐>3mg/dL(265μmol/L)]、可能怀孕的女性	血管神经性水肿
	厄贝沙坦			
β受体拮抗剂	阿替洛尔	心绞痛、心肌梗死后、快速性心律失常、心力衰竭	绝对禁忌:二度、三度房室传导阻滞;哮喘 相对禁忌:慢性阻塞性疾病、外周动脉疾病	心动过缓、支气管痉挛
	美托洛尔			
钙通道阻滞剂	氨氯地平	左室肥厚、老年性单纯收缩期高血压、心绞痛、动脉粥样硬化、代谢综合征	相对禁忌:快速心律失常、充血性心力衰竭	头痛、水肿
	硝苯地平缓释片			
利尿剂	氢氯噻嗪	老年性单纯收缩期高血压、心力衰竭	绝对禁忌:痛风 相对禁忌:妊娠	血钾低
	吲达帕胺			

六、健康教育

1. 高血压患者多数在平时没有明显的症状,35岁以上患者,首诊需要测量双上臂血压,第一次测量血压发现不正常,需引起重视,并进行血压跟踪。

2. 积极预防和控制高血压的危险因素具体如下:

(1)减少钠盐摄入,每人每日食盐摄入量逐步降至<6g,适当增加钾摄入。

(2)合理膳食,平衡膳食。

(3)控制体重,使BMI<24;腰围:男性<90cm,女性<85cm。

(4)不吸烟,彻底戒烟,避免被动吸烟,不饮酒或限制饮酒。

(5)增加运动,中等强度为宜;每周运动4~7次;每次持续30~60分钟。

(6)减轻精神压力,保持心理平衡。

3. 坚持定时、定量服用降压药,保护靶器官。

4. 教会患者及家属正确测量血压,定期、定时监测血压,血压波动时要加强监测,及时就诊。

5. 指导患者了解药物的作用和不良反应及药物使用注意事项。患者服药过程中出现任何不适都应咨询医务人员或及时就医。

6. 普及高血压危象院外急救知识。若发现高血压危象,不要慌张,安定患者情绪,取舒适体位,家属依照"FAST"原则,除外脑卒中的发生。休息后,血压仍居高不下,及时送医,可采取卡托普利片 6.25~12.5mg 口服。

7. 高血压患者要有充分的心理准备,接受需要长期治疗的事实。

参考文献

[1] 王亚茹, 纪宏伟, 张毅, 等. 欧洲《2018 版动脉高血压管理指南》解读. 同济大学学报 (医学版), 2018, 39 (4): 1-5.

[2] 《中国高血压防治指南》修订委员会. 中国高血压防治指南: 2010 年修订版. 北京: 人民卫生出版社, 2012.

[3] 国家基本公共卫生服务项目基层高血压管理办公室, 基层高血压管理专家委员会. 国家基层高血压防治管理指南. 中国循环杂志, 2017, 32 (11): 1041-1048.

第二节　多发性大动脉炎的护理

一、概述

多发性大动脉炎是指主要累及大动脉管壁的慢性非特异性炎症,可造成不同部位动脉的狭窄或阻塞。由于本病可造成上肢或下肢动脉脉搏减弱或消失,故又被称为"无脉症"。

根据病变部位不同可分为 4 种类型: 头臂动脉型(主动脉弓综合征)、胸 - 腹主动脉型、广泛型和肺动脉型。

二、治疗原则

本病约 20% 为自限性,如无症状可随访观察。发病时合并上呼吸道、肺部或其他脏器感染者,应积极控制感染,高度怀疑有结核菌感染者,应同时抗结核治疗。需根据患者病情选择相应的治疗方案。

(一)慢性期

如无症状,疾病稳定,可随访观察;如血管阻塞危及脏器血运需行血管重建治疗。

(二)活动期

尽早适量进行抗炎,疗程要足,停药要慢;活动期为手术禁忌,即使结构上非常适合经介入或外科手术治疗,也必须在炎症控制 2 个月以上方可考虑手术治疗。

三、护理评估

多发性大动脉炎评估的重点是了解住院患者炎症累及部位、严重程度对其影响以及在住院期间心理的变化。

（一）一般资料

重点了解患者的危险因素。收集：年龄、性别（30岁以下女性多发）、地域、经济状况（可能对选择治疗和护理方式等有影响）、家族史、既往史（关注高血压、结核病病史）、过敏史。

（二）临床表现

1. 全身症状　少数患者在发病初期可有全身不适、易疲劳、发热、食欲不振、恶心、出汗、体重下降、肌痛、关节炎和结节红斑等症状。

2. 局部症状体征　按受累血管不同，有不同器官缺血的症状与体征。

（1）头臂动脉型（主动脉弓综合征）：颈动脉和椎动脉狭窄和闭塞，可引起脑部不同程度的缺血，出现头昏、眩晕、头痛，记忆力减退；累及眼底动脉，出现单侧或双侧视物有黑点，视力减退，视野缩小甚至失明；上肢缺血可出现单侧或双侧上肢无力、发凉、酸痛、麻木，甚至肌肉萎缩。

（2）胸-腹主动脉型：下肢出现无力、酸痛、皮肤发凉和间歇性跛行等症状，特别是髂动脉受累时症状最明显。肾动脉受累表现为高血压，尤以舒张压升高明显。

（3）肺动脉型：出现心悸、气短，重者心功能衰竭。

3. 大动脉炎眼底病变　大量微血管瘤、静脉充盈扩张、动脉变细、出血等。

（三）辅助检查

1. 彩色多普勒超声、增强CT、MRI检查和大血管PET　显示部分受累血管的病变和脏器的情况。

2. 血管造影在X线下直接显示受累血管管腔变化、管径大小、管壁是否光滑、受累血管的范围和长度。

3. 红细胞沉降率、C反应蛋白。疾病活动时红细胞沉降率增快，病情稳定红细胞沉降率恢复正常。

（四）心理状况

大动脉炎患者多为青少年女性，可通过评估患者表情、语言、肢体语言、生理变化或在适当时间使用心理测量工具了解患者的心理状态。同时根据不同临床表现制订相应心理干预计划。

四、护理措施

1. 视病情适当休息，活动期（红细胞沉降率增快时）病情较重者应卧床休息。

2. 遵医嘱定时测量血压、脉搏，必要时测量双侧上、下肢血压进行比较，并记录数值以判断病情轻重、病情进展情况及治疗效果等。注意观察患者临床表现，有无脑部缺血、上下肢缺血、肾动脉狭窄或肺动脉狭窄的征象。

3. 应用大剂量激素类药物治疗的患者，要注意可能发生库欣综合征、易感染、继发高血压、糖尿病、精神症状和胃肠道出血等不良反应，应注意保暖，保持皮肤清洁。如长期用药要防止骨质疏松。

4. 活动期患者宜给予高营养及丰富的蛋白质和维生素的补充，因病变血管腔内均有血栓形成，尽量减少脂肪的摄入，严格戒烟，少量饮酒，禁食海鲜、生冷、辛辣等刺激食物。

5. 为明确大动脉炎部位需进行选择性动脉造影时，做好各项常规准备及患者的术前宣教和术后护理。

6. 对病程长、症状明显或治疗效果不理想的患者,要指导患者了解疾病的特点,调动其主观能动性,增强战胜疾病的信心。

7. 给患者提供必要的生活护理。多发性大动脉炎累及双侧颈总动脉,可致脑供血不足发生晕厥,贫血性视网膜病变造成视力障碍,甚至失明,导致患者生活不能自理,要在生活上给予照顾,多巡视,防止意外发生。

五、用药护理

此类患者除服用常规降压药物外,在疾病活动期时会同时服用激素和免疫抑制剂,应帮助患者了解药物的作用、不良反应及使用注意事项(表 6-2-1)。

表 6-2-1 糖皮质激素及免疫抑制剂常用剂量、适应证及主要不良反应

分类	名称	常用剂量	适应证	主要不良反应
糖皮质激素	泼尼松	1mg/(kg·d)	大动脉炎活动期	机会性感染、骨质疏松等
免疫抑制剂	甲氨蝶呤	0.3mg/(kg·周)	激素抵抗等	骨髓抑制
	硫唑嘌呤	2~3mg/(kg·d)		
	环磷酰胺	2mg/(kg·d)		

六、健康宣教

教会患者及家属测量血压的方法,以便其出院后自行监测。教会患者自测脉搏;病变在主动脉弓分支的患者,左右上肢的桡动脉可摸不到或减弱,要注意经常触摸,了解用药后效果,同时观察颞动脉、颈动脉、足背动脉的强弱及频率、节律变化。

参考文献

[1] 蔡军. 阜外高血压手册. 北京: 人民卫生出版社, 2016.

第三节 原发性醛固酮增多症的护理

一、概述

原发性醛固酮增多症是指肾上腺皮质分泌过量的醛固酮,导致体内潴钠、排钾,血容量增多,肾素 - 血管紧张素系统活性受抑制,患者的临床表现主要为高血压伴低血钾。原发性醛固酮增多症在 Ⅰ、Ⅱ、Ⅲ 级高血压人群中的患病率分别为 1.99%、8.02% 和 13.2%,而在难治

性高血压患者中其患病率更高,为17%~23%,是一种可以治愈的继发性高血压。原发性醛固酮增多症最常见的两种类型包括肾上腺皮质分泌醛固酮的腺瘤(即醛固酮瘤,aldosterone producing adenoma,APA)及双侧(极少数可为单侧)肾上腺皮质增生(特发性醛固酮增多症,idiopathic hyperaldosteronism,IHA)。其他少见的类型包括糖皮质激素可抑制型醛固酮增多症(glucocorticoid-remediable aldosteronism,GRA)、原发性肾上腺皮质增生(primary adrenal hyperplasia,PAH)、产生醛固酮的肾上腺癌或异位肿瘤等。

二、治疗原则

治疗方案取决于病因和患者对药物的反应。治疗方法有手术和药物两种。对于醛固酮瘤及原发性肾上腺皮质增生患者,首选手术治疗,如患者不愿手术或存在禁忌证,则可予药物治疗。

三、护理评估

对于原发性醛固酮增多症患者评估的重点是了解住院患者的血压、血钾及心律的情况。

(一)一般资料

年龄、性别(女性多发)、地域、经济状况(可能对选择治疗和护理方式等有影响)、家族史、既往史(关注高血压,心律失常史)、过敏史。

(二)临床表现

中重度高血压(Ⅱ~Ⅲ级,血压>160/100mmHg),出现药物抵抗或者合并阵发性肌无力、肌麻痹、多尿、多饮等症状。

1. 高血压 为最早出现症状,一般不呈现恶性演进,但随着病情进展,血压渐高,大多数在170/100mmHg左右,高时可达210/130mmHg。

2. 神经肌肉功能障碍 肌无力及周期性瘫痪甚为常见。其次为肢端麻木,手足搐搦。

3. 肾脏表现 因大量失钾,肾小管上皮细胞呈空泡变形,浓缩功能减退,伴多尿,尤其夜尿多,继发口渴、多饮,常易并发尿路感染、尿蛋白增多,少数可发生肾功能减退。

4. 心律失常 较常见者为阵发性室上性心动过速,最严重时可发生心室颤动。

5. 血糖 由于低血钾可抑制胰岛素分泌,约半数患者有糖耐量低减。

(三)辅助检查

1. 24小时尿钾、血浆醛固酮、肾素活性、血管紧张素Ⅱ。

2. 证实试验 静脉盐水负荷试验和氟氢可的松抑制试验、卡托普利激发试验。需根据病情选择其中之一。

3. 影像学检查首选肾上腺CT,如患者单侧肾,可首选彩色多普勒超声或MRI。超声检查特异性不强,不能对直径较小的瘤体及增生进行判断。

4. 肾上腺静脉插管取血(adrenal venous sampling,AVS) AVS是目前公认的原发性醛固酮增多症分型诊断的"金标准",其灵敏度和特异度均可达到90%以上,明显优于肾上腺CT,若CT无法确认和识别单侧醛固酮腺瘤或单侧特发性醛固酮分泌过多,可考虑采用此法,推荐考虑外科手术治疗并已同意接受手术治疗的患者进行该项检查。测定醛固酮/皮质醇比值,腺瘤的比值常大于10∶1。

5. 基因检测 建议20岁以下的原发性醛固酮增多症患者,或确诊有原发性醛固酮增多症、早发脑卒中家族史的患者,进行基因检测以确诊或排除糖皮质激素可抑制性原发性醛固酮增多症,而对于发病年龄很小的原发性醛固酮增多症患者,则建议行 *KCNJ5* 基因检测以排除家族性醛固酮增多症Ⅲ型。

四、护理措施

(一)一般护理

1. 患者血压较高、血钾较低,应注意卧床休息,保证充分睡眠时间,避免过度劳累而诱发周期性瘫痪。

2. 饮食做有关检查时,根据检查要求给予固定量的钠、钾饮食,以便了解体内钾、钠代谢情况,以协助诊断。常用试验餐,有钾平衡餐、低钠试验餐等。

3. 诊断原发性醛固酮增多症,需要做多种试验,应正确安排生化检查次序,避免相互影响。

4. 由于长期大量失钾,肾小管可发生空泡性变性,致使肾脏浓缩功能减退,患者可有多尿、夜尿增多。

5. 每周测体重 1 次。

6. 避免过度劳累,避免使用排钾利尿剂(如噻嗪、速尿类)。注意饮食卫生,防止暴饮暴食,防止肠道感染而致吐泻,以避免发生周期性瘫痪。

7. 遇有神志淡漠、软弱无力、下肢沉重,恶心、呕吐时应注意是否为低血钾的不良反应,此类患者应卧床休息,及时报告医生,并检验血钾等。严密观察病情发展,并做好床头交接班。

8. 采取血清钾标本时,应注意防止溶血,溶血可使血钾浓度升高。采血时,前臂不要活动,防止红细胞内钾释出,使低血钾患者的血钾升高至正常范围。患者抽取标本时,要向医生反映患者抽血前饮食中含钠、钾情况,以作参考。因为低钠、高钾饮食时可使血钾上升,高钠饮食时,可使血钾降低。

(二)血压监测

严密观察血压变化,定时测量血压。

(三)观察尿量

准确记录日夜尿量 3 日,观察日夜尿量之比。

(四)低钾血症的护理

1. 由于患者入院后需做相关检查,不宜补钾,而因多尿导致的低血钾易引起周期性肌无力、麻痹、行走困难、站立不稳,应嘱患者卧床休息,以防跌倒。

2. 给患者补充钾溶液时,严格遵循补钾原则,注意输液速度。

3. 提防患者高钾血症,定期复查电解质。

4. 关注患者心电图变化。

(五)抗醛固酮药物治疗护理

长期服用螺内酯等抗醛固酮药物治疗,或者进行安体舒通试验时,要观察以下情况:①定期复查血钾;②长期用药后,男性可能有乳房发育和疼痛不良反应,女性患者可有月经失调、性欲减退。

(六)心理护理

由于此病多发于年轻女性,且血压不易控制,易使其心理产生变化,要指导患者了解疾病的特点,增强战胜疾病的信心。

(七) 其他

配合医师做好辅助诊断检查的准备与护理。

五、用药护理

帮助患者了解药物作用、不良反应及注意事项(表 6-3-1)。

表 6-3-1　常用药物用法、适应证、禁忌证及不良反应

分类	名称	适应证	禁忌证	主要不良反应
醛固酮受体拮抗剂	安体舒通	1. 水肿性疾病:与其他利尿药合用,治疗充血性水肿、肝硬化腹水、肾性水肿等水肿性疾病,其目的在于纠正上述疾病时伴发的继发性醛固酮分泌增多,并对抗其他利尿药的排钾作用。也用于特发性水肿的治疗 2. 高血压:作为治疗高血压的辅助药物 3. 原发性醛固酮增多症:螺内酯可用于此病的诊断和治疗 4. 低钾血症的预防:与噻嗪类利尿药合用,增强利尿效应和预防低钾血症	1. 本药可通过胎盘,但对胎儿的影响尚不清楚。孕妇应在医师指导下用药,且用药时间应尽量短 2. 老年人用药较易发生高钾血症和利尿过度 3. 高钾血症患者禁用 4. 下列情况慎用:无尿、肾功能不全、肝功能不全(因本药引起电解质紊乱可诱发肝昏迷)、低钠血症、酸中毒(酸中毒可加重或促发本药所致的高钾血症,且本药可加重酸中毒)、乳房增大或月经失调者	头痛、嗜睡、精神紊乱、运动失调、皮疹及乳腺分泌过多等不良反应,并可引起低钠血症、高钾血症

六、健康宣教

1. 病情好转出院时,嘱患者劳逸结合,消除精神负担,按医嘱服药,定期复查。
2. 教会患者及家属测量血压的方法,以便出院后定时监测血压。
3. 密切关注电解质变化。

参考文献

[1] 蒋怡然, 王卫庆. 中国原发性醛固酮增多症诊治专家共识解读. 诊断学理论与实践, 2016 (4): 350-353.
[2] 张晶. 原发性醛固酮增多症的护理. 基层医学论坛, 2016, 20 (1): 126-127.
[3] 王慧, 郭昭明. 螺内酯联合氨氯地平在原发性醛固酮增多症治疗的效果分析. 医药论坛杂志, 2018, 39 (10): 126-127.

第四节 嗜铬细胞瘤的护理

一、概述

嗜铬细胞瘤是发生于肾上腺髓质、交感神经节、旁交感神经节或其他部位的嗜铬组织中的肿瘤。这种肿瘤持续或间断地释放大量儿茶酚胺(去甲肾上腺素、肾上腺素、多巴胺等)引起以发作性高血压伴交感神经兴奋为主要临床表现的内分泌疾病。嗜铬细胞瘤可发生于任何年龄,20~40 岁多见,男女无明显差别,部分患者有家族史。多数病例发生于肾上腺髓质,单侧,单发。约有 10% 为双侧,10% 为多发性,10% 为肾上腺髓质之外。绝大多数位于腹腔之内,除肾上腺髓质之外,多见于腹膜后脊柱两侧,特别是腹主动脉分叉处的巨型副神经节。其他如膀胱、子宫、心肌、颅内等任何有交感神经节的器官均有发生的可能。

二、治疗原则

一般采取手术切除肿瘤。只有当临床确诊为恶性嗜铬细胞瘤,或患者不能耐受手术,才进行内科治疗。患者手术前需要接受一段时间的药物治疗,阻断循环去甲肾上腺素的缩血管效应,使血压下降,容量恢复,以保证手术的安全。常用的此类药物有酚妥拉明、酚苄明。(表 6-4-1)

表 6-4-1 常用药物治疗方案

药物名称	开始时间	起始剂量	最大剂量
1 阶段(术前 10~14 天)	酚苄明	10mg,2 次 /d	1mg/(kg·d)
	或多沙唑嗪	2mg/d	32mg/d
2 阶段(必要时在 1 阶段基础上加用)	硝苯地平	30mg/d	60mg/d
	或氨氯地平	5mg/d	10mg/d
3 阶段(1 阶段用药后至少 3~4 天方可加用)	普萘洛尔	20mg,3 次 /d	40mg,3 次 /d
	或阿替洛尔	25mg/d	50mg/d

三、护理评估

对于嗜铬细胞瘤患者评估的重点是了解住院患者血压、心律及并发症的情况。

(一) 一般资料

年龄、性别、地域、经济状况(可能对选择治疗和护理方式等有影响)、家族史、既往史(关注高血压,心律失常)、过敏史。

(二) 临床表现

1. 心血管系统

(1)高血压:为本病最重要的临床症状,多数为阵发性发作,可因剧烈运动、体位改变、情绪波动、挤压瘤体等诱发。血压突然升高,同时伴有头痛、心悸、恶心、呕吐、出汗、面色苍白、焦虑、恐惧感、视力模糊、心动过速、心律失常、心前区紧迫感,甚至诱发左心衰竭和脑卒中。一般发作历时数秒、数分、1~2 小时或半日至 1 日。

（2）低血压、休克:本病也可发生低血压或直立性低血压,甚至休克或高血压和低血压交替出现。

（3）心脏病变:可出现心律失常,如期前收缩、阵发性心动过速、心室颤动。持续高血压可导致左心室肥厚、心脏扩大和心力衰竭。

2. 代谢紊乱症候群　基础代谢率升高、低热、多汗、体重下降;肝糖原分解加速及胰岛素分泌受抑制而使糖耐量减退,肝糖异生增加,久病者多表现为消瘦体型。

（三）辅助检查

1. 24 小时尿内儿茶酚胺含量　一般升高 2 倍以上即有意义。

2. 血浆游离肾上腺素　适用于高危人群的筛查和监测。

3. 药物抑制试验　阳性者有诊断意义,适用于血压持续高于 170/110mmHg 的患者。

4. B 超检查　敏感性低,但操作简便、无创、价格低廉,可作为初筛定位诊断方法。

5. CT 检查　对肿瘤定位可提供准确信息,诊断准确率高,为常用方法。

6. 磁共振　可显示肿瘤与周围组织的解剖关系及结构特征。

7. 其他定位方法　如静脉插管分段采血测定儿茶酚胺、^{131}I -MIBG 肾上腺髓质显像等亦对定位有帮助,后者对肾上腺髓质外嗜铬细胞瘤有特异性定位诊断价值。

8. 遗传性综合诊断和基因筛查。

四、护理措施

1. 严密观察病情变化。

2. 发病时严密观察心率、血压变化,认真做好记录。

3. 持续心电监测,发现心律失常时应及时与医师联系,尽早处理。

4. 观察服用降压药物的反应,于服药前后测量血压。

5. 提防高血压危象的发生,如发生高血压危象,取半卧位,立即建立静脉通道,遵医嘱注射酚妥拉明,必要时可加入硝普钠静滴;同时注意保护患者安全,以防血压突然降低发生意外。发生高血压危象后,患者情绪极为紧张,既焦虑又恐惧,此时,护士给予安慰疏导,稳定情绪、减少心理压力。

6. 对久病者应嘱患者加强营养,给予高蛋白、高纤维素饮食。

7. 因病情发作较频繁且无特定时间规律,患者易产生情绪低落、烦躁甚至恐惧心理。医护人员要安慰、体贴、关心,助其建立战胜疾病的信心。

8. 诊断明确、定位清楚的嗜铬细胞瘤,应积极手术治疗。由于本病的特殊病理改变,配合医师做好术前准备与术后观察护理。

9. 病情好转出院时嘱患者劳逸结合,消除精神负担,按医嘱服药,定期复查,加强随访。

五、用药护理

帮助患者了解药物的作用、不良反应及注意事项。如服用 α 受体拮抗剂,服药期间饮食中增加含盐量,以减少直立性低血压的发生,并有助于扩容;服用钙通道阻滞剂容易引起头痛水肿。使用β受体拮抗剂时注意监测心电图和心率的变化。具体见表6-4-2和原发性高血压用药相关指南。

表 6-4-2 α受体拮抗剂使用注意事项

分类	名称	适应证	禁忌证	主要不良反应
α受体拮抗剂	酚苄明 多沙唑嗪	嗜铬细胞瘤所致的高血压、血管痉挛性疾病	冠心病、胃炎、溃疡病、肾功能不全	头痛、眩晕 恶心、呕吐 直立性低血压

六、健康宣教

教会患者及家属测量血压的方法,以便其出院后自行监测。

参考文献

［1］ LENDERS J W M, QUAN YANG D, GRAEME E, et al. Pheochromocytoma and Paraganglioma: An Endocrine Society Clinical Practice Guideline. Journal of Clinical Endocrinology & Metabolism, 2014, 99 (6): 1915-1942.

<h1 align="center">第五节　周围血管介入治疗的护理</h1>

一、概述

周围血管疾病是外周血管病的统称,为除脑血管、心脏血管以外的血管及血管相关疾病,常见疾病包括:颈动脉、椎动脉狭窄或闭塞所致头晕、头痛;锁骨下动脉及静脉狭窄或闭塞所致上肢无力或疼痛;肺动脉及静脉狭窄或闭塞所致胸痛及呼吸困难;肠系膜动脉及静脉狭窄或闭塞所致腹痛、腹胀;肾动脉及静脉狭窄或闭塞所致顽固性高血压、缺血性肾病;下肢动脉及静脉狭窄或闭塞所致下肢疼痛、肿胀、坏疽等。

二、护理评估

(一) 一般资料

收集患者性别、年龄、家族史、既往史、过敏史、生活方式等资料。了解病变位置,发病过程等。

(二) 临床表现

主要根据不同的病变位置,有针对性地评估。

1. 颈动脉狭窄　评估患者有无脑部缺血的症状,并建议对有神经系统症状者请神经科会诊。

2. 锁骨下动脉狭窄　如患者出现无力、麻木、肢体发凉等上肢缺血症状,或出现头晕、眩晕等椎基底动脉缺血症状,应引起注意。如发现一侧脉搏减弱或消失,双侧血压不对称,差异超过 20mmHg 提示一侧锁骨下动脉狭窄或闭塞,有时听诊可发现血管收缩期杂音。

3. 肾动脉狭窄　评估患者血压,通过肾动脉显像和卡托普利试验评估肾功能情况。

4. 下肢动脉狭窄　评估患侧肢体皮温、颜色、肢体末梢循环、足背动脉搏动情况,健侧肢体对比。评估患肢活动耐力,有无间歇性跛行。

5. 大动脉炎　大动脉炎患者,一般要求缓解期维持 2 个月以上方可行血运重建治疗。

（三）辅助检查

参考相应部位的血管超声、CT 等影像资料确定病变部位和程度,术前估测肾小球滤过率来评估对比剂肾病的风险,指导术中对比剂的选择、用量以及是否严格水化。

（四）心理评估

患者对疾病或是介入治疗的不了解及对疾病预后的担忧会引起紧张、恐惧、烦躁等不良情绪,需要护理人员及时发现并干预。

三、护理措施

（一）介入术前

1. 完善术前相关化验和检查,外周血管病变患者术前测量四肢血压,以便与术后对比;颈动脉介入术前行头颅 CT 检查排除脑部病变。

2. 嘱患者准备好尿壶、便盆,术前练习平卧解大小便。

3. 术前一日进行对比剂过敏试验,患者左侧肢体予留置针穿刺,并记录穿刺时间。脐下至膝关节上手术区域备皮。

4. 肾功能不全患者手术前后均予水化,可疑碘过敏或过敏体质者可给予抗过敏药物。

5. 手术当日正常饮食,告知患者不要进食鸡蛋、牛奶、豆制品、甜食等易产气食物。一般情况下口服药物正常服用,但是进行颈动脉介入的患者需根据血压及心率情况停服当日降压及降心率药物,避免术后低血压的发生。遵医嘱给予术前液体。

6. 为患者做好术前宣教及准备工作,为患者解释疾病、手术的疑问,尽量消除紧张情绪,以良好的心态迎接介入治疗。

（二）介入术后

1. 将患者安全转移至床单位,采取平卧体位,给予患者保暖,并注意保持病室安静。给予患者 24 小时心电监测。颈动脉及锁骨下动脉介入术后患者吸氧 2~3L/min、12 小时,并进行 24 小时动态血压监测。血压与心率维持在正常范围内,血压与术前变化最好不要超过 25%。若 SBP<100mmHg,应遵医嘱立即快速补液,给予持续升压药物,维持血压>100/60mmHg；若 SBP>150mmHg,应立即给予降压,硝普纳或硝酸甘油静脉泵入。并注意观察输液处皮肤、血管变化,如有液体外渗或其他不适应及时更换穿刺部位。

2. 根据患者心功能情况,给予静脉补液,补充容量维持血压,嘱患者多饮水,以便使对比剂尽快排出体外。准确记录术后尿量,以术后 4~6 小时内尿量累计达 1000ml 以上为宜,第一次排尿应留取标本送检。

3. 观察股动脉穿刺部位有无渗血、血肿,检查双侧足背动脉搏动、下肢皮温及皮肤颜色,出现足背动脉搏动减弱或消失,或皮温异常及时报告医生处理,以免造成下肢供血不足引起坏死。

4. 告知患者及家属放置封堵器需要严格平卧 6 小时,6 小时后可向健侧翻身,但患侧肢体应保持伸直状态,不要弯曲或坐起。定时查看伤口情况。护士告知并鼓励患者卧床期间行踝泵运动。术后 24 小时伤口如无异常可先协助患者坐起,床上活动后再缓慢下床活动,避免长时间卧床猛然活动引发头晕等不适。下床后嘱患者 7 日内患肢慎负重、过伸、过屈、慎蹲便,活动或者排便时以手按压局部穿刺处。

5. 观察患者有无神志、认知、言语等神经系统异常表现,积极预防及处理术中栓子脱落造成神经系统并发症。

6. 术后患者平卧时间较长,如有腰部疼痛不适等主诉可遵医嘱给予止痛药物。患者不适应床上解小便可进行腹部热敷、听水流声诱导,必要时可给予导尿或利尿药物。

7. 术后第 2 日复查血常规、电解质、肝肾功能,并复查四肢血压与术前对照。术后 24~36 小时可根据伤口情况拆除绷带。

8. 术后患者在平卧期间仍需进食清淡、易消化饮食,避免食用易产气食物及甜食。

9. 术后多巡视患者,提供必要的帮助,缓解患者紧张情绪,提供心理支持。

四、用药护理

帮助患者了解药物的作用、不良反应及注意事项。服用抗血小板凝集药物时,需嘱患者观察异常出血情况,定期复查白细胞及血小板计数(表 6-5-1)。

表 6-5-1 常用抑制血小板凝集药物用法、适应证及不良反应

药物名称	适应证	禁忌证	主要不良反应
拜阿司匹林肠溶片	降低急性心肌梗死疑似患者的发病风险;预防心肌梗死复发;脑卒中的二级预防;降低 TIA 及继发性脑卒中的风险;动脉外科手术或介入手术后,如 PTCA、CABG、颈动脉内膜剥离术、动静脉分离术;预防大手术后深静脉血栓和肺栓塞	急性胃肠道溃疡;出血体质;严重的肾肝心功能衰竭;妊娠最后 3 个月	胃肠道不适、出血风险、肾损伤和急性肾衰竭、过敏反应、诱发支气管哮喘
硫酸氢氯吡格雷片	心肌梗死;缺血性脑卒中;外周动脉性疾病;急性冠脉综合征,包括经皮冠状动脉支架植入术后,与阿司匹林合用,也可在溶栓治疗中使用	严重的肝脏损害;活动性病理性出血,如消化性溃疡或颅内出血	胃肠道反应、血肿、鼻出血、淤血、出血时间延长、中性粒细胞减少、血小板减少

五、健康教育

1. 病情好转出院时鼓励患者注意劳逸结合,按医嘱服药,定期复查。

2. 告知患者术中股动脉穿刺处放置血管封堵器为可吸收装置,体表可触摸到的硬结在 60~90 天可自行吸收,不要担心。

3. 告知患者要戒烟限酒,避免病情进一步发展。

4. 学会观察自己的病情变化,及时就医。

参考文献

[1] ABOYANS V, RICCO J B, MARIE-LOUISE E L, et al. 2017 ESC Guidelines on the Diagnosis and Treatment of Peripheral Arterial Diseases, in collaboration with the European Society for Vascular Surgery (ESVS). European Heart Journal, 2018, 39 (9): 763-816.

[2] 蒋雄京. 外周动脉疾病与顽固性高血压临床手册. 北京: 人民卫生出版社, 2016.

第六节　肾血管性高血压的护理

一、概述

肾血管性高血压是一种常见的继发性高血压,是指各种原因引起的肾动脉主干或分支狭窄、闭塞性疾病,引起严重高血压及肾功能减退,肾动脉从狭窄进展为闭塞,肾功能逐渐恶化,一些患者因此进入终末期肾病。若能及时解决肾动脉狭窄或闭塞问题,高血压就可以逆转。

二、治疗原则

可选用外科治疗、介入治疗和药物治疗。其中介入治疗由于操作简便、疗效好,已成为本病的首选治疗方法。常用的药物为钙通道阻滞剂。双侧肾动脉狭窄或肾功能受损时,不宜服用血管紧张素转换酶抑制剂。

三、护理评估

(一)一般资料

收集患者性别、年龄、家族史(此类疾病无高血压家族病史)、既往史、过敏史、生活方式等。了解发病时间,治疗过程以及伴随的临床疾病等。

(二)临床表现

1. 了解患者基础血压水平和波动情况。此类疾病以舒张压增高明显,肾动脉狭窄越严重,舒张压越高。病程短,病情进展较快或病程较长,突然发生恶性高血压而无其他病因可解释。40% 以上患者有腹部杂音。一般降压药疗效不佳。

2. 评估患者 24 小时出入量,特别是尿量的变化。

3. 观察患者日常活动,有无晕厥史、视物模糊等。

(三)辅助检查

1. 通过检验电解质、尿蛋白定量评估肾脏病变、有无电解质失衡的情况,监测卧、立位肾素 - 血管紧张素 - 醛固酮水平,了解血压及肾功能的情况。

2. 眼底检查评估高血压是否引起眼底动脉病变。

3. 诊断检查包括两方面：肾动脉狭窄的解剖诊断(多普勒超声、磁共振血管造影、计算机断层血管造影)和功能诊断(卡托普利肾动态显像、分肾肾小球滤过率、分肾静脉血浆肾素活性)。

4. 数字减影血管造影术(DSA) DSA可以区分纤维肌肉发育不良、动脉粥样硬化、肾萎缩、肾动脉细小或肾动脉闭塞等疾病。DSA可测出肾内血液分布的数值、灌注情况、积蓄功能以及廓清功能等,从而准确地评估两肾的生理功能。必要时可行肾动脉介入手术重建血供。

(四) 心理评估

肾血管性高血压引发的血压升高不易控制,会给患者造成很多不适症状,同时也会影响患者对康复的信心。护士要根据患者主诉、表情、肢体语言等临床表现及时察觉心理状态的变化。

四、护理措施

1. 根据病情每日测量血压,并做好记录以判断病情轻重、病情进展情况及治疗效果等。准确记录24小时出入量,若尿量过少及时给予处理。肾功能不全患者(肌酐高于正常133μmol/L)遵医嘱给予水化治疗,并严格监测尿量。

2. 指导患者适量活动,注意劳逸结合。若患者有血钾偏低的情况除遵医嘱给予补钾治疗之外还要观察询问有无乏力、心悸等症状;眼底病变造成视物模糊的患者应嘱其小心活动,以免跌倒,嘱多卧床休息;急性发作或病情重、症状明显的患者,应严格控制活动量,卧床休息,防止发生意外。

3. 严密观察病情变化,关注有无脑部缺血、头晕、头痛、胸闷、心悸、恶心、呕吐及视力减退等症状。此外,腰痛也是较常见的症状,部分患者有血尿或蛋白尿,严重时可出现心力衰竭,肾功能不全,营养不良等肾病综合征表现。

4. 观察患者服用降压药物的疗效,并指导患者服用方法告知药物副作用。

5. 为明确肾动脉狭窄的程度需进行选择性动脉造影时,做好各项常规准备及患者的术前宣教和术后护理。

6. 饮食指导 给予患者低盐低脂、优质蛋白、多纤维素的饮食,同时注意补充钙质及维生素 D。

7. 心理护理 向患者解释疾病治疗过程和目的,缓解紧张焦虑的情绪,注意倾听患者主诉,助其安心接受并积极配合治疗。

五、用药护理

肾血管高血压患者在介入手术后,除常规应用降压药物外,会同时应用抗血小板药物,以及根据病因应用降脂药物(表6-6-1)。

六、健康教育

1. 病情好转出院时鼓励患者适当参加体育锻炼,注意劳逸结合,消除精神负担。

2. 按医嘱服药,注意降压、控制血糖、调脂及抗凝治疗,观察药物的不良反应,定期复查,及时调整治疗方案(相关降压药物的应用请参考高血压章节)。

表 6-6-1　常见抗血小板药物和调脂药物的适应证、禁忌证及不良反应

分类	名称	适应证	禁忌证	不良反应
抗血小板药物	阿司匹林	缺血性脑卒中,一过性脑缺血发作,心肌梗死,心房颤动,术后血栓形成,慢性稳定型心绞痛及不稳定型心绞痛	对本药所含成分有过敏者;活动性溃疡病或其他原因引起的消化道出血;血友病或血小板减少症	可以出现恶心、呕吐、上腹部不适或疼痛等胃肠道反应,可出现可逆性耳鸣、听力下降和肝、肾功能损害,可有过敏反应,表现为哮喘、荨麻疹、血管神经性水肿或休克
	氯吡格雷	脑卒中近期发作,心肌梗死和外周动脉疾病,预防动脉粥样硬化性事件的发生(如心肌梗死、脑卒中和血管性死亡)	对本药所含成分有过敏者;活动性出血如消化性溃疡或颅内出血者;严重肝病的患者慎用	可出现出血、过敏和胃肠道反应(如腹痛,消化不良,胃炎和便秘),也可发生粒细胞、血小板减少
调脂药物	匹伐他汀	高胆固醇血症和家族性高胆固醇血症	对所含成分过敏者;严重肝功能障碍或胆管闭塞患者;正在服用环孢素者;准备妊娠、妊娠或哺乳期妇女	主要有腹痛、皮疹、抑郁、瘙痒以及 γ- 谷氨酰胺转肽酶、肌酸激酶、谷丙转氨酶和天冬氨酸转氨酶升高。严重不良反应有横纹肌溶解和肌病
	阿托伐他汀	混合型高脂血症,I 型高脂蛋白血症及纯合子家族性高胆固醇血症	对本药所含成分有过敏者;活动性肝病患者;血清转氨酶持续超过正常上限 3 倍且原因不明者;准备妊娠、妊娠或哺乳期妇女	主要有腹痛、腹泻、便秘、皮疹、乏力、肌肉痉挛、白内障、视力模糊等

参考文献

[1]　杨跃进, 华伟. 阜外心血管内科手册. 北京: 人民卫生出版社, 2006.

[2]　蔡军. 阜外高血压手册. 北京: 人民卫生出版社, 2016.

[3]　《中国高血压防治指南》修订委员会. 中国高血压防治指南: 2010 年修订版. 北京: 人民卫生出版社, 2012.

第七节　肾交感神经消融术的护理

一、概述

肾交感神经消融术(renal denervation, RDN)是通过插入肾动脉的射频导管释放能量,透

过肾动脉的内、中膜选择性毁坏外膜的肾交感神经纤维,使分布于肾动脉外膜处的大部分交感神经发生凝固性坏死,降低肾交感神经活性,阻断交感神经过度兴奋在维持高血压尤其是顽固性高血压(resistant hypertension,RH)中所起的作用,以达到降低血压的目的。术中使用消融导管经股动脉进入肾动脉,选择几个位点发放高频脉冲去神经化支配,阻断活性异常的交感神经,使交感活性下降、血压降低。

(一) 适应证

1. 收缩压 ≥160mmHg 和 / 或舒张压 ≥100mmHg(非同日 3 次诊室 / 病房测量或至少 1 次的 24 小时动态血压监测以排除白大衣效应)。

2. 规律服用包含利尿剂在内的 3 种或 3 种以上常规剂量抗高血压药物至少 1 个月。

3. 年龄 ≥18 岁, <65 岁。

4. 肾动脉主干直径 ≥4mm 且长度 ≥20mm。

5. 估算的肾小球滤过率(estimate glomerular filtration rate,eGFR)≥45ml/min。

6. 基础心率 ≥65 次 /min(未服减慢心率药物)。

(二) 禁忌证

1. 肾动脉异常情况 包括任一侧肾动脉血流动力学或解剖学上明显的狭窄(≥50%);曾行肾动脉球囊成形术或支架植入;MR、CT 等影像学检查显示任一侧肾脏存在多支肾动脉,且直径 ≤4mm。

2. 心血管系统不稳定 包括 6 个月内心肌梗死、不稳定型心绞痛或脑血管病事件;存在血管内血栓或不稳定斑块的广泛动脉粥样硬化;血流动力学明显改变的心脏瓣膜疾病;左心功能不全,EF<40%。

3. 合并 1 型糖尿病。

4. 继发性高血压。

5. 植入性除颤器(ICD)或起搏器。

6. 正在妊娠、哺乳或计划妊娠。

7. 其他严重的器质性疾病。

二、护理评估

(一) 一般资料

收集患者性别、年龄、家族史(此类疾病无高血压家族病史)、既往史、过敏史、生活方式等。了解发病时间、治疗过程以及伴随的临床疾病等。

(二) 临床表现

1. 了解患者基础血压水平和波动情况。

2. 观察患者日常活动,有无晕厥史、视物模糊等。

3. 了解患者服药种类、剂量、时间等用药情况。

(三) 辅助检查

血常规、尿常规、便常规、生化检验、感染相关检验、凝血、红细胞沉降率、CRP、尿微量白蛋白、尿蛋白 / 肌酐比值、激素类检验(去甲肾上腺素、肾上腺素、多巴胺、肾素醛固酮等)、心电图、X 线胸片、心脏超声、四肢血压、睡眠呼吸监测(有睡眠呼吸暂停综合征病史者需检查)、肾动脉、肾上腺和肾脏 CT。

（四）心理评估

顽固性高血压患者，血压升高且不易控制会给患者造成很多不适症状，同时也会影响患者对康复的信心。根据患者主诉、表情、肢体语言等临床表现及时察觉心理状态的变化。

三、护理措施

（一）术前护理

1. 积极控制血压，必要时给予静脉应用降压药物。

2. 完善术前相关化验和检查。

3. 术前练习平卧解大小便。

4. 术前一日行对比剂过敏试验，患者左侧肢体予留置针穿刺，并记录穿刺时间。脐下至膝关节上手术区域备皮。

5. 手术当日正常饮食，告知患者不要进食鸡蛋、牛奶、豆制品、甜食等易产气食物。口服药物正常服用。遵医嘱给予术前液体输注。

6. 为患者做好术前宣教及准备工作，为患者解释疾病、手术的疑问，尽量消除紧张情绪，以良好的心态迎接介入治疗。

7. 心理护理　介入护士认真核对患者信息，告知患者即将进行的手术缓解其紧张情绪，使患者配合护士摆放好手术体位，配合术者做好术前消毒等基础准备。

8. 术前准备　检查各项抢救设备并使之处于完好备用状态，如除颤仪、麻醉机、吸痰器、输液泵等；备好各种抢救药物；备好术中要用的麻醉药品；给予患者鼻导管吸氧；检查静脉通路的通畅；检查射频仪的状态。

（二）术后护理

1. 手术结束后，配合术者用弹力绷带包扎穿刺处，并放置沙袋防止出血和血肿的发生。

2. 按周围血管介入术后一般护理。

3. 密切观察患者神志，注意观察延迟苏醒，做好麻醉后疼痛的观察和护理。

4. 术后观察肾功能，避免发生肾功能损伤。

5. 监测血压变化，根据血压情况及时调整降压药的用量，维持血压心率在正常范围。

四、用药护理

了解药物的作用和副作用，及药物使用注意事项。用药参考本书"原发性高血压的护理"相关内容。

五、健康宣教

1. 病情好转出院时鼓励患者注意劳逸结合，积极控制危险因素。

2. 告知患者术中股动脉穿刺处放置血管封堵器为可吸收装置，体表可触摸到的硬结在60~90 天之内可自行吸收，不要担心。

3. 按医嘱服药，按时复诊随访，根据血压情况调整降压药物，术后使用阿司匹林100mg，每日 1 次，至少 1 个月。

4. 告知患者要戒烟限酒，调整饮食、注意运动。

5. 学会正确测量血压，不适及时就医。

6. 出院后 1 个月、3 个月、6 个月、12 个月常规复查诊室血压、动态血压、生化相关指标检验、尿微量白蛋白、尿蛋白 / 肌酐比值、血尿儿茶酚胺等。6 个月时行肾动脉增强 CT 检查。遵医嘱进行药物调整。

参考文献

［1］《中国高血压防治指南》修订委员会. 中国高血压防治指南: 2010 年修订版. 北京: 人民卫生出版社, 2012.
［2］蒋雄京. 外周动脉疾病与顽固性高血压临床手册. 北京: 人民卫生出版社, 2016.
［3］蔡军. 阜外高血压手册. 北京: 人民卫生出版社, 2016.
［4］蒋雄京, 熊洪亮. 去肾交感神经治疗高血压的再思考与阜外经验. 心脑血管病防治, 2016, 16 (5): 329-332.
［5］蒋雄京, 董徽. 经皮经导管去肾神经术治疗难治性高血压的临床规范. 临床内科杂志, 2014, 31 (1): 10-12.
［6］董徽, 蒋雄京. 2017 年去肾神经治疗高血压研究新思考新实践. 心脑血管病防治, 2018, 18 (2): 92-93.

第八节　主动脉夹层的护理

一、概述

主动脉夹层（aortic dissection, AD）是主动脉系统在动脉粥样硬化、炎症、先天性发育不良、外伤等基础上，由于血压急剧升高所导致的主动脉内膜破裂，血液从内膜破裂口进入中层，使主动脉壁分离，形成真假两腔的一种疾病。可分为 Stanford A 型和 B 型。

二、治疗原则

所有 AD 患者，推荐使用缓解疼痛、控制血压的药物治疗；对于 A 型 AD 推荐急诊手术；若患者罹患 A 型 AD 且出现器官低灌注，推荐采用混合手术方案治疗；简单 B 型 AD，推荐优先考虑药物治疗；复杂 B 型 AD 可考虑胸主动脉腔内修复术（thoracic endovascular aortic repair, TEVAR）或外科手术治疗。

三、护理评估

（一）一般资料

收集患者性别、年龄、家族史、既往史、过敏史、生活方式等。了解本次发病过程、疾病分型、治疗经过等。

（二）临床表现

1. 生命体征　神志、体温、心率、呼吸、血压及液体出入量，重点观察血压和心率的异常波动。

2. 疼痛　疼痛的部位、性质、持续时间、缓解方式。多为胸背部突发剧烈撕裂样或刀割样持续性的锐痛,含服硝酸甘油不缓解。迁移痛可能提示夹层进展;而下肢疼痛则可能提示夹层累及髂动脉或股动脉。

3. 心脏并发症表现　可导致心脏正常解剖结构破坏或心脏活动受限从而引起相关症状,如心力衰竭、急性心肌缺血或梗死、心脏压塞等。

4. 其他　泌尿系统、胃肠道症状和精神神经系统症状。

（三）辅助检查

确诊主要依赖于影像学检查,主要包括主动脉 CT、MRI、超声心动图、主动脉造影和血管内超声。通过检查明确主动脉夹层真假腔、破裂口和累及范围等。

（四）心理评估

主动脉夹层起病急、病情危重,剧烈疼痛容易造成患者恐惧、焦虑、紧张等情绪。通过评估患者表情、体位、语言、生命体征及临床表现等了解心理状态,同时也应对家属进行心理评估,避免对患者造成负性影响。

四、护理措施

（一）备好抢救设备及药品

主动脉夹层患者随时有夹层破裂导致失血性休克或者猝死的可能,应准备好抢救设备及药品。

（二）严密观察病情变化

1. 血压的监测　主动脉夹层患者多有长期高血压病史,血压得不到及时控制及血压的较大波动也是导致夹层进一步撕裂和胸痛加剧的重要因素,迅速降低并维持理想血压是治疗的关键。在保证患者心、脑、肾等脏器血液灌注的前提下收缩压降至 100~120mmHg（1mmHg=0.133kPa）。每 15~30 分钟监测血压变化,应用静脉药物降压时注意药物有无不良反应,观察用药期间血压、心率、神志、尿量及疼痛程度的变化,及时调整药物用量,并做好记录。

2. 心率的控制　持续心电监测,心率过快及波动过大可加重病情。主动脉夹层治疗中,理想心率为 60~80 次/min,可以减少心肌耗氧,降低心肌收缩率,减慢左室射血分数,从而减少血流对夹层动脉的冲击,控制夹层的进展。

3. 疼痛的控制　胸背部或腹部剧烈疼痛是主动脉夹层最主要的症状,疼痛可导致患者烦躁不安、交感神经兴奋、引起血压和心率进一步升高,应遵医嘱给予止痛药物,并观察药物起效和患者疼痛缓解情况,安抚患者情绪。

（三）围手术期护理

需要行主动脉夹层介入治疗的患者做好围手术期护理。术前积极控制血压、缓解疼痛,预防夹层进一步撕裂;术后严密观察神志变化及血压波动情况,及时调整药物用量,预防感染的发生。

（四）生活护理

起病初期严格卧床,给予清淡易消化富含纤维素的高蛋白、高维生素饮食,协助患者床上排便,必要时给予润肠通便药物,保持大便通畅,忌用力排便,以免引起夹层撕裂、破坏。卧床期间每日协助患者翻身,保持床单位和衣物的清洁干燥平整,注意受压部位的保护,预防压疮的发生。指导患者下肢被动活动,预防深静脉血栓的形成。

(五)心理护理

由于疾病本身特点,患者不了解病情,容易产生紧张、焦虑、恐惧心理,这些不良情绪引起自主神经功能紊乱,表现为烦躁不安、血压升高、心率加快等,均不利于病情的控制。医护人员应给予患者心理支持、安慰;保持镇静和平静的心情,安全渡过危险期。

五、用药护理

AD 药物治疗的主要目的为镇痛、控制心率和血压,减轻主动脉病变处的层流剪切力损伤、降低主动脉破裂的风险。镇痛可选择肌内注射或静脉注射阿片类药物。静脉应用 β 受体拮抗剂(如美托洛尔、艾司洛尔等)是最基础的降压药物治疗方案;对于降压效果不佳者,可在 β 受体拮抗剂的基础上联合应用一种或多种降压药,如硝普钠、硝酸甘油和钙通道阻滞剂,必要时可联合利尿剂降压,此外血管紧张素转换酶抑制剂和血管紧张素受体拮抗剂也是常用的降压药物。但应保证维持最低的有效终末器官灌注(用药请参看"高血压"护理相关内容,余详见表 6-8-1)。

表 6-8-1 常用药物注意事项

分类	名称	适应证	禁忌证	主要不良反应
硝酸酯类	硝酸甘油	口服制剂主要用于冠心病及心衰的长期及稳定期治疗;静脉制剂主要用于冠心病、心衰及高血压危象的急危重症期	过敏者、严重低血压、青光眼、梗阻性心肌病	头痛、面部潮红、心率反射性加快和低血压
血管扩张药	硝普钠	高血压危象、严重高血压合并左心衰竭、难治性心衰及手术时降压	神经萎缩、维生素 B_{12} 缺乏、低营养症、严重肝肾功能不全及甲状腺功能低下等	头痛、心悸、出汗、呕吐、滴注过快可致过度降压、氰化物中毒
阿片类	吗啡	镇痛、心源性哮喘辅助治疗、止泻、复合麻醉	呼吸抑制致发绀、颅内压增高和颅脑损伤、支气管哮喘、肺源性心脏病	恶心、呕吐、呼吸抑制、便秘

六、健康宣教

1. 病情好转出院时鼓励患者注意劳逸结合,消除精神负担,按医嘱服药,定期复查。
2. 根据病情限制活动,同时避免外伤的发生。
3. 指导患者学会自测血压和脉搏。
4. 保持情绪稳定及排便通畅。
5. 出院后告知患者应急处理的注意事项。

参考文献

[1] 高鑫.《2014 年 ESC 主动脉疾病诊断和治疗指南》解读. 中国循环杂志,2014, z2: 57-61.

［2］中国医师协会心血管外科分会大血管外科专业委员会. 主动脉夹层诊断与治疗规范中国专家共识. 中华胸心血管外科杂志, 2017, 33 (11): 641-654.

［3］杨艳敏, 方全, 王斌, 等. 硝酸酯类药物静脉应用建议. 中华内科杂志, 2014, 53 (1): 74-78.

［4］国家卫生计生委合理用药专家委员会, 中国药师协会. 冠心病合理用药指南. 中国医学前沿杂志 (电子版), 2016, 8 (6): 19-108.

第七章 心血管病危险因素及其他相关疾病

第一节 糖尿病护理

一、概述

糖尿病（diabetes mellitus，DM）是由于胰岛素分泌缺陷和/或胰岛素作用缺陷引起的、以慢性高血糖为特征的代谢性疾病。

随着经济的发展和人民生活方式的改变以及人口老龄化，2型糖尿病的发病率在全球范围内呈逐年增加趋势，尤其在发展中国家和部分发达国家中，其增速更快。不同人群中2型糖尿病的患病率有较大差异，欧洲白人（30~64岁组）为3%~10%，美国印第安人Pima部落则高达50%，许多发展中国家的糖尿病发病率在急剧上升。2019年我国慢性病及其危险因素监测显示，18岁及以上人群糖尿病患病率约为10%，已成为严重的公共健康问题。

二、治疗原则

生活方式干预是2型糖尿病的基础治疗措施，应贯穿于糖尿病治疗的始终。如果单纯生活方式不能使血糖控制达标，应开始单药治疗，2型糖尿病药物治疗的首选是二甲双胍。若无禁忌证，二甲双胍应一直保留在糖尿病的治疗方案中。不适合二甲双胍治疗者可选择α-糖苷酶抑制剂或胰岛素促泌剂。如单独使用二甲双胍治疗而血糖仍未达标，则可进行二联治疗，加用胰岛素促泌剂、α-糖苷酶抑制剂、二肽基肽酶-4（dipeptide peptidase-4，DPP-4）抑制剂、噻唑烷二酮类（thiazolidinedione，TZD）、钠-葡萄糖协同转运蛋白2（sodium-dependent glucose transporters 2，SGLT-2）抑制剂、胰岛素或胰高血糖素样肽-1（glucagon-like peptide 1，GLP-1）受体激动剂。三联治疗：上述不同机制的降糖药物可以3种药物联合使用。如三联治疗控制血糖仍不达标，则应将治疗方案调整为多次胰岛素治疗（基础胰岛素加餐时胰岛素或每日多次预混胰岛素）。采用多次胰岛素治疗时应停用胰岛素促分泌剂。

三、护理评估

（一）一般资料

收集患者性别、年龄、家族史、既往史、过敏史、生活方式等。了解发病时间，治疗过程以及并发症等。

（二）临床表现

典型症状：烦渴多饮、多尿、多食、不明原因的体重下降。

（三）辅助检查

1. 糖化血红蛋白、空腹及餐后血糖波动情况。

2. 馒头餐或正常餐试验　评估患者胰岛功能。

3. 化验肾功能、尿微量白蛋白　评估糖尿病肾脏并发症发生发展情况。

4. 血脂测定　糖尿病多伴有血脂紊乱，评估患者脂代谢情况。

5. 眼底检查　评估糖尿病是否影响眼底动脉病变。

6. 尼龙丝触觉检查、振动觉测定、周围血管功能检查，如触诊、踝肱指数（ankle brachial index，ABI）检查，评估糖尿病患者足部病变。

（四）心理评估

评估患者的心理状态，根据患者主诉、表情、肢体语言等临床表现及时察觉心理状态的变化。患者在明确自己患有糖尿病时，心理行为表现多样，约 1/4 的 2 型或 1 型糖尿病患者存在抑郁症状或抑郁障碍。有些患者对本病认识不够，忽视其严重慢性并发症致残致死的后果，因而不限制饮食，生活上无节制，不监测血糖，待出现严重并发症时后悔莫及。与之相反，有的患者十分畏惧糖尿病，对治疗丧失信心，不积极配合治疗。

四、护理措施

1. 每日遵医嘱监测指尖血糖，观察血糖变化。

2. 做好各种试验前的宣教工作，以得到患者的配合，准确留取各种试验标本，保证试验的顺利进行。

3. 遵医嘱按时、按量注射胰岛素，注意观察低血糖反应。

4. 予以糖尿病饮食，观察患者是否遵医嘱正常饮食，按时、按量进餐。

5. 观察患者有无血糖过高及过低的表现，并及时通知医生予以处理。

6. 指导并观察患者口服降糖药物的服用方法及注意事项。

7. 为患者制订个体化的运动方案，并进行相应指导。

五、用药护理

（一）常用降糖药及胰岛素

常用降糖药物（不包括胰岛素）的名称、适应证、禁忌证及不良反应见表 7-1-1，常用胰岛素及其作用特点见表 7-1-2。

（二）2 型糖尿病合并动脉粥样硬化性心血管疾病患者降糖药物使用及护理

在我国糖尿病患者中，90% 以上为 2 型糖尿病（type 2 diabetes mellitus，T2DM）。T2DM 与动脉粥样硬化性心血管疾病（atherosclerotic cardiovascular disease，ASCVD）关系密切，两者共存可进一步增加心血管事件和死亡风险，半数以上糖尿病患者的死亡与 ASCVD 相关。对于 T2DM 合并 ASCVD 患者，血糖管理的总原则是必须兼顾降糖有效性和心血管安全性，并且优先考虑选择具有心血管获益证据的降糖药物。

表 7-1-1 常用降糖药物(不包括胰岛素)

分类	药物名称	适应证	禁忌证	主要不良反应
磺脲类	格列本脲、格列吡嗪、格列吡嗪控释片、格列齐特、格列齐特缓释片、格列喹酮、格列美脲	2 型糖尿病	1 型糖尿病;糖尿病酮症酸中毒;对该品过敏者禁用;妊娠期及哺乳期女性	低血糖;腹泻、恶心、呕吐
双胍类	二甲双胍、二甲双胍缓释片	首选用单纯饮食控制及体育锻炼治疗无效的 2 型糖尿病,特别是肥胖的 2 型糖尿病	2 型糖尿伴有酮症酸中毒、肝肾功能不全、心力衰竭、急性心肌梗死、严重感染和外伤、重大手术、临床有低血压和缺氧情况、既往有乳酸性酸中毒史者;糖尿病合并严重的慢性并发症;进行放射性造影检查时以及对本品过敏者禁用;妊娠及哺乳期女性禁用	恶心、呕吐、腹痛、腹泻
α- 糖苷酶抑制剂	阿卡波糖、伏格列波糖、米格列醇	2 型糖尿病	对本品过敏者;妊娠期及哺乳期女性;患肠炎、肠梗阻、肌酐清除率低于 25ml/min 者、18 岁以下患者、肝肾功能不全、腹部手术史的患者	胃肠道功能紊乱、胃肠胀气,如腹胀、腹泻和腹痛
格列奈类	瑞格列奈、那格列奈、米格列奈钙片	2 型糖尿病	对本品过敏者;1 型糖尿病、C 肽阴性糖尿病、伴随或不伴昏迷的糖尿病酮症酸中毒、严重肝功能或肾功能不全的患者,妊娠或哺乳妇女及 12 岁以下儿童	低血糖,通常较轻微
噻唑烷二酮类	罗格列酮、吡格列酮	2 型糖尿病	对本品过敏者;有心衰病史或有心衰危险因素的患者;妊娠期、哺乳期女性以及 18 岁以下患者;1 型糖尿病或糖尿病酮症酸中毒患者	肝功能异常、头晕、头痛、腹泻;心力衰竭
DPP-4 抑制剂	西格列汀、维格列汀、利格列汀、阿格列汀	2 型糖尿病	对本品中任何成分过敏者禁用	腹痛、腹泻及恶心、呕吐;鼻炎、咽炎、咽痛、泌尿系感染、肌痛、关节痛、高血压和头晕;超敏反应

续表

分类	药物名称	适应证	禁忌证	主要不良反应
GLP1 受体激动剂	艾塞那肽	单用二甲双胍血糖控制不佳的 2 型糖尿病患者	已知对艾塞那肽或产品其他成分过敏的患者	恶心、呕吐和腹泻
	利拉鲁肽		1 型糖尿病患者；糖尿病酮症酸中毒；有甲状腺髓样癌（medullary thyroid carcinoma，MTC）既往史或家族史患者以及 2 型多发性内分泌肿瘤综合征患者（multiple endocrine neoplasia 2，MEN 2）；对本品活性成分或者本品中任何其他辅料过敏者	
	贝那鲁肽		对本品所含任何成分过敏者禁用	
	度拉糖肽	成人 2 型糖尿病	禁用于有甲状腺髓样癌病史或家族史的患者或 2 型多发性内分泌腺瘤综合征的患者；不得用于 1 型糖尿病患者或糖尿病酮症酸中毒的治疗	
SGLT-2	达格列净、恩格列净、卡格列净	2 型糖尿病	对本品有严重超敏反应病史；重度肾损害、终末期肾脏病或透析	低血压；酮症酸中毒；急性肾损伤

表 7-1-2 常用胰岛素及其作用特点

分类	胰岛素制剂	起效时间 /min	峰值时间 /h	作用持续时间 /h
短效胰岛素	短效胰岛素（regular insulin，RI）	15~60	2~4	5~8
速效胰岛素类似物	门冬胰岛素	10~15	1~2	4~6
	赖脯胰岛素	10~15	1.0~1.5	4~5
	谷赖胰岛素	10~15	1~2	4~6
中效胰岛素	中性鱼精蛋白锌（neutral protamine hagedorn，NPH）	2.5~3.0	5~7	13~16
长效胰岛素	鱼精蛋白锌胰岛素（protamine zinc insulin，PZI）	3~4	8~10	长达 20
长效胰岛素类似物	甘精胰岛素	2~3	无峰	长达 30
	地特胰岛素	3~4	3~14	长达 24
	德谷胰岛素	1	无峰	长达 42

续表

分类	胰岛素制剂	起效时间 /min	峰值时间 /h	作用持续时间 /h
双胰岛素类似物	德谷门冬双胰岛素	14	1.2	超过 24
预混胰岛素	HI 30R，HI 70/30	0.5	2~12	14~24
	50R	0.5	2~3	10~24
预混胰岛素类似物	预混门冬胰岛素 30	0.17~0.33	1~4	14~24
	预混赖脯胰岛素 25	0.25	0.50~1.17	16~24
	预混赖脯 / 门冬胰岛素 5	0.25	0.50~1.17	16~24

六、健康宣教

糖尿病自我管理教育和支持为中心,尊重和响应患者的个人爱好、需求和价值观,以此指导临床决策。健康宣教的形式需多样化,在一对一宣教、宣教手册发放等基本形式基础上,可以增加视频录制后患者扫描二维码进行知识学习等方式,使得宣教可重复性、同质化,提高患者疾病护理及自我管理水平。

1. 进行糖尿病的自然进程、症状 / 并发症防治的宣教。

2. 指导患者口服降糖药及胰岛素治疗的适应证、不良反应、服用药物及注意事项等。

3. 指导患者如何进行胰岛素注射、胰岛素的注射部位及储存方法。

4. 指导自我血糖监测的方法。

5. 指导患者正确的饮食观念,向患者介绍饮食的重要性。在饮食方面要灵活掌握膳食种类的选择,进餐要定时定量,病情变化时要及时更改膳食量。

6. 为患者制订个体化的运动方式。运动项目要与患者的年龄、病情及身体承受能力相适应,并定期评估,适时调整运动计划。

7. 指导患者发生紧急情况如低血糖等应如何应对。

8. 应劝告每一位吸烟的糖尿病患者停止吸烟或停用烟草类制品,减少被动吸烟。

9. 病情好转出院时鼓励患者注意劳逸结合,积极控制危险因素。

10. 定期复查。

参考文献

[1] WANG L, GAO P, ZHANG M, et al. Prevalence and Ethnic Pattern of Diabetes and Prediabetes in China in 2013. JAMA, 2017, 317 (24): 2515-2523.

[2] ANDERSON R J, FREEDLAND K E, CLOUSE R E, et al. The prevalence of comorbid depression in adults with diabetes: a meta-analysis. Diabetes Care, 2001, 24 (6): 1069-1078.

[3] 中华医学会糖尿病学分会. 中国 2 型糖尿病防治指南. 北京: 北京大学医学出版社, 2014.

[4] 洪天配, 母义明, 纪立农, 等. 2 型糖尿病合并动脉粥样硬化性心血管疾病患者降糖药物应用专家共识. 中国糖尿病杂志, 2017, 25: 481-491.

［5］TASK F M, RYDÉN L, GRANT P J, et al. ESC Guidelines on diabetes, pre-diabetes and cardiovascular diseases developed in collaboration with the EASD: the Task Force on diabetes, pre-diabetes and cardiovascular diseases of the European Society of Cardiology (ESC) and developed in collaboration with the European Association for the Study of Diabetes (EASD). Eur Heart J, 2013, 34: 3035-3087.

第二节　甲状腺功能亢进症护理

一、概述

由于甲状腺激素合成和分泌增加所导致的甲状腺毒症称为甲状腺功能亢进症（hyperthyroidism,简称甲亢）。

通常所指的甲状腺功能亢进症是一种临床综合征,病因较复杂,是内分泌系统的常见疾病,发病率约为 0.5%。随着人们生活和工作节奏的不断加快,甲亢的发病率也在增高,可达 1% 甚至更高。在临床上以弥漫性毒性甲状腺肿伴甲亢最常见,约占所有甲亢患者的85%。

二、治疗原则

甲亢的治疗在补充热量和营养,保证充分休息的基础上,根据患者具体情况可选择相应的治疗方式。目前,甲亢治疗的主要方式有:

1. 抗甲状腺药物是治疗各种甲亢最常用和最基本方法。

2. ^{131}I 治疗具有简便,安全和疗效迅速等优点。主要缺点是患者要接触放射线,远期的主要并发症是永久性甲减。

3. 甲状腺次全切手术治愈率可达 70% 以上,但可引起多种并发症。

三、护理评估

（一）一般资料

收集患者性别、年龄、家族史、既往史、过敏史、生活方式等。了解发病时间、治疗过程以及伴随的临床疾病等。

（二）临床表现

1. 高代谢症候群　患者常有疲乏无力、怕热多汗、皮肤潮湿、体重下降等表现。

2. 甲状腺肿。

3. 眼部表现分为两类,一类为单纯性突眼,表现为瞬目减少、双目炯炯发亮等;另一类为浸润性突眼,患者有明显的自觉症状,常有畏光、流泪、复视、视力减退、眼部肿痛、刺痛、异物感等。

4. 精神神经系统　患者易激动,舌和双手平举向前伸出时有细震颤、多言多动、失眠紧张、思想不集中、焦虑烦躁、多猜疑等。

5. 心血管系统　心动过速、心律失常、心音改变、心脏扩大等。

6. 消化系统　食欲亢进是甲亢的突出表现之一,少数老年患者可出现厌食。

(三) 辅助检查

1. 甲状腺功能相关检验　以评估甲亢程度。

2. 甲状腺 B 超　评估有无甲状腺结节等改变。

3. 甲状腺摄 ^{131}I 率　诊断甲亢的符合率达 90%。

4. 触诊评估　不少患者甲状腺呈弥漫性对称性肿大,质软、吞咽时上下移动,少数患者的甲状腺肿大不对称或肿大不明显。

5. 眼部检查　眼科检查可诊断甲亢并发的开角型青光眼和正常眼压性青光眼;还需通过专用量尺检查患者眼球是否突出,突眼度一般在 18mm 以上,两侧多不对称。

6. 心电图检查　评估患者心脏情况。甲亢患者房性期前收缩最常见,其次为阵发性或持续性心房颤动。也可见室性或交界性期前收缩,偶见房室传导阻滞。

7. 骨密度检查　甲亢患者可伴骨密度降低。

(四) 心理评估

全方位评估患者心理状况,包括患者的意愿、文化程度和经济状况。对于出现浸润性突眼的患者,容貌的变化会使患者产生自卑心理,应及时评估并予相应宣教、指导。

四、护理措施

1. 密切观察患者生命体征变化,特别是心率变化。

2. 观察患者体重变化,并准确记录。

3. 指导患者正确服药,观察服药后反应。

4. 抗甲状腺药物治疗需密切监测血常规及肝功能变化,及时发现药物副作用,通知医生进行药物或治疗方案的调整。

5. 予以低碘饮食,指导患者避免进食含碘食物,避免饮用咖啡或浓茶等刺激性饮料。

6. 遵医嘱在治疗、护理及检查过程中禁用碘制剂。

7. 保持病室安静,治疗、护理集中进行,避免过度刺激。

8. 若患者出现高热应迅速降温　①降低室内温度;②大血管处放置冰袋;③迅速建立静脉输液途径,遵医嘱完成治疗。

9. 对于出现浸润性突眼的患者,指导患者戴有色眼镜防止强光及灰尘刺激,睡眠时用抗生素眼膏、纱布或眼罩,防止结膜炎、角膜炎的发生。

10. 加强精神心理护理,解除患者精神紧张。因任何不良刺激都可使患者症状加重,故护理人员应耐心、温和、体贴患者,建立良好的护患关系。

五、用药护理

详见表 7-2-1。

表 7-2-1　常用甲亢治疗药物

分类	名称	适应证	禁忌证	主要不良反应
硫脲类	甲基硫氧嘧啶	主要用于轻度甲状腺功能亢进、甲状腺危象、甲状腺功能亢进的手术前准备及术后治疗	甲状腺癌患者忌用,孕妇及哺乳期女性慎用	粒细胞减少
	丙基硫氧嘧啶	适用于甲亢轻症和不适宜手术或放射性碘治疗者,甲状腺危象的治疗,术前准备	过敏、孕妇、哺乳期妇女、结节性甲状腺肿合并甲状腺功能亢进症及甲状腺癌患者禁用	轻度的有白细胞减少,严重的有粒细胞缺乏,再生障碍性贫血;皮肤瘙痒和皮疹
咪唑类	甲巯咪唑	适用于甲亢轻症和不适宜手术或放射性碘治疗者,甲状腺危象的治疗,术前准备	过敏、孕妇、哺乳期女性、结节性甲状腺肿合并甲状腺功能亢进症、甲状腺癌患者禁用。外周血白细胞数偏低、对硫脲类药物过敏、肝功能异常患者慎用	轻度的有白细胞减少,严重的有粒细胞缺乏,再生障碍性贫血;皮肤瘙痒和皮疹
	卡比马唑	适用于各种类型的甲状腺功能亢进症	哺乳期女性禁用;甲状腺危象患者禁用	较多见皮疹或皮肤瘙痒及白细胞减少;较少见严重的粒细胞缺乏症

六、健康宣教

1. 指导患者了解加重甲亢的有关因素,尤其是精神愉快与身心疾病的关系,避免一切诱发甲亢危象的因素,如感染、劳累、精神创伤。

2. 指导患者学会进行自我心理调节,增强应对能力,并注意合理休息,劳逸结合;同时也向患者家属提供有关甲亢的知识,让家属理解患者的现状,多关心、爱护和支持患者。

3. 向患者说明药物治疗的必要性和重要性,坚持定期服药,避免产生以为症状缓解,而自行停药或怕麻烦不坚持用药的现象,避免因突然停药后出现"反跳"现象而诱发甲亢危象。

4. 在高代谢状态未能改善以前,患者可采用高蛋白、高热量饮食,除糖类外,可食用牛奶、豆浆、瘦肉、鸡蛋、鱼、肝等,在两餐基本饮食之间可加牛奶、豆浆、甜食品。禁食含碘食物,如海带。

5. 指导患者了解有关药物治疗常见的不良反应,以便及时发现和处理,并嘱患者定期门诊复查血常规、肝功能、甲状腺素水平,在医生指导下调整服药剂量,避免并发症发生,促进早日康复。

参考文献

[1] 中华医学会内分泌学会《中国甲状腺疾病诊治指南》编写组. 中国甲状腺疾病诊治指南——甲状腺结节. 中华内科杂志, 2008, 47 (10): 867-868.

[2] 廖二元. 内分泌学. 2 版. 北京: 人民卫生出版社, 2010.

第三节　甲状腺功能减退症护理

一、概述

甲状腺功能减退症(hypothyroidism),简称甲减,是由于甲状腺激素合成和分泌减少或组织作用减弱导致的全身代谢减低综合征。主要分为临床性甲状腺功能减退症(overt hypothyroidism)和亚临床性甲状腺功能减退症(subclinical hypothyroidism,简称亚甲减)。

根据2010年我国十城市甲状腺疾病患病率调查,甲减的患病率为17.8%,女性患病率高于男性,随年龄增长患病率升高。我国甲减年发病率为2.9%。

二、治疗原则

临床性甲状腺功能减退症必须用甲状腺激素(thyroxine,TH)补充替代治疗,根据患者情况为其建立个体化的维持治疗剂量后,一般无需频繁调整剂量。临床性甲状腺功能减退症的治疗目标是甲减的症状和体征消失,促甲状腺激素(thyrotropin,thyroid stimulating hormone,TSH)、总甲状腺激素(total thyroxine,TT$_4$)、游离甲状腺激素(free thyroxine,FT$_4$)维持在正常范围。亚临床甲减处理原则应依病因和患者的年龄而异。

三、护理评估

(一)一般资料

收集患者性别、年龄、家族史、既往史、过敏史、生活方式等。了解发病时间,治疗过程以及伴随的临床疾病等。

(二)临床表现

本病发病隐匿,病程较长,不少患者缺乏特异症状和体征,病情轻的早期患者可以没有特异症状。

1. 低代谢症候群表现　疲乏,行动迟缓,嗜睡,记忆力明显减退,注意力不集中。因周围血液循环差和热能生成减少以致异常怕冷、无汗、体温低于正常。

2. 黏液性水肿面容表现　面部表情淡漠、面颊及眼睑虚肿。面色苍白,贫血或带黄色或陈旧性象牙色。

3. 精神神经系统表现　轻者常有记忆力、注意力、理解力和计算力减退。反应迟钝、嗜睡、精神抑郁或烦躁。

4. 心血管系统表现　是否出现心动过缓、心音低弱、心输出量减低。

(三)辅助检查

1. 甲状腺功能实验室检查　以确定甲状腺功能减退程度。

2. 血红蛋白和红细胞　可有轻、中度正细胞正色素性贫血。

3. 血脂　病因为甲状腺的患者,胆固醇常升高。

4. 心功能检查　可有心肌收缩力下降、射血分数减低和左室收缩间期延长。

（四）心理评估

甲减患者寡言少语，日常沟通较为困难，需耐心、细心观察，通过患者的肢体语言、表情等来体会患者的心理。

四、护理措施

1. 协助患者日常生活。

2. 对于显著疲倦感、活动少、乏力、精神迟钝的患者，应鼓励其增强耐性，做些力所能及的日常生活及轻微劳动。

3. 寡言的患者很少主动叙述病情，要详细观察患者的痛苦与内省的苦恼，以便及时给予协助。

4. 有低体温、低血压者，注意保暖，防止意外发生。

5. 皮肤干燥者可涂软膏，并防止受压、污染、外伤等。

6. 显著食欲不振者，可以吃些含碘的食物，注意补充水分与营养。

7. 便秘者必要时给予缓泻剂、清洁灌肠以改善。

8. 活动能力与注意力低下者容易发生事故，多观察并予以及时帮助。

9. 预防上呼吸道感染。

五、用药护理

常用甲状腺功能减退症治疗药物为左甲状腺素，详见表 7-3-1。

表 7-3-1　左甲状腺素的适应证、禁忌证及不良反应

名称	适应证	禁忌证	主要不良反应
左甲状腺素	非毒性的甲状腺肿；甲状腺肿切除术后，预防甲状腺肿复发；甲状腺功能减退的替代治疗；抗甲状腺药物治疗甲状腺功能亢进症的辅助治疗；甲状腺癌术后的抑制治疗；甲状腺抑制试验	对药品及其辅料高度敏感者；未经治疗的肾上腺功能不足、垂体功能不足和甲状腺毒症；应用本品治疗不得从急性心肌梗死期、急性心肌炎和急性全心炎时开始；妊娠期间不用于与抗甲状腺药物联用治疗甲状腺功能亢进。患者在开始应用甲状腺激素治疗以前，无下列疾病或患有这些疾病而未接受治疗：冠心病、心绞痛、动脉硬化、高血压、垂体功能不足、肾上腺功能不足和自主性高功能性甲状腺瘤	如果超过个体的耐受剂量或者过量服药，特别是由于治疗开始时剂量增加过快，可能出现甲状腺功能亢进的临床症状

六、健康教育

1. 向患者及家属介绍本病的相关知识，树立战胜疾病的信心。

2. 日常生活中注意休息，避免过量体力劳动。

3. 选择适当运动，运动时应注意防止意外发生。

4. 保护患者的皮肤，避免不必要的损伤，同时嘱患者注意保暖防止感染。

5. 做好口服药物宣教。左甲状腺素（levothyroxine，L-T$_4$）是本病的主要替代治疗药物，一般需要终生替代，服药时间首选早饭前 1 小时，与其他药物和某些食物的服用间隔应当在

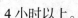

4 小时以上。

6. 指导患者在用药过程中注意观测脉搏的变换,有无心绞痛发生,注意药物的副作用。

7. 嘱患者进食高蛋白、高纤维素、低脂饮食,多食蔬菜水果。

8. 预防并发症,对黏液性水肿昏迷的患者应做好口腔护理、背部护理和压疮的预防工作。

9. 嘱患者定期到医院复查,观察指标除 T_3、T_4、TSH 外,还必须定期追踪血脂和心功能变化,预防心血管病的发生。

参考文献

[1] SHAN Z, CHEN L, LIAN X, et al. Iodine status and prevalence of thyroid disorders after introduction of mandatory universal salt iodization for 16 years in China: a cross-sectional study in 10 cities. Thyroid, 2016, 26 (8): 1125-1130.

[2] TENG W, SHAN Z, TENG X, et al. Effect of iodine intake on thyroid diseases in China. N Eng J Med, 2006, 354 (26): 2783-2793.

[3] 中华医学会内分泌学分会. 成人甲状腺功能减退症诊治指南. 中华内分泌代谢杂志, 2017, 33 (2): 167-180.

第四节　库欣综合征护理

一、概述

库欣综合征(Cushing syndrome,CS)又称皮质醇增多症,是由各种病因导致的高皮质醇血症,引起的以向心性肥胖、高血压、糖代谢异常、低钾血症和骨质疏松为典型表现的一种综合征。

库欣综合征可发生于任何年龄,成人多于儿童,女性多于男性,多发于 20~45 岁。成年男性肾上腺病变多为增生,成年女性肾上腺病变可为增生或腺瘤,以女性男性化为突出表现者多见于肾上腺皮质癌。儿童(婴幼儿)以肾上腺癌较多见,较大年龄患儿则以增生为主。库欣综合征的病因可分为促肾上腺皮质激素(adrenocorticotropic hormone,ACTH)依赖性和 ACTH 非依赖性两类。库欣病占库欣综合征患者总数的 65%~75%。

二、治疗原则

库欣综合征的治疗原则是治疗原发病,降低皮质醇水平、缓解临床症状体征、改善患者生活质量,防止复发,提高治愈率。引起库欣综合征的病因很多,具体的治疗方法也有各种不同选择。

库欣病基本治疗原则是手术或放射治疗去除垂体瘤。治疗方式:

（一）手术治疗

为首选治疗方法。

（二）放射治疗

大多数病例疗效差且易复发,通常不作为首选治疗方法。

（三）药物治疗

国内治疗库欣病的有效药物不多,总体疗效不佳,因此药物治疗处于辅助地位。

（四）双侧肾上腺全切术

患者必须终生服用激素替代治疗,并且在某些应激状态下可能导致肾上腺皮质危象。

三、护理评估

（一）一般资料

收集患者性别、年龄、家族史、既往史、过敏史、生活方式等,了解发病时间、治疗过程以及伴随的临床疾病等。

（二）临床表现

1. 脂代谢　向心性肥胖,满月脸、水牛背、悬垂腹和锁骨上窝脂肪垫是 Cushing 综合征的特征性临床表现。

2. 蛋白质代谢　皮肤变薄,皮下毛细血管清晰可见,宽大紫纹,易出现皮下发绀、瘀斑,伤口不易愈合。

3. 糖代谢异常　约半数患者有糖耐量减低,约 20% 伴糖尿病。

4. 高血压与低血钾

5. 动脉硬化

6. 对生长发育、性腺功能及造血系统等有影响。

（三）辅助检查

1. 尿游离皮质醇测定　当血中过量的皮质醇使循环皮质醇结合蛋白处于饱和状态时,尿中游离皮质醇的排泄量即增加。

2. 小剂量地塞米松抑制试验　Cushing 综合征患者长期高皮质醇水平抑制下丘脑 - 垂体功能,应用外源性地塞米松不出现反馈抑制。

3. 午夜小剂量地塞米松抑制试验　广泛用于门诊 Cushing 综合征患者的筛查。

4. 大剂量地塞米松抑制试验　Cushing 病患者的促肾上腺皮质激素肿瘤细胞对糖皮质醇的负反馈抑制作用保留一定的反应,而异源促肾上腺皮质激素肿瘤细胞无此反应。

5. 蝶鞍侧位 X 线摄片和正侧位体层摄片　为 Cushing 综合征患者的常规检查,目的是确定垂体腺瘤的位置和大小。

6. MRI　发现垂体促肾上腺皮质激素微腺瘤时敏感性较 CT 稍高。

7. 肾上腺 B 超、CT、MRI 及核素扫描检查　B 超对有肾上腺体积增大的 Cushing 综合征有定位诊断价值。

（四）心理评估

约有半数 Cushing 综合征患者伴有精神状态改变。轻者可表现为欣快感、失眠、注意力不集中、情绪不稳定,观察并评估患者情绪变化,及时予以心理疏导。

四、护理措施

1. 做好各种试验前的宣教工作,以得到患者的配合,准确留取各种试验标本,保证试验的顺利进行。

2. 应用抑制糖皮质激素合成的药物及针对并发症治疗的药物,除按要求用药外,还应注意观察疗效及副作用。

3. 手术及放疗后,应密切观察有无肾上腺功能低下的表现,如怕冷、乏力、便秘、食欲减退等,发现问题及时与医生联系,以便取得好的疗效。

4. 给予高蛋白、高维生素、低盐饮食。并发糖尿病患者,应按糖尿病饮食要求限制主食摄入量。

5. 对长期卧床者,做好口腔护理、背部护理及压疮护理,以预防口腔炎、肺炎及压疮发生。

6. 做好心理护理。绝大多数患者向心性肥胖显著,心理上不愿承受这一现实,医护人员切勿议论其外表。

五、用药护理

详见表 7-4-1。

表 7-4-1 常用库欣综合征治疗药物作用机制、有效性及不良反应

分类	名称	作用机制	有效性	不良反应
作用于垂体抑制 ACTH 分泌	卡麦角林	D_2 激动剂	库欣病:50%~70%(短期);30%~40%(2~3 年)	恶心/呕吐,头晕,精神异常,存在瓣膜病变风险
作用于肾上腺皮质抑制皮质醇合成	酮康唑	抑制肾上腺、性腺类固醇合成的多个步骤	库欣病:70%;异位 ACTH 综合征:50%	胃肠道反应;可逆性肝功能异常-重度肝损害;乳腺增生;性欲下降、勃起功能障碍;皮疹;嗜睡

六、健康教育

1. 告知患者因本病易并发骨质疏松,应适量运动、避免激烈运动,并遵医嘱服用钙剂和维生素 D。

2. 预防感染。嘱患者日常生活要注意卫生,及早发现感染症状(如咽痛、发热及尿路感染)并注意皮肤保护,如出现感染症状,及时到医院就诊。

3. 对于长期卧床者,要求家属做好口腔护理、背部护理及压疮护理,防止口腔炎、肺炎及压疮。

4. 嘱家属要在生活上给予照顾,要耐心,避免不良刺激,保持患者心情愉快。

5. 水钠潴留者嘱其低盐饮食,并穿宽松鞋子。

6. 嘱家属避免议论其外表,并做好心理护理,增强其生活、工作的信心。

参考文献

[1] 中国垂体腺瘤协作组. 中国库欣病诊治专家共识 (2015). 中华医学杂志, 2016, 96 (11): 835-840.

[2] 廖二元. 内分泌学. 2 版. 北京: 人民卫生出版社, 2010.

第五节　胰岛素泵护理

一、概述

胰岛素泵治疗是采用人工智能控制的胰岛素输入装置,通过持续皮下输注胰岛素的方式,模拟胰岛素的生理性分泌模式,从而控制高血糖的治疗方法。

胰岛素泵的使用在国际上已有 20 余年的历史。糖尿病控制与并发症试验 DCCT 研究结果的公布奠定了强化胰岛素治疗在糖尿病治疗和并发症控制中的重要地位,也为胰岛素泵的临床应用提供了优质的临床证据。胰岛素强化治疗是强化血糖控制的重要方法之一。胰岛素泵可以更有效地控制糖化血红蛋白的水平,同时还可改善患者的生活质量。胰岛素泵应用于临床后,在糖尿病患者强化治疗上取得了良好的治疗效果。

二、护理评估

(一)一般资料

收集患者性别、年龄、家族史、既往史、过敏史、生活方式等。了解发病时间,治疗过程以及伴随并发症等。

(二)临床表现

1. 了解患者典型表现,即多饮、多食、多尿、体重减轻的"三多一少"症状。

2. 了解患者糖化血红蛋白情况,空腹及餐后血糖波动情况。

(三)辅助检查

1. 胰岛素泵治疗前、后馒头餐试验,评估患者胰岛功能及改善情况。

2. 空腹、三餐前、三餐后 2 小时、睡前及凌晨 3 点血糖,评估患者血糖波动情况。

(四)心理评估

胰岛素泵的使用及泵使用过程中的报警会使患者产生紧张、恐惧感,每日多次的血糖监测所导致的疼痛使患者抵触,产生消极情绪,影响患者对康复的信心。根据患者主诉、表情、肢体语言等临床表现及时察觉心理状态的变化。

三、护理措施

1. 评估患者穿刺部位皮肤情况,穿刺时应注意避开硬结、瘢痕以及系腰带处。

2. 血糖监测　在治疗开始阶段应每日监测血糖 7 次,涵盖三餐前和三餐后 2 小时及睡前血糖。如有低血糖表现可随时测血糖。如出现不可解释的空腹高血糖或夜间低血糖症状,应监测凌晨 3 :00 血糖或在有条件的情况下使用动态血糖监测(continuous glucose

monitoring,CGM)。达到治疗目标后建议每日自我监测血糖4次。

3. 每日评估患者穿刺部位皮肤情况,有无硬结、瘙痒,有无针头脱出并及时清洁穿刺部位皮肤。

4. 观察患者是否正确佩戴胰岛素泵,检查输注导管是否有扭曲、弯折、漏液,提示患者穿脱衣服时要小心,不要用力牵拉,以免针头脱出。

5. 观察胰岛素泵能否正常工作,落实餐前大剂量注射,回顾基础量、餐前大剂量注射是否准确,关注患者进餐情况。

6. 给予患者医学营养及运动治疗,并观察患者能否遵医嘱正常进餐及按时按量运动。

7. 评估患者血糖及使用胰岛素的反应,如发现血糖过高(≥16.7mmol/L)或过低(≤3.9mmol/L),及时通知医师处理。

8. 治疗期间避免行 CT、MRI、X 线等影像检查,防止干扰胰岛素泵正常工作。

四、健康宣教

1. 向患者说明胰岛素泵治疗的目的及步骤。

2. 胰岛素泵不能完全代替胰腺功能,应指导患者按医嘱正确调整饮食,保证血糖水平的控制。

3. 对于需要长期佩戴胰岛素泵的患者,需进行居家期间自我管理的宣教:

(1)指导患者具备操作胰岛素泵的能力以及对各种警报的理解和处理能力。

(2)提高患者正确佩戴及管理胰岛素泵的能力,如检查输注导管是否有扭曲、弯折、漏液,提示患者穿脱衣服时要小心,不要用力牵拉,以免针头脱出。定期从窗口观测胰岛素泵的剩余用量,电量是否充足等,以备及时更换。

(3)指导患者居家期间局部皮肤的自我观察与护理,输注管路需要一次性使用,针头皮下埋置时间不超过 5 日,每日观察穿刺部位有无红肿硬结、瘙痒,如皮肤出现感染,及时更换输注导管及输注部位,加强局部护理。

(4)指导患者进行血糖监测的方法。

(5)指导患者识别低血糖反应及出现低血糖时的应对方法。

参考文献

[1] 李延兵,马建华,母义明. 2 型糖尿病短期胰岛素强化治疗临床专家指导意见. 药品评价, 2017 (9): 5-13.
[2] 郭晓蕙. 中国胰岛素泵治疗护理管理规范. 武汉:湖北科学技术出版社, 2018.

第六节　动态葡萄糖监测护理

一、概述

动态葡萄糖监测(continuous glucose monitoring,CGM)是指通过葡萄糖感应器监测皮下组织间液的葡萄糖浓度而反映血糖水平的监测技术,可以提供连续、全面、可靠的全天血糖信息,了解血糖波动的趋势,发现不易被传统监测方法所探测的高血糖和低血糖。

目前,CGM 技术根据在使用过程中能否即时显示监测结果,可分为回顾性 CGM 和实时 CGM。回顾性 CGM 相当于葡萄糖监测的"Holter",佩戴结束后才能获得监测结果。回顾性 CGM 由于是"盲测",患者不能随时看到结果,因此能更客观地发现患者血糖波动变化的规律,得到干预治疗方案真正的实际效果。相对于回顾性 CGM,实时 CGM 技术在提供即时葡萄糖信息的同时提供高低血糖报警、预警功能,协助患者进行即时血糖调节,但决定治疗方案前还应使用血糖仪自测血糖以进一步证实。

2016 年国家食品药品监督管理总局批准上市的扫描式葡萄糖监测系统,兼具回顾性及实时性 CGM 系统的核心功能,无需毛细血管血糖校准,最长可以佩戴 14 天,通过监测组织间液的葡萄糖水平,定性和定量地反映患者血糖水平及血糖波动的特征。目前国内尚未有大规模的临床研究数据,其临床价值有待进一步研究。

二、治疗原则

血糖监测是糖尿病管理中的重要组成部分。血糖监测的结果有助于评估糖尿病患者糖代谢紊乱的程度,制订合理的降糖方案,同时反映降糖治疗的效果并指导对治疗方案的调整。近年来发展的动态血糖监测成为传统血糖监测方法的有效补充,并逐渐在临床上得到推广和应用。有循证医学证据表明在实时 CGM 指导下进行血糖管理,可以达到更好的降糖效果,经常性进行实时 CGM,血糖控制效果更佳。

三、护理评估

(一)一般资料

收集患者性别、年龄、家族史、既往史、过敏史、生活方式等。了解发病时间,治疗过程以及并发症等。

(二)临床表现

1. 了解患者典型表现,即多饮、多食、多尿、体重减轻的"三多一少"症状。

2. 了解患者糖化血红蛋白情况,空腹及餐后血糖波动情况。

(三)辅助检查

1. 化验糖化血红蛋白,评估患者近期血糖情况。

2. 遵医嘱检测指尖血糖,每日至少 4 次,并及时输入血糖记录器。

(四)心理评估

患者由于对陌生仪器的不了解而产生担忧,部分患者将动态血糖监测理解为血糖仪的替代品,认为既然已经佩戴动态血糖监测仪,没有必要继续进行每日 4 次的指尖血糖监测,这种错误的看法将影响动态血糖监测数据的质量。根据患者主诉、表情、肢体语言等临床表现及时察觉心理状态的变化及时予以相应宣教。

四、护理措施

1. 评估患者穿刺部位皮肤情况,穿刺时应注意避开硬结、瘢痕以及系腰带处。

2. 监测期间每日遵医嘱按时检测指尖血糖,注意:

(1)应使用同一台血糖仪及同一批试纸进行指尖血糖检测。

(2)遵医嘱将指尖血糖检测分散在全天不同时段,最好选择血糖相对稳定的时间段进行(如三餐前及睡前等)。

(3)进行指尖血糖检测后,应立即将血糖值输入血糖记录器,每日至少 4 次血糖输入,12小时内至少 2 次血糖输入。

(4)如测量及输入数值间隔超过 5 分钟,则需要重新检测指尖血糖。

(5)只能输入 2.2~22.2mmol/L 范围内的血糖值。如超过该范围,应立即进行低血糖或高血糖处理。

3. 每日评估患者穿刺部位皮肤情况,有无硬结、过敏,有无探头脱出。

4. 及时清洁穿刺部位皮肤,不要在探头 8cm 之内区域注射胰岛素,以免对监测数据产生影响。

5. 观察患者是否正确佩戴连续血糖监测仪,检查连接导管是否有扭曲、弯折,提示患者穿脱衣服时要小心,不要用力牵拉,以免探头脱出,使监测失败。

6. 佩戴动态血糖监测仪期间须远离强磁场,不能进行 X 线、CT 及 MRI 等影像学检查,以防干扰。

五、健康宣教

1. 告知患者每日至少 4 次的指尖血糖监测和及时将结果输入血糖记录器是绝对必要的,取得患者的配合。

2. 指导并协助患者在血糖监测期间,翔实地记录饮食、运动、治疗等事件。根据患者的喜好及能力,可以选择书面记录,或将事件作为“大事件”输入到血糖记录器之中。

3. 指导患者穿宽松的上下分体衣服,并保持探头安装部位干燥;穿脱衣服时要小心,不要用力牵拉连接导管,以免探头脱出,使监测失败;晚上睡觉时放置稳妥处,避免碰触记录器任何按钮。

4. 告知患者洗澡时需佩戴专用淋浴袋,忌盆浴或把仪器浸泡于水中。

5. 告知患者监测期间不必刻意减少食量或加大运动量,使结果更客观、真实,避免剧烈活动,避免腰带、束腹带等物品压在置入探头上,以免影响监测的顺利进行和获得数据的有效性。

参考文献

［1］中华医学会糖尿病学分会. 中国动态血糖监测临床应用指南(2012 年版). 中华糖尿病杂志, 2012, 4 (10): 582-590.

［2］周健, 贾伟平. 实时动态血糖监测: 准确把握与规范应用. 中华糖尿病杂志, 2013, 5 (1): 4-6.

［3］李强, 王莹莹, 于萍, 等. 实时动态血糖监测与静脉血糖、毛细血管血糖检测的相关性. 中华医学杂志, 2010, 90 (42): 2971-2975.

［4］王莹莹, 李强. 于萍, 等. 实时动态血糖监测系统在不同时段检测的准确性变化特征及其与血糖波动的

关系. 中华内分泌代谢杂志, 2011, 27 (3): 224-228.

[5] 中华医学会糖尿病学分会. 中国持续葡萄糖监测临床应用指南 (2017 年版). 中华糖尿病杂志, 2017, 9 (11): 667-675.

[6] TAMBORLANE W V, BECK R W, BODE B W, et al. Continuous glucose monitoring and intensive treatment of type1diabetes. N Engl J Med, 2008, 359 (14): 1464-1476.

[7] Juvenile Diabetes Research Foundation Continuous Glucose Monitoring Study Group. The effect of continuous glucose monitoring in well-controlled type 1 diabetes. Diabetes Care, 2009, 32 (8): 1378-1383.

第七节　成人阻塞型睡眠呼吸暂停低通气综合征的护理

一、概述

阻塞型睡眠呼吸暂停低通气综合征(obstructive sleep apnea hypopnea syndrome, OSAHS, OSAS),是指患者在睡眠过程中反复出现呼吸暂停和低通气。临床上可表现为打鼾,鼾声大且不规律,夜间有窒息感或憋醒,睡眠紊乱,白天出现嗜睡,记忆力下降,严重者出现认知功能下降、行为异常。症状的出现有很大的个体差异,可一项或多项,也可没有症状。目前普遍认为 OSAS 是一种全身性疾病,是高血压的独立危险因素,与冠状动脉粥样硬化性心脏病(冠心病)、心力衰竭、心律失常、糖尿病密切相关,同时又是引起猝死、道路交通事故的重要原因,因而是一个严重的社会问题。由于成人 OSAS 和儿童 OSAS 诊断标准、病因、治疗不同,本文只针对成人的 OSAS。

(一) 相关定义

1. 呼吸事件的分类和定义

(1)呼吸暂停(apnea):指睡眠过程中口鼻呼吸气流消失或明显减弱(较基线幅度下降 ≥ 90%),持续时间 ≥ 10s。

(2)阻塞型呼吸暂停(obstructive apnea, OA):指上述呼吸暂停发生时,胸腹式呼吸仍然存在。系因上气道阻塞而出现呼吸暂停,但是中枢神经系统呼吸驱动功能正常,继续发出呼吸运动指令兴奋呼吸肌,因此胸腹式呼吸运动仍存在。需要注意的是,在这里的 OA,是指一次呼吸事件。

(3)中枢型呼吸暂停(central apnea, CA):指上述呼吸暂停发生时,口鼻气流与胸腹式呼吸同时消失。由呼吸中枢神经功能调节异常引起,呼吸中枢神经不能发出有效指令,呼吸运动消失,口鼻气流停止。

(4)混合型呼吸暂停(mixed apnea, MA):指一次呼吸暂停过程中,一开始口鼻气流与胸腹式呼吸同时消失,数秒或数十秒后出现胸腹式呼吸运动,仍无口鼻气流。即一次呼吸暂停过程中,先出现 CA,后出现 OA。

(5)低通气(hypopnea):睡眠过程中口鼻气流较基线水平降低 ≥ 30%,同时伴经皮动脉血氧饱和度(SpO_2)下降 ≥ 3% 或者伴有微觉醒,持续时间 ≥ 10s。

(6)低血氧综合征:睡眠经皮动脉血氧饱和度(SpO_2)<90%,持续时间大约 5 分钟,最低

$SpO_2 \leqslant 85\%$；至少有 30% 的时间 $SpO_2 < 90\%$。

2. 呼吸暂停低通气指数（apnea hypopnea index，AHI）　AHI 为睡眠中平均每小时呼吸暂停与低通气的次数之和。

（二）成人呼吸暂停/低通气指数（AHI）和/或低氧血症程度判断依据

应当充分考虑临床症状、合并症情况、AHI 及夜间 SpO_2 等实验室指标，根据 AHI 和夜间最低 SpO_2，将 OSAS 分为轻、中、重度，其中以 AHI 作为主要判断标准，夜间最低 SpO_2 作为参考（表 7-7-1）。

表 7-7-1　成人阻塞型睡眠呼吸暂停低通气综合征病情分度

程度	呼吸暂停低通气指数/（次/h）	最低经皮动脉血氧饱和度/%
轻度	$\geqslant 5$ 且 $\leqslant 15$	$\geqslant 85$ 且 <90
中度	>15 且 $\leqslant 30$	$\geqslant 80$ 且 <85
重度	>30	<80

（三）初筛诊断仪多采用便携式

包括胸腹壁呼吸运动、鼾声、体位、脉搏波、口鼻气流以及血氧饱和度等。佩戴过程：量取胸、腹带，胸、腹带长度是患者胸、腹周长的 3/4，将剪切好的胸腹带插入接头锁，然后锁上接头锁；将鼻气流管放置在患者鼻孔处，导管置于鼻腔内，将鼻气流导管以"环"连接在患者耳部，然后束在患者下颌处，在左、右脸颊处用胶带固定，防止夜间脱落；将血氧饱和度探头和血氧饱和度传感器连接起来，将血氧饱和度传感器固定夹固定上，将血氧饱和度传感器插入传感器接头。连接完毕后检查各项监测指数是否处于正常工作状态。

二、治疗原则

OSAS 是一种慢性疾病，应进行长期、多学科的治疗管理。

（一）治疗目标

解除睡眠呼吸暂停，纠正睡眠期低氧，改善睡眠结构，提高睡眠质量和生活质量，降低 OSAS 的相关合并症发生率和病死率。

（二）治疗方法

1. 危险因素控制　对 OSAS 患者均应进行多方面指导，目前认为肥胖是 OSAS 的独立危险因素，因而所有确诊为 OSAS 的超重和肥胖者均应有效控制体重，包括饮食控制、加强锻炼。戒酒、戒烟、慎用镇静催眠药物及其他可引起或加重 OSAS 的药物。

2. 病因治疗　纠正引起 OSAS 或使之加重的基础疾病，如应用甲状腺素治疗甲状腺功能减低等。

3. 无创气道正压通气治疗　是首选的治疗方法，设定合适的持续正压通气（continuous positive airway pressure，CPAP）压力水平是保证治疗的关键。理想的压力水平是指能够防止各睡眠期及各种体位睡眠时出现的呼吸暂停所需的最低压力水平，同时这一压力还能消除

打鼾,并保持整夜睡眠中的血氧饱和度在正常水平(>90%),并能为患者所接受。气道正压治疗的疗效体现:

(1)睡眠期鼾声、憋气消退、无间歇性缺氧、氧饱和度正常。

(2)白天嗜睡明显改善或消失,其他伴随症状显著好转或消失。

(3)相关并发症,如高血压、冠心病、心律失常、糖尿病和脑卒中等得到改善。

4. 口腔矫治器　适用于单纯鼾症及轻中度的 OSAS 患者,特别是有下颌后缩者。对于不能耐受 CPAP、不能手术或手术效果不佳者可以试用,也可作为 CPAP 治疗的补充或替代治疗措施。禁忌证:重度颞颌关节炎或功能障碍,严重牙周病,严重牙列缺失者。

5. 外科治疗　仅适合于手术确实可解除上气道阻塞的患者,需严格掌握手术适应证。通常手术不宜作为本病的初始治疗手段。可选用的手术方式包括悬雍垂腭咽成形术(uvulopalato pharyngoplasty,UPPP)及其改良术、下颌骨前徙术,符合手术适应证者可考虑手术治疗。这类手术仅适合于上气道口咽部阻塞(包括咽部黏膜组织肥厚、咽腔狭小、悬雍垂肥大、软腭过低、扁桃体肥大)。对于某些非肥胖而口咽部阻塞明显的重度 OSAS 患者,可以考虑在应用 CPAP 治疗 1~2 个月、夜间呼吸暂停及低氧已基本纠正情况下施行 UPPP 手术治疗。术前和术中严密监测,术后必须定期随访,如手术失败,应使用 CPAP 治疗。

三、护理评估

(一)诱因或危险因素

1. 肥胖　BMI 超过标准值的 20% 或以上,即 BMI ≥ 28kg/m^2。

2. 年龄　成年后随年龄增长患病率增加;女性绝经期后患病率增加,有资料显示 70 岁以后患病率趋于稳定。

3. 性别　女性绝经前发病率显著低于男性,绝经后与男性无显著性差异。

4. 上气道解剖异常　包括鼻腔阻塞(鼻中隔偏曲、鼻甲肥大、鼻息肉及鼻部肿瘤等)、Ⅱ度以上扁桃体肥大、软腭松弛、悬雍垂过长或过粗、咽腔狭窄、咽部肿瘤、咽腔黏膜肥厚、舌体肥大、舌根后坠、下颌后缩及小颌畸形等。

5. 具有 OSAS 家族史。

6. 饮酒及用药情况　长期大量饮酒和 / 或服用镇静、催眠或肌肉松弛类药物。

7. 吸烟　长期吸烟可加重 OSAS。

8. 其他相关疾病　包括甲状腺功能低下、肢端肥大症、心功能不全、脑卒中、胃食管反流及神经肌肉疾病等。

(二)睡眠病史

内容包括打鼾的情况、可观察到的呼吸暂停、夜间窒息或憋气、不能解释的白天嗜睡,采用 Epworth 嗜睡量表(Epworth Sleepiness Scale,ESS)评估(表 7-7-2)。了解患者的睡眠时间、夜尿情况,有无白天头痛、易醒 / 失眠、记忆力减退、注意力和白天警觉性下降、性功能障碍等情况。

表 7-7-2　Epworth 嗜睡量表

在以下情况有无嗜睡发生	从不(0)	很少(1)	有时(2)	经常(3)
坐着看书时				
看电视时				
在公共场合坐着不动时(如在剧场或开会)				
长时间坐车中间不休息时(超过 1 小时)				
坐着与人谈话时				
饭后休息时(为饮食时)				
开车等红绿灯时				
下午静卧休息室时				

注:评分 ≥ 9 分考虑存在日间嗜睡。

四、护理措施

1. 减重　控制体重指数在 24kg/m^2 以下。

2. 针对 OSAS 高危人群的早发现、早诊断、早治疗,防止 OSAS 发展为中重度。

3. 体位治疗(侧卧位睡眠)　应进行体位睡眠培训,尝试教给患者一些实用办法。现已研发出多种体位治疗设备,包括颈部振动设备、体位报警器、背部网球法、背心设备、胸式抗仰卧绷带、强制侧卧睡眠装置、侧卧定位器、舒鼾枕等,但其疗效还有待今后进一步观察和评估。

4. 避免吸烟、避免长期大量饮酒或服用镇静药物。

5. 无创气道正压通气治疗的护理　在做治疗前准备呼吸机及其配件,呼吸机管道、排气孔和湿化器的连接,为患者选择合适的鼻罩或口鼻面罩,向患者简单介绍治疗的原理及注意事项。呼吸机工作模式选择:

(1)CPAP 首选。

(2)自动气道正压通气(auto-titrating positive airway pressure,APAP)适用于 CPAP 不耐受者。此外,有些 OSAS 患者的严重程度随着体位、睡眠分期、饮酒和药物等因素的变化明显,也可考虑应用 APAP。

(3)双水平气道正压通气(bilevel positive airway pressure,BPAP)适用于治疗压力超过 15cmH$_2$O(1cmH$_2$O=0.098kPa),或不能接受或不适应 CPAP 者,以及合并慢性阻塞性肺疾病或肥胖低通气综合征的患者。

对于无合并症的中重度 OSAS 患者,可考虑行 APAP 压力滴定。当晚对患者进行治疗相关知识教育并选择合适的鼻面罩连接 APAP 后让患者入睡,第 2 天根据自动分析报告确定治疗压力。其结果需有经验的医师判读,以识别可能存在的漏气或其他异常。一般选择 90%~95% 置信区间的压力水平。临床症状或患者体验不满意,需转上级医院重新进行睡眠实验室压力滴定。依从性是保证无创正压通气治疗效果的关键因素,需重视提高患者治疗的依从性。依从性良好的标准：1 个月内超过 70% 的夜晚接受无创气道正压通气治疗 ≥ 4h/ 晚。

五、用药护理

目前尚无疗效确切的药物可以使用。

六、健康宣教

1. 对 OSAS 的患者及家属进行疾病相关知识的教育，特别是如何识别疾病，了解 OSAS 的主要表现及其对全身各个脏器的影响以及 CPAP 的正确使用，可以采取多种生动活泼、易被患者理解和接受的形式。

2. CPAP 压力调定后，患者带机回家进行长期家庭治疗，对家庭治疗的早期应密切随访，了解患者应用的依从性及不良反应，协助其解决使用中出现的各种问题，必要时应行压力的再滴定，以保证患者长期治疗的依从性，其后应坚持定期随访。

参考文献

［1］ 中华医学会, 中华医学会杂志社, 中华医学会全科医学分会, 等. 成人阻塞性睡眠呼吸暂停基层诊疗指南 (2018 年). 中华全科医师杂志, 2019, 1 (1): 21-29.

［2］ 何权瀛, 陈宝元. 睡眠呼吸病学. 北京: 人民卫生出版社, 2009.

［3］ BERG S. Obstructive sleep apnoea syndrome: current status. Clin Respir J, 2008, 2: 197-201.

第八节　血脂净化治疗的护理

一、概述

家族性高胆固醇血症（familial hypercholesterolemia, FH）是以血浆总胆固醇和低密度脂蛋白胆固醇异常升高、外周组织黄色瘤、动脉粥样硬化甚至早发冠心病为特征的常染色体显性 / 隐性遗传病。FH 可分为杂合子型（heterozygote familial hypercholesterolemia, HeFH）和纯合子型（homozygote familial hypercholesterolemia, HoFH）。FH 患者心血管事件发生率显著升高，但单纯药物治疗对部分患者存在不耐受和低密度脂蛋白胆固醇（low density lipoprotein cholesterin, LDL-C）水平不能达标情况。

血脂净化治疗（blood lipids purification therapy, BLPT）是借助体外循环及相关的血浆脂蛋白分离技术去除高脂血症患者过高血脂，单独或辅助治疗高脂血症及其并发症的一系列技术。血脂净化治疗作为一种安全有效的方式，与调脂药物联用可以明显降低家族性高胆固醇血症患者的总胆固醇及低密度脂蛋白胆固醇水平，有助于延缓动脉粥样硬化的形成和发展。

知识拓展

2018年《家族性高胆固醇血症筛查与诊治中国专家共识》指出,若药物联合治疗效果欠佳,可考虑血浆置换。血浆置换主要用于 HoFH 患者,对伴有冠心病的高危 HeFH 患者或对他汀类药物不耐受或药物治疗下血 LDL-C 水平仍较高的 HeFH 患者也可以采用。

二、治疗原则

血脂净化治疗技术在临床上治疗方法包括阴离子吸附柱法、肝素介导沉淀法、双重滤过血浆置换法和免疫吸附法等。其中,双重滤过血浆置换法是将血浆分为两部分处理,首先将全血通过一级膜分离出血细胞和血浆,血浆通过二级膜将胆固醇与其他血浆成分分离,最后从一级膜分离出的血细胞与从二级膜分离出的其他血浆成分回输至体内,清除体内过多胆固醇,从而达到降低血脂、增强抗氧化、改善高凝状态和血管内皮细胞功能的目的。

三、护理评估

1. 评估患者病情稳定程度和用药情况,记录心电图、血液常规、生化、凝血功能、免疫球蛋白以及冠脉 CT 或造影等检查,协助医生确定治疗方案。
2. 评估外周静脉(肘正中)条件,以确定治疗静脉通路留置方法。
3. 评估患者对 BLPT 的认知及反应,合作程度,目前的心理状态。
4. 测量生命体征、空腹体重。

四、护理措施

(一)治疗前的准备

1. 用物准备 血液净化机、血浆分离器、血浆成分分离器、血液净化管路、排液容器、心电监护仪、血液透析中心静脉管或透析用留置针、碘伏、无菌手套、无菌纱布、无菌治疗巾、拔管包、心电监护用电极片、5ml 注射器、20ml 注射器、0.9% 氯化钠溶液 3 000ml、0.9% 氯化钠溶液 500ml、0.9% 氯化钠溶液 100ml、利多卡因、肝素钠、抢救药物等。

2. 操作准备

(1)做好患者及家属的健康宣教,告知治疗原理、方法和治疗过程中的注意事项、可能出现的不良反应、风险和配合方法,取得其同意、合作,并签署知情同意书。消除顾虑,引导和鼓励家属提供情感支持。

(2)详细了解病情,进行全面体格检查,测量生命体征,了解患者是否存在禁忌证。测量空腹体重并记录。

(3)指导患者正常进食、饮水及服药,嘱患者排空大小便。

(4)将患者安排至单人房间,治疗环境要求清洁、安静,准备好心电监护仪、急救设备以及急救药品。

(5)开启血液净化机,安装血液管路、血浆分离器和血浆成分分离器并预冲。

(6)双侧肘正中静脉留置透析用静脉针,或协助医生留置中心静脉导管,做好穿刺部位和管路的维护。

（二）治疗时的护理配合

1. 核对和安抚患者,消除患者紧张情绪,争取更好合作。

2. 协助患者平卧于治疗床上,留置导管下放置无菌治疗巾或纱布。

3. 安置心电监护系统,监测生命体征,如有异常及时报告医生。

4. 遵医嘱设置治疗参数,包括目标血浆处理量［目标血浆处理量（L）= 体重（kg）× 8% ×（1－HCT/100）×（1~1.5）］、分离流量（25%~30%）、弃液流量（5%~10%）、补液流量（5%~10%）、肝素钠用量（5 ~6.25mg/h）和加温器温度（37℃ ）。

5. 消毒并抽吸患者外周 / 中心静脉导管管路、确认通畅,连接入口及出口端管路并妥善固定。

6. 开启血泵,设置初始血液流量,观察管路血流情况,询问患者有无不适,测量生命体征。

7. 遵医嘱血浆分离器前管路注射首次负荷肝素钠溶液 20~25mg。

8. 调整适宜血液流量,监测并记录血压、入口压和静脉压,如异常报警立即查找原因,及时处理。

9. 经肘正中静脉穿刺患者如在治疗中发生血液引流不畅,可嘱其进行握拳、松拳活动或适量饮水以扩充血容量。

10. 监测并记录跨模压（transmembrane pressure, TMP）,即血浆分离器跨膜压（TMP1）及血浆成分分离器跨膜压（TMP2）,遵医嘱及时调整肝素剂量、弃液流量和补液流量,观察滤出血浆颜色,判断是否发生溶血或滤器破膜。

11. 卧床制动治疗期间,鼓励患者表达需求,提供视频和书籍阅览,满足生活需要,选择适宜时机安排家属探视,减轻负性情绪。

（三）治疗后的护理

1. 连接 0.9% 氯化钠溶液,回收血浆和血液。

2. 断开两端管路,肝素钠盐水封管。

3. 询问患者有无不适,测量生命体征,遵医嘱完成血液常规、血脂、凝血功能等血液检查。

4. 拔除外周 / 中心静脉导管并按压,肘正中静脉穿刺局部加压止血 10~15 分钟,股静脉穿刺局部加压包扎 1~2 小时。

5. 密切观察患者穿刺部位有无局部出血、血肿及麻木肿胀感等,如无出血改为无菌敷贴覆盖。

6. 嘱患者卧床 15~30 分钟后再下床活动,预防低血压发生。

7. 废弃管路,整理用物,洗手、签字、记录。

五、用药护理

1. 根据指南和共识建议,行 BLPT 患者应遵从药物长期治疗方案。

2. 指导患者遵医嘱正确服药,出院随访时注意服药依从性的调查和管理。

3. 服用药物后,询问患者不适主诉,及时识别相关症状,监测相关血液检查指标。

4. 识别相关肌病的高风险患者,如高龄（＞75 岁）、女性、体型瘦弱、合并肝肾功能受损等,提高药物不良反应的管理。

六、健康宣教

1. 根据指南和共识建议,行 BLPT 患者应遵从改变生活方式和药物治疗。

2. 建议患者限制饱和脂肪酸(占能量摄入<7%)和胆固醇(<200mg/d)的摄入,适当摄入(2g/d)含有植物甾醇/甾烷醇酯的食物(如植物油类、坚果种子类、豆类及面粉等)以及可溶性纤维(10~20g/d)。

3. 每日应进行 30 分钟适当运动,每周至少 5 日。

4. 提供有效的强制戒烟治疗和建议措施。

5. 指导长期正确服药,维持联合降脂药物及定期血液净化治疗方案,告知患者定期复查血脂水平、颈动脉超声、冠脉 CT 或造影等。

6. 建立患者健康档案,定期随访,评价生理和心理状态、治疗依从性和生活质量等,提供心理评估和教育等管理。

参考文献

[1] CUCHEL M, BRUCKERT E, GINSBERG H N, et al. Homozygous familial hypercholesterolaemia: new insight sand guidance for clinicians to improved etection and clinical management. A position paper from the Consensus Panel on Familial Hypercholesterolaemia of the European Atherosclerosis Society. Eur Heart J, 2014, 35 (32): 2146-2157.

[2] 葛怡兰, 刘佳敏, 高岩, 等. 中国家族性高胆固醇血症诊疗现状. 中国动脉硬化杂志, 2018, 26 (8): 851-857.

[3] 中华医学会心血管病学分会动脉粥样硬化及冠心病学组, 中华心血管病杂志编辑委员会. 家族性高胆固醇血症筛查与诊治中国专家共识. 中华心血管病杂志, 2018, 46 (2): 99-103.

[4] 朱成刚, 刘庚, 吴娜琼, 等. 血液净化治疗在家族性高胆固醇血症患者中的应用. 中国循环杂志, 2016, 31 (12): 1175-1178.

[5] 陈盼盼, 江龙, 王伟, 等. 重症家族性高胆固醇血症患者的诊断及临床管理. 中华心血管病杂志, 2017, 45 (3): 247-249.

[6] 野入英式, 花房规男. 血液净化疗法手册. 北京: 北京科学技术出版社, 2013.

第二篇　外科护理篇

第八章　获得性心脏病外科护理

第一节　冠状动脉粥样硬化性心脏病围手术期护理

一、概述

冠状动脉粥样硬化性心脏病（coronary heart disease，CHD）简称冠心病，也称缺血性心脏病，是指冠状动脉及其主要分支有动脉粥样硬化，使血管腔狭窄或阻塞，引起心脏供血不足，而导致心肌缺血缺氧或坏死性损害。近年来，随着人们生活水平的逐渐提高和人口结构老龄化进展，冠心病患病率也逐年攀升。2013 年中国第五次卫生服务调查：城市调查地区 15 岁及以上人口冠心病的患病率为 12.3‰，60 岁以上人群冠心病患病率为 27.8‰。根据《中国卫生健康统计年鉴 2018》提供的数据，2017 年冠心病病死率继续 2012 年以来的上升趋势。2017 年中国城市居民冠心病病死率为 115.32/10 万，农村居民冠心病病死率为 122.04/10 万，农村地区冠心病病死率上升明显，至 2016 年已超过城市水平。冠心病的外科治疗，是利用患者的自身血管进行冠状动脉旁路移植，通过对缺血心肌的血运重建达到恢复血液供给、缓解患者症状的目的。

冠心病的外科治疗方式不断发展，1974 年 11 月，郭加强教授在中国医学科学院阜外医院（原阜外心血管病医院）实施了我国首例冠状动脉旁路移植手术（coronary artery bypass grafting，CABG），这标志着我国冠心病外科治疗开始起步。1996 年 4 月，我国首例不停跳冠状动脉旁路移植术（off pump coronary artery bypass grafting，OPCABG）的完成，标志着我国冠心病外科开始向微创方向发展。1999 年，世界首例电视胸腔镜辅助下微创冠状动脉旁路移植术（minimally invasive direct coronary artery bypass grafting，MIDCABG）联合经皮冠状动脉介入治疗（percutaneous coronary intervention，PCI）治疗冠心病多支病变完成。这种一站式杂交技术对于存在高危因素的患者，较传统再血管化治疗方式更安全、有效。

二、治疗原则

治疗冠心病的主要方法包括药物治疗、介入治疗和外科治疗等。根据患者冠状动脉病变情况及患者自身因素，选择最佳治疗方案。当患者合并糖尿病、左心室功能下降（射血分数 ≤ 35%）、存在双联抗血小板治疗（dual antiplatelet therapy，DAPT）禁忌证、再发弥漫性支架内再狭窄需行 CABG。建议采用 CABG 提高存活的指征包括：左主干严重狭窄（直径狭窄 ≥ 50%）；三支大的冠状动脉严重狭窄（直径狭窄 ≥ 70%）；前降支近段病变加上另一支大的冠状动脉病变。解剖特征和技术方面适应证为：冠状动脉多支血管病变(multi vessel diseases,MVD)且 SYNTAX(synergy between percutaneous coronary intervention with TAXUS and cardiac surgery)评分 ≥ 23 分；由于解剖结构无法通过经皮冠状动脉介入治疗实现完全血运重建、重度钙化病变易导致扩张不完全。

目前冠状动脉搭桥手术的方法包括非体外循环下冠状动脉旁路移植(OPCABG)、体外循环下冠状动脉旁路移植、冠状动脉旁路移植同期支架术(冠脉 Hybrid 手术)、微创直视下冠状动脉旁路移植(MIDCAB)或者同期合并瓣膜、室壁瘤等其他手术。

非体外循环冠状动脉旁路移植术是指不用体外循环机，在心脏跳动下，应用血管桥移植的手段来改善冠状动脉狭窄远端的心肌缺血，从而改善心脏功能。OPCABG 避免了低温体外循环，具有对心肌损伤小、炎症反应轻、对血流动力学影响较小等优点，目前已被诸多心外科医生所采用，建议对于升主动脉广泛粥样硬化的患者采用。OPCABG 对于严重左心室肥大、弥漫性冠状动脉粥样硬化、冠状动脉心肌桥、不易控制的室性心律失常、无法耐受手术操作的患者不宜采用。

体外循环下冠状动脉旁路移植(on-pump coronary artery bypass grafting,ONCABG)即在体外循环设备辅助下进行 CABG，在人工心肺机支持的体外循环下，术者可在静止的心脏和无血的手术野中进行手术操作，完成各个吻合口。ONCABG 适用于各类冠状动脉病变，尤其是冠状动脉病变 2 支以上及术中血流动力学不稳定的患者。

冠状动脉旁路移植同期支架术(冠脉 Hybrid 手术)是在微创小切口非体外循环下对病变左前降支外科搭桥，同时利用介入技术对其他血管行经皮冠状动脉支架植入的一站式杂交手术，融合了内外科治疗技术的优势，从而实现完全再血管化。应用杂交手术对复杂多支血管病变进行最优化治疗，可有效减少住院时间和输血量。阜外医院 3 年随访结果显示，在 Euro SCORE 高评分患者中，一站式杂交手术优于 PCI 和 CABG，而 SYNTAX 高评分患者，一站式杂交优于 PCI，但与 CABG 相仿。

微创直视下冠状动脉旁路移植(minimally invasive direct coronary artery bypass surgery, MIDCAB)是指小切口直视下常温心脏不停跳的冠状动脉旁路移植术。与传统正中大切口开胸相比，MIDCAB 具有创伤小、输血需求低、术后恢复时间短、并发症及病死率低等优点。MIDCAB 的手术指征为：①二次手术的年轻患者；②高龄患者；③合并其他高危因素而无法行体外循环的患者；④既往行心脏手术或正中开胸，再次正中开胸风险较高者；⑤前降支或右冠状动脉病变且无 PCI 指征者。

冠心病合并左室室壁瘤占冠心病患者的 10%~38%，是心肌梗死后导致的并发症，预后较差。左室室壁瘤导致梗死区域的矛盾运动，左室扩大，氧耗量增加，心肌收缩能力降低，同时心梗会使心内膜遭到破坏，血小板聚集，易形成血栓。目前多采用补片技术和线性修补技术，心室几何形态重建能消除矛盾运动，增加心肌收缩能力，改善心脏功能。对于有症状的冠心病合并室壁瘤的患者，应及时进行手术治疗，选择正确手术方式是室壁瘤手术成功的关键。一般情况下，直径<5cm 的室壁瘤无须切除。室壁瘤折叠手术方法简便，效果确切，适用于室壁瘤较小的患者。

冠心病合并瓣膜病是指心肌梗死引起的二尖瓣瓣叶、瓣环、腱索、乳头肌等缺血或坏死，需 CABG 同期瓣膜成形或置换。此类患者术前心功能多较差，而且两个手术同时进行更为复杂，手术所需时间及体外循环时间较长，加之术中心脏的创伤和缺血、低氧以及麻醉药物的影响，术后易发生心功能不全或心输出量综合征。

三、术前护理

（一）术前评估

1. 一般评估 生命体征、日常生活能力评定指数量表（Barthel）、家族史、高血压、高血脂、糖尿病、脑梗死等既往史、心理社会支持系统、认知水平及睡眠障碍、有无焦虑和抑郁等。

2. 危险因素评估 采用《阜外医院住院患者压疮/跌倒/坠床等评估表》进行危险因素评分，见表 8-1-1 和表 8-1-2。评估患者胸闷、憋气、胸痛等冠脉缺血症状发作的频率、严重程度及诱发因素。评估患者年龄、性别、肥胖程度、吸烟史、术前心肺肾功能、糖尿病史等围手术期危险因素。

表 8-1-1 阜外医院住院患者跌倒/坠床危险因子评估表

	评级标准（任意一项即可判定）	分值	日期时间	日期时间	日期时间	日期时间	日期时间
危险因素	1. 晕厥史	20					
	2. 病态窦房结综合征、Ⅲ度 AVB、长间歇>3s	20					
	3. 意识障碍、躁动	20					
	4. 安装 ICD 后	3					
	5. 手术当日使用镇静剂后	3					
	6. 持续药物镇静状态	3					
	7. 跌倒史（1 个月内）	3					
	1. 年龄 ≥ 70 岁	2					
	2. 住院期间存在以下疾病：老年痴呆、帕金森、癫痫、精神病、视觉障碍	20					
	3. 使用助行器或行动需协助	2					
	4. 跌倒史（2 个月内）	2					
	1. 患者合作意愿差	1					
	2. 长期服用安眠药	1					
	3. 跌倒史（3 个月内）	1					
	4. 腹泻	1					
得分							
预防措施	1. 悬挂警示标识，重点交接班						
	2. 外出检查需用轮椅且专人陪同						
	3. 妥善固定床刹、使用床挡						
	4. 躁动患者适当约束						
	5. 将呼叫器置于触手可及处						
	6. 健康宣教，让家属高度重视理解						
	7. 指导患者穿合适的衣裤鞋袜						
	8. 助行器置于患者可及处						

注：风险等级：≤10 分为低度风险；10~19 分为中度风险；≥20 分为高度风险。评估时间：入院患者均需评估；转科时重新评估；评分 ≥10 分者每周评估；评分因素发生变换时应随时评估。

表 8-1-2　阜外医院住院患者压疮评估表

危险因素	
主要指标(2 分)	□意识不清　　□截瘫　　□血流动力学不稳定　　□机械辅助需制动　　□大、小便失禁 □重度水肿
次要指标(1 分)	□年龄 ≥ 70 岁　　□活动受限(如:偏瘫、安装起搏器等)　　□脱水　　□消瘦或肥胖 □轻、中度水肿　　□骨隆起部皮肤发红
填表说明	1. 评估时间:入院患者均需评估;转科时重新评估;高度及中度危险每日评估;轻度危险每周评估;患者病情发生变化时随时评估 2. 重度水肿:低部位皮肤紧张发亮,甚至有液体渗出,胸、腹腔可有积液,外阴部可有明显水肿 3. 中度水肿:全身软组织可有明显水肿,指压后出现较深凹陷,平复缓慢 4. 轻度水肿:见于眼睑、踝部及胫骨前皮下组织,指压后有轻度凹陷,平复较快 5. 截瘫:两下肢的瘫痪称截瘫 6. 标准体重(男)= [身高(cm)−100] ×0.9(kg) 　　标准体重(女)= [身高(cm)−100] ×0.9(kg)−2.5(kg) 7. 肥胖:大于标准体重 30%;消瘦:小于标准体重 30% 8. 积分>2 分为高危患者;=2 分为中危患者;<2 分为轻危患者
预防部位	□骶尾部　　□足跟部　　□髋部　　□髂前上棘 □肩胛部　　□颈后　　□枕部　　□耳廓 □肘部　　□膝部　　□内踝　　□外踝 □口唇　　□鼻部　　□脊椎　　□其他_____
护理措施	□根据患者需求变换体位(无禁忌证的卧床患者) □提供合理营养 □保持皮肤清洁干燥,控制潮湿,特别干燥的皮肤可应用凡士林等 □当抬高床头超过 30° 时,用膝枕、挡脚枕 □按摩压红周围的皮肤促进血液循环 □对患者和家属进行压疮预防知识的教育 □减压护理(应用□气床垫　□海绵垫　□凝胶垫　□体位垫　□减压敷料等)

3. 辅助检查及实验室检查结果评估　评估心电图、超声心动图、颈动脉超声、呼吸功能、肾功能、主动脉及头部 CT 及周围动脉硬化程度等,肥胖有打鼾史的患者可进行睡眠监测。实验室检查除一般外科检查外还应重点评估患者的心肌酶学、血脂、血糖及凝血指标等。辅助检查中,重点评估患者冠脉 CT 或者冠脉造影结果,评估患者冠状动脉狭窄程度。

(二) 护理措施

避免诱发因素,预防心绞痛发作和心肌梗死的发生。控制血压和心率,保持大便通畅,避免饱餐和情绪激动;高龄、左主干或者多支冠脉狭窄严重、有心绞痛症状的患者,尽量卧床休息减少心肌耗氧,视患者情况口服或静脉应用硝酸酯类药物缓解症状。严密观察患者的生命体征变化,并重视患者的不适主诉,及早发现急性冠脉综合征的临床表现,通知医生及时处理。给予低流量吸氧,氧浓度 2~3L/min 为宜,增加患者血氧含量,改善心肌缺血、缺氧症状。指导患者进行腹式呼吸和有效咳痰锻炼,是预防术后肺部并发症的重要措施。慢性阻塞性肺部疾病的患者可使用呼吸训练器锻炼呼吸功能。搭桥手术备大隐静脉作桥血管材料,术前需保证双下肢皮肤的完整性,特别是有皮肤疾病的患者,备皮时务必动作轻柔;保证双下肢静脉不受物理、化学刺激或机械性损伤。术前宣教对于术后恢复至关重要,部分高龄、疾病认知程度低、有焦虑及抑郁倾向的患者应加强巡视,进行个性化的心理疏导。可采用视频播放、现场演示、语言沟通等多种形式的宣教,促进患者围手术期的配合,并通过患者反馈的方式,了解其对内容掌握的效果。

(三) 健康宣教

为降低心肌耗氧,冠心病患者应避免紧张、激动、长时间洗澡、过度活动。宜充分休息,保证睡眠。保持大便通畅,避免用力排便。饮食宜清淡,避免一次性进食过多,忌过饱或油腻饮食;糖尿病患者遵循糖尿病饮食原则。适当使用润肤品,避免瘙痒抓伤,保持皮肤完整;搭桥手术会选取下肢静脉血管,因此尤其要保证下肢皮肤完整。每餐后用含氯漱口水进行口腔清洁。保持个人卫生,每日会阴部清洁。术前需掌握腹式呼吸、有效咳痰方法,提高呼吸肌群功能。掌握床上移动、翻身、关节、肢体活动等方法。

术前一天重点指导患者掌握气管插管期间的配合;知晓胃管、深静脉置管、引流管、尿管等各种管路留置期间的配合方法,了解保护性约束的目的及控制饮水量的原因;了解术后早活动的益处。有效清洁皮肤,可行淋浴,左主干病变或反复心绞痛患者不建议淋浴,可进行擦浴;为减少深静脉置管穿刺处污染,长发扎紧盘在头顶;摘除手表、戒指、手镯、耳环、项链等配饰。手术前一天清淡饮食,20:00后禁食,24:00后禁水,降低麻醉后误吸的风险。晚间服用助眠药物后可产生眩晕、无力感,嘱患者尽量卧床休息,下床时注意勿跌倒。

四、术后护理

(一) 非体外循环下冠状动脉旁路移植(OPCABG)术后护理

1. 血流动力学监测 除常规监护指标外,搭桥术后监护重点为动态观察心电图,关注 QRS 波、ST 段和 T 波变化,警惕术后心肌缺血和心肌梗死的发生。控制心率,防止心率过快引起心脏舒张期缩短,心肌氧耗量增加,冠状动脉的灌注减少。术后如果患者不存在心功能下降,可积极补充容量,尤其是非体外搭桥术后早期复温时外周血管扩张,需警惕有效血容量不足引起心率过快、心律失常、血压低水平等。合并高血压的患者,避免因术后血压持续低水平,导致脑、肾脏等重要脏器灌注不足,可应用去甲肾上腺素提高患者灌注压。老年(年龄>70岁)冠心病患者常伴有窦房结功能低下,予以临时起搏器预防心率过缓。搭桥术后出现新发房颤是常见的心律失常,术后 2~3 天内发生率最高。房颤的发生可能与术中心脏操作引起的刺激、心肌缺血、心房扩张、炎症和既往的结构性心脏病、桥数量、年龄、射血分数等因素有关,大部分房颤患者的临床症状是由心室率不规则引起的,可通过术后早期持续应用 β 受体拮抗剂等抗心律失常药予以纠正。术后保持水电解质平衡、及时补充钾、镁离子,心室率极不规则且血流动力学不稳定时及时告知医生予以转复。

2. 肺部护理 搭桥术后常规呼吸机辅助呼吸,根据病情、血气及桥血管情况调整呼吸机参数,注意观察患者有无烦躁、表情淡漠等脑缺氧征象。老年患者肺功能下降,术后血气指标区别于其他患者,维持二氧化碳分压在正常高限。肺部并发症是心脏外科手术后常见的并发症之一,主要表现为肺部感染、肺不张、胸腔积液、气胸等,严重时可引起低氧血症或呼吸衰竭,需及时处理。吸烟为冠心病患者发生心血管事件的首要危险因素,接受冠脉重建术后未坚持戒烟者临床不良事件发生率显著增高。为预防肺部感染,术后可监测咽喉痰培养、气道痰培养或自咳痰培养结果;观察记录呼吸道分泌物颜色、性质、量,做好气道湿化,根据胸片及痰培养的结果合理应用抗生素。病情稳定后尽早拔除气管插管,拔管后及时评估患者肺部情况,有针对性给予物理治疗,有吸烟史、痰液黏稠不易咳出者加强拍背咳痰、使用肺部震动排痰仪清理深部呼吸道;存在肺不张、肺膨胀不全时指导患者深呼吸或呼吸训练器锻炼。

3. 维持水、电解质酸碱平衡、监测血糖水平　监测血钾、镁、钙浓度,钾影响心脏自律性和传导性,钙对心肌做功至关重要,也参与再灌注损伤。维持血钾在 4.0mmol/L 左右,游离钙的水平 1.1~1.3mmol/L;对顽固性低钾患者,应考虑合并低镁的可能,需予以补充镁离子。定时复查血气,根据血气结果纠正酸碱失衡。呼吸性酸碱失衡应调节呼吸机参数以改善肺内氧合情况,代谢性酸中毒应以改善心功能、外周循环灌注为主,必要时静脉应用碳酸氢钠纠正酸中毒。

由于手术应激或合并糖尿病,患者术后常发生应激性高血糖。术后控制血糖在 7.8~10.0mmol/L。可采用胰岛素皮下注射或持续泵入胰岛素控制血糖水平,胰岛素微量泵入起效快、给药平稳,血糖波动幅度小,安全系数高。泵入胰岛素浓度以 1:1 为标准配制,现配现用,泵入速度大于 5IU/h 时,需每小时监测血糖,警惕低血糖的发生。

4. 血管活性药物的应用　术后早期使用硝酸甘油改善冠脉血流分布,增加缺血区血流,同时扩张外周血管、降低外周血管阻力,起到降低心肌耗氧量的作用。术前左室射血分数较低者,术后易出现低心输出量,应给予多巴胺等正性肌力药物,以维护心功能,增加心输出量。必要时可小剂量使用肾上腺素,药物效果不佳时尽早应用主动脉内球囊反搏。

5. 胃肠道护理　冠心病患者合并糖尿病、高血脂、老年、肥胖、饮食习惯不良、生活不规律者常见,可引起胃肠道功能下降;围手术期麻醉药的作用,术后早期卧床,均影响患者术后胃肠功能的恢复。通常术后 1~2 天患者开始排气,胃肠功能逐渐恢复。部分患者会出现排气时间延迟,肠鸣音减弱、腹胀,X 线片显示胃肠胀气的情况,尤其肥胖及高龄患者容易出现上述症状。麻醉清醒后开始实施早期康复,可以帮助促进胃肠功能恢复。对于持续腹胀的患者可以采取热敷、腹部按摩、口服胃肠动力药物、灌肠、中药肚脐处外敷、持续胃肠减压、禁食等措施。明确肠道菌群失调时,给予治疗菌群紊乱的药物。腹胀严重需及时处理,避免引起膈肌抬高影响呼吸运动,导致低氧。术后饮食遵循少食多餐、清淡易消化、均衡摄入的原则,未排气前可进流食,排气后进半流食,排便后可进普食。禁食牛奶、豆浆、甜食等易产气食物。开始进食后,保证 1~2 天排便一次。术后常规化验便常规。应用质子泵抑制剂、胃黏膜保护剂预防胃溃疡的发生。

6. 引流液管理　术后常规放置引流管,心包、纵隔或胸腔引流管分别标识、距缝皮 5cm 处做好刻度标记,每班进行交接。保持引流管通畅且妥善固定,患者体位改变时勿牵拉。OPCABG 术中肝素、鱼精蛋白用量较少,多数患者于 48 小时内可拔除引流管。乳糜胸是心脏术后一种常见的并发症,开胸术中乳糜胸发生率为 0.5%~2.0%。出现乳糜胸时胸腔积液量相对较多、为红色浑浊或黄色清澈液，乳糜试验可帮助诊断。乳糜胸较轻者，遵医嘱给予禁食或无油清淡饮食，并补充静脉营养，监测电解质、白蛋白、血糖水平；胸腔积液持续不减少时，可遵医嘱给予奥曲肽等生长抑素类药物治疗；较严重者，再次手术探查结扎乳糜管。因置管时间长，做好患者心理护理。

7. 肾功能维护　冠心病患者多合并动脉粥样硬化、高血压和糖尿病，均可累及肾动脉，造成肾动脉狭窄和肾小球功能受损。术后应保证足够血容量、平均压 ≥ 65mmHg，维持有效肾灌注。术后查肾功能指标，当发现尿素氮、肌酐浓度异常时，避免使用肾毒性药物。

8. 神经系统监测　神经系统并发症是 CABG 术后严重并发症之一，以脑卒中、脑病、认知功能障碍、谵妄等为典型临床特征。与冠心病患者合并高血压、糖尿病、高血脂、颈动脉病变、高龄等因素有关，也与病情及手术相关，左室射血分数小于 50%、术后房颤、术后低血压是脑卒中的独立危险因素。根据患者术前脑部 CT、颈动脉超声、术后 Glasgow 评分及 RASS 评分等预测脑部并发症的风险。当患者出现一侧肢体麻木或半身不遂、口眼歪斜、失语、视物困难、眩晕、严重头痛、昏厥等需要进一步明确诊断。术后患者清醒延迟或精神异常时，应区分患者是一过性精神症状还是神经系统损伤引起的精神异常，严密观察患者的意识、瞳孔大小、对光反射。观察患者是否存在头痛、呕吐、视物不清、肢体活动障碍等临床表现，头颅 CT 可以了解大脑皮质的功能状态，判断有无脑出血、脑栓塞及脑水肿等情况，可依据检查结果及时对症处理。术后通过维持血压水平，补充有效血容量来保证脑部灌注，特别是术前合并高血压、动脉硬化及高龄的患者，注意隐性失水造成的有效循环血容量不足。

9. 精神症状　由于自身因素或 CABG 术后产生的神经系统并发症会出现一系列的精神症状，术后表现为神志淡漠、噩梦增多、幻觉、谵妄等。一般认为，年龄大、情绪不稳、焦虑、抑郁、A 型性格的患者易产生术后急性精神障碍。术后睡眠紊乱、监护病房的陌生环境也是术后急性精神障碍的诱因。发生术后谵妄时，患者常表现为意识障碍、行为紊乱，呈昼轻夜重的特点。家属的陪伴及安慰可缓解患者的焦虑心理，躁动严重时，需采取保护性约束保证患者安全。必要时应用氟哌啶醇等药物。

10. 伤口护理　糖尿病史、肥胖、高龄、不正确的活动方式等是影响伤口愈合的常见因素，伤口愈合不良时，常伴局部渗出增多，或者红、肿、热、痛等炎症表现。术后使用胸带固定胸廓，咳嗽、变换体位时双手交叉于腋下保护切口，减轻胸骨牵张力，可促进切口愈合。取大隐静脉患肢绷带包扎并抬高 15°~30°，术后 24 小时拆除弹力绷带，间断活动患肢，预防血栓形成。正常平稳的血糖水平对伤口愈合非常重要。准确记录伤口渗液的性质及量，及时通知医生。必要时，创面密闭式负压吸引技术或清创术可促进伤口愈合。

11. 疼痛　根据疼痛评估量表了解患者的疼痛程度，注意鉴别缺血性胸痛与伤口疼痛，对于伤口疼痛，采取及时、有效的镇痛治疗，止痛泵常规可应用 72 小时。病情允许时尽早拔除体内各种管路，减少因管路因素造成的不适。对于因手术制动引起的肌肉酸痛持续时间较长，可通过口服止痛药物、按摩、理疗等方式缓解。部分患者对于止痛药过分依赖或者过于担心止痛药物的副作用，护理人员应及时进行用药指导。

12. 心理护理　1/3 冠脉事件由心理因素引起，心理社会因素是心肌梗死的独立危险因素，冠心病危险因素相关的心理社会特征可归纳为五个方面：抑郁、焦虑、人格特征、社会适应不良和慢性压力。A 型人格是与冠心病关系密切的人格特质,这些个体更容易采取吸烟、饮酒、治疗依从性差等不健康的生活方式或行为。根据术前焦虑、抑郁评估量表及术后状态,观察患者的心理变化为其提供心理社会支持及行为指导,必要时遵医嘱给予药物辅助治疗。

(二)体外循环下冠状动脉旁路移植术后护理

体外循环下冠状动脉旁路移植(ONCABG)需使用大量晶体液和胶体液预充,导致术后低血红蛋白浓度和低血细胞比容,且血液与大面积的管道容器、空气接触后触发补体活化,导致复杂而多变的全身炎性反应,对肾、脑等重要器官造成不同程度的损伤。与 OPCABG 相比,ONCABG 术中肝素及鱼精蛋白的用量更大,除按 OPCABG 护理常规外,监护重点是出凝血、肾功能及神经系统并发症,出入量的管理应根据循环情况,静脉压、肺部渗出情况、尿量来综合判断。

(三)冠状动脉旁路移植同期支架术(冠脉 Hybrid 手术)术后护理

除按 OPCABG 术后护理常规外,抗凝护理是 Hybrid 术后的监护重点。要求术后 1 小时监测激活全血凝血时间(ACT)控制在 150 秒;保持引流管通畅并严格监测引流量、性状,引流量突然变化较大时需高度警惕;术后第一天,胸腔积液不多、无出血者遵医嘱给予阿司匹林、氯吡格雷双联抗血小板治疗。应用抗凝血药期间注意观察患者有无出血征象,应用胃黏膜保护剂预防消化道出血。24 小时入量在 2 000ml 以上以利于对比剂的排出。本术式为微创且不取大隐静脉,可帮助患者早期下床活动,预防血栓。

(四)微创直视下冠状动脉旁路移植术后护理

除按 OPCABG 术后护理常规外,微创直视下冠状动脉旁路移植(MIDCAB)术中为了暴露术野,左肺塌陷,右肺过度通气,术后应听诊患者肺部,对比双侧呼吸音。拍肺部 X 线片明确肺不张情况,对于一侧肺不张的患者结合体位进行叩背,进行深呼吸或者呼吸功能训练器锻炼,促进术中塌陷的肺部恢复正常。餐前、睡前、晨起定时咳痰,预防肺部感染。术后 3 天常规应用止痛泵,防止因手术切口或引流管引起的疼痛影响患者呼吸。同时,由于左侧胸膜腔打开,拔除胸管后要警惕气胸的发生。

MIDCAB 手术切口小,位置高,靠近左腋部。术中为了良好暴露,会使用肋间牵开器,术后因活动牵拉,患者切口疼痛较正中切口严重,需要及时止痛。由于切口及胸管口位置靠近腋下,切口容易被汗液污染,需要及时换药处理。部分肥胖患者因血糖控制不好,造成脂肪液化,切口愈合欠佳,需要及时、耐心解释,配合医生处理伤口。

高风险微创患者术后监护具有很高的挑战性。老年患者术前常合并呼吸疾病、肺功能储备能力降低,术中低血压、血氧饱和度降低等是发生脑损害的主要原因,应做好相关监护。

(五)冠心病合并左室室壁瘤术后护理

除按 OPCABG 术后护理常规外,心输出量和恶性室性心律失常是冠心病合并左室室壁瘤术后监护重点。由于左室舒张功能有限,每搏输出量几乎固定,心功能差时,需要用心率进行代偿,静息状态下心率维持 90~115 次/min,保持心指数接近 2.0L/(min·m^2)。当药物治疗不能改善或纠正室性心律失常和心输出量时,主动脉内球囊反搏(IABP)或心室辅助治疗是必要的治疗手段。

(六)冠心病合并瓣膜病术后护理

除按 OPCABG 术后护理常规外,冠心病合并瓣膜病术后还应采取换瓣术后的抗凝护理。该类患者的术后监护重点是控制血容量,补液速度不宜过快,以免加重心脏负担,术后早期维持负平衡。维持水、电解质平衡及监测内环境也是该类患者的护理重点,因为冠心病合并瓣膜病的患者术前多因长期消耗性体质、利尿剂应用等问题易出现电解质及内环境紊乱,严密监测心电变化,及时处理心律失常,发现心电图异常时应急查心肌酶,及时发现诱因恰当处理。遵医嘱给予正性肌力药、血管扩张药、利尿剂治疗。而且,此类患者易并发多脏器功能不全、感染,临床会采用 IABP、连续性肾脏替代治疗(CRRT)、植入式左心室辅助装置(LVAD)等辅助治疗,需要做好相关护理。

五、术后康复与出院指导

手术后生命体征平稳即可进行康复锻炼。根据患者手术方式、手术后天数、生命体征等采取进阶式康复训练,早期由护士协助进行深呼吸、床上翻身、坐起、下肢抬高等运动;可逐渐过渡至床旁站立、踏步、步行训练。I 期康复可促进肌力恢复、增加肺容积、促进肠蠕动、改善下肢血液循环、降低感染风险、减少肺栓塞、增加心肌收缩力。在康复过程中,严密观察患者的生命体征变化,询问患者的主观感受。

胸骨通常 3~6 个月愈合,在此期间内不宜提拿重物,不宜做扩胸运动,手术后建议使用胸带 3 个月。休息时取血管下肢适当抬高,促进回流,减少肿胀,指导患者自我观察切口有无渗血、渗液、红、肿、热、痛等炎性反应,及时发现及时就医,切口愈合良好可进行淋浴。注意饮食搭配,科学进餐;以低盐、低脂、低胆固醇、高蛋白、高纤维素、易消化食物为主,少量多餐,避免增加心脏负担。术后禁烟、酒、咖啡及辛辣刺激食物;防止消化不良或肠道感染,并注意口腔卫生,糖尿病患者注意降糖药的应用及血糖的监测。术后及早进行康复锻炼,促进胃肠功能恢复。术后早期肺康复可提高氧合能力,减少二氧化碳潴留,预防肺不张,增加呼吸肌力量及耐力,降低肺部感染;下肢锻炼可恢复下肢肌力、预防下肢静脉血栓形成、促进侧支循环。出院后可进行二期、三期心脏康复。保持心情舒畅、避免情绪激动,注意劳逸结合。保持大便通畅,大便时不要过度用力,1~2 天大便 1 次为宜,必要时可应用缓泻剂。常规出院后 3~6 个月进行第一次复查、出院后 1 年进行第二次复查。

冠心病的手术治疗是冠状动脉再血管化的过程,术后药物治疗、良好的生活习惯是维持冠状动脉及桥血管通畅的关键因素。出院后应严格按医嘱服药,不可自行停药或调药,有不适需要及时就医。CABG 术后常用的抗血小板药物,包括阿司匹林、氯吡格雷、替格瑞洛等,主要作用是预防血小板聚集,从而防止血栓形成。冠心病患者需要长期服用阿司匹林,合并支架植入或心肌梗死时需要阿司匹林和氯吡格雷或替格瑞洛同时服用 1 年。目前临床应用的阿司匹林基本是肠溶片,药物在肠道里溶解、吸收,避免引起胃黏膜损伤。最新的观点认为,空腹服用阿司匹林,胃排空更快,药物更快进入肠道,也可以减少对胃的损伤。硝酸酯类的药物可以扩张周围静脉,减少回心血量从而降低心脏做功,减少心肌耗氧量。服用此药应注意观察血压的变化,如有头晕、低血压的症状及时就医。常见的 β 受体拮抗剂为阿替洛尔,通过减慢心率,降低血压改善心肌梗死患者的氧供,从而减少心绞痛发作。服用此药物应注意测量心率及血压,当心率小于 60 次 /min,并伴头晕、乏力等症状时及时就医。合并高血脂患者服用降血脂药物需定时监测肝功能。糖尿病患者应用降糖药物时注意预防低血糖的发生。

参考文献

［1］胡盛寿. 中国心血管健康与疾病报告 [M]. 北京: 科学出版社, 2020.

［2］郑哲, 胡盛寿. 成人心脏外科学 [M]. 4 版. 北京: 人民卫生出版社, 2016.

［3］陈靖, 余强. 杂交手术治疗多支冠状动脉疾病的研究进展 [J]. 心血管病学进展, 2021, 42 (1): 21-24.

［4］佟子川.《2018 年血运重建指南》解读 [J]. 中国临床医生杂志, 2019, 47 (4): 386-388.

［5］沈迎, 张瑞岩, 沈卫峰. 稳定性冠心病血运重建策略进展—2018 中国稳定性冠心病诊断与治疗指南解读 [J]. 心脑血管病防治, 2019, 19: 107-109.

［6］王平善, 王玮, 孙晓林, 等. 冠心病合并左室室壁瘤的外科治疗 [J]. 现代医学与健康研究电子杂志, 2018, 2 (12): 9-11.

［7］于婵, 段霞, 夏杰, 等. 冠状动脉旁路移植术术后病人早期活动的研究进展 [J]. 护理研究, 2018, 32 (21): 3332-3334.

［8］卢巧媚, 凌云, 瞿斌, 等. 微创胸腔镜下冠状动脉旁路移植术的围术期护理管理 [J]. 岭南心血管病杂志, 2018, 24 (1): 102-103, 117.

［9］周玉杰, 刘巍. 2018 年欧洲心脏协会和欧洲心胸外科协会血运重建指南解读 [J]. 中国介入心脏病学杂志, 2018, 26 (9): 497-500.

［10］许志锋. 小切口直视下冠状动脉旁路移植术治疗冠心病多支病变回顾与进展 [J]. 中国循环杂志, 2018, 33 (4): 414-415.

［11］王苏豫, 张鹏, 杨洁, 等. 微创冠状动脉旁路移植术的进展 [J]. 国际心血管病杂志, 2018, 45 (6): 337-340.

［12］陈霞, 刘贞, 王洁媛, 等. 老年瓣膜疾病合并冠心病同期手术的围术期护理 [J]. 实用临床医药杂志, 2016, 20 (24): 160-161.

［13］郭红, 杨秀玲, 金屏, 等. 应用微量泵注射胰岛素控制冠状动脉搭桥术后病人血糖的效果 [J]. 全科护理, 2016, 14 (20): 2103-2104.

［14］孔勇, 黄晖, 陈坤. 冠状动脉旁路移植术治疗冠心病的现状和进展 [J]. 临床合理用药杂志, 2016, 9 (12): 174-175.

［15］吕振乾, 王海平, 周保国, 等. 冠状动脉旁路移植联合左心室室壁瘤切除或折叠术临床应用效果观察 [J]. 山东医药, 2016, 56 (6): 60-62.

第二节 心脏瓣膜病围手术期的护理

一、概述

心脏瓣膜病（valvular heart disease, VHD）患者治疗根据心功能情况, 分内科治疗和外科治疗, 内科治疗主要预防瓣膜病继续加重和瓣膜破坏等, 如果患者症状明显、活动受限, 则需要外科治疗, 包括瓣膜修补治疗和瓣膜置换手术治疗。在过去几十年, 伴随社会经济发展以及人口老龄化的趋势, VHD 的流行病学也发生了明显的变化。据国家心血管病中心 2020

外科年度报告,我国瓣膜病外科疾病变化谱显示当前退行性病变比例已经超过风湿性病变,成为目前瓣膜病主因。VHD 也越来越多认为是与衰老相关的退行性过程表现,退行性、年龄相关性等问题使得外科手术风险和病死率增高,作为心脏瓣膜外科团队不可缺失的关键环节,提升瓣膜疾病外科护理质量对 VHD 患者顺利度过围手术期,尽快康复出院,提升生活质量非常重要。

二、治疗原则

心脏瓣膜病分为危险期、进展期、无症状重度病变期和有症状重度病变期四期,在治疗上需要更加重视早期和全程干预,以期更好地预防和治疗并发症。其主要治疗包括内科治疗、介入治疗、外科治疗,外科瓣膜手术的方法包括瓣膜成形(修复、成形环)和瓣膜置换术(生物瓣、机械瓣、同种瓣、自体瓣)。

术前应重视术前准备及正确评估,根据瓣膜病理生理改变、反流程度以及心脏功能,确定适宜的手术时机。术后早期容量一般以保持患者能够维持循环最小容量为准,基本呈现负平衡,注意电解质的补充。通过床旁彩色超声、持续心输出量监测、心电图、末梢循环、内环境代谢产物(如乳酸的变化)评估,警惕术后低心输出量、心律失常、低氧血症发生。

三、术前护理

(一)术前评估

1. 一般资料 年龄、性别、身高、体重、饮食习惯、营养状况、吸烟史、饮酒史。

2. 现病史 本次疾病的类型、特征、发展及诊治过程。如:有无疼痛、头晕、胸闷、气短、水肿、尿频、活动受限等症状及其发生的时间、性质、发展过程等。

3. 身体状况 了解患者既往史、过敏史、手术史、家族史、遗传病史、个人史、用药史及女性患者生育史等,评估重要脏器功能,评估手术的风险性。

(1)心血管系统:脉搏、心率(律)、血压;皮肤色泽、温度及有无水肿;体表血管有无异常,如有无颈静脉怒张和四肢浅表静脉曲张;心功能状况。

(2)呼吸系统:胸廓形状;呼吸频率、深度和形态;呼吸运动是否对称;有无呼吸困难、咳嗽、咳痰、胸痛、哮喘或发绀等;有无上呼吸道感染。有无肺炎、肺结核、支气管扩张、肺气肿等。

(3)泌尿系统:有无排尿困难、遗尿、尿频或尿失禁等;尿液颜色、浊度、尿量及尿比重等。有无肾功能不全、前列腺肥大或急性肾炎等。

(4)神经系统:有无头晕、头痛、眩晕、耳鸣、瞳孔不对称或步态不稳等。有无短暂脑缺血发作、脑卒中、痴呆史。

(5)血液系统:有无牙龈出血、皮下紫癜或外伤后出血不止等。有无出血性疾病或凝血系统异常等。

(6)胃肠道系统:有无消化性溃疡并发上消化道出血、肠梗阻、原有消化道疾病,如胰腺炎、胆囊炎急性恶化的风险。

(7)其他:有无肝脏疾病、糖尿病、甲状腺功能亢进、电解质紊乱、活动障碍、自理能力障碍等。

4. 辅助检查 各项实验室检查结果,如血、尿、便常规,血气生化,心肌酶谱,白蛋白,血脂,凝血检查结果;X 线、B 超、CT 及 MRI 等影像学检查结果;心电图、内镜检查和其他特殊

检查结果。对于感染性心内膜炎患者,主要包括:

(1)血培养阳性有决定性诊断价值,并为治疗提供依据,通常阳性率为75%。

(2)超声心动图可检出直径>2mm的赘生物。

(3)血常规化验中进行性贫血较常见,白细胞数增多或正常。

(4)其他:红细胞沉降率增快、免疫复合物阳性、血清C反应蛋白阳性、类风湿因子阳性等指标。

5. 心理和社会支持状况 患者和家属对疾病、手术方案、术前配合和术后康复知识的了解和掌握程度。患者对术后并发症、生理功能变化和预后的焦虑、恐惧程度以及心理承受能力。家属对手术的期望值、对手术预后及经济的承受程度。

(二)护理措施

1. 改善心功能 一般情况较差的患者,术前应用强心、利尿、补钾及扩张血管药等治疗。

2. 采取严格治疗措施预防上呼吸道及肺部感染,指导患者戒烟。

3. 配合医生完善辅助检查。

4. 改善营养不良患者的营养状况。

5. 安全保护 主动脉瓣病变的患者应注意观察有无心绞痛及晕厥等症状,特别应嘱咐主动脉瓣狭窄的患者少活动,避免情绪激动,值班护士应特别巡视这类患者,以防跌倒甚至猝死发生。主动脉瓣关闭不全患者观察有无左心衰症状,肺部有无湿啰音,是否咳泡沫痰。

6. 心理指导 帮助患者树立战胜疾病信心,消除其思想顾虑,避免情绪激动。

(三)健康宣教

认真讲解与护士合作、配合以及术后要注意的问题,如术前配血、备皮和个人卫生清理工作;指导患者深呼吸、有效咳嗽、嘱咐患者练习床上排大小便、床上移动等;术后ICU管路、伤口、饮食与营养、探视制度等。

四、术后护理

护理评估及问题:术后重点评估心肺功能状态,循环系统指标,电解质及出血情况,抗凝指标及预防感染发生。按全麻、低温、体外循环术后护理常规。

1. 体外循环下瓣膜置换术后护理

(1)心功能的维护:拔除气管插管后,一般仍需强心、利尿、补钾治疗。单纯二尖瓣狭窄患者,左室较小,术后强调维护左心功能,控制输液量及速度,预防肺水肿和左心衰,维持偏快心率,避免心率过慢加重左心负荷。急性瓣膜关闭不全的患者,因左心功能急剧下降,心室扩大,术后更要加强维护左心功能。

(2)补充及调整血容量:注意单位时间液体入量,既不能限制入量过严导致有效循环血量不足,也不能过多过快补充加重心功能不全。术后24小时出入量应基本呈负平衡。术后血红蛋白应维持在100g/L左右。

(3)维持电解质、酸碱平衡:为预防低血钾造成的室性心律失常,术后血清钾维持在4.0~5.0mmol/L,常规深静脉3%浓度补钾,遵循补钾原则,并及时复查血钾结果。补钾同时也要注意镁、钙的补充。

(4)引流液的观察:术后保持引流管通畅及妥善固定,密切观察引流液的性质及量,术后胸腔积液量多,需监测 ACT 和血栓弹力图,遵医嘱给予鱼精蛋白中和肝素或应用其他止血治疗(止血药、凝血因子、增加 PEEP 等)。术后早期引流不畅,出现反复恶心、胸闷、腹胀、心率快、血压低、静脉压高、平卧困难、末梢潮凉、尿少,及时向医生汇报,警惕心脏压塞。术后大量引流液涌出、颜色红、温度高且难以控制,应警惕术腔出血的可能。

(5)加强呼吸道管理:术后给予半卧位,保持呼吸道湿化,早期呼吸机辅助呼吸,循环稳定、患者清醒后拔除气管插管。术后定时翻身及体疗,鼓励咳痰保持呼吸道通畅,预防肺部并发症发生。

(6)术后抗凝:按瓣膜术后抗凝指导。

(7)预防感染:术后遵医嘱合理使用抗生素,监测体温、血常规变化及培养结果。

(8)注意监听瓣膜音质:发现异常心杂音及时报告医生。若发生急性卡瓣,立即采取叩击心前区急救措施,积极配合将患者送手术室行急诊手术。

2. 重症瓣膜病患者的术后护理

(1)临床分型

1)老年性心脏瓣膜病:伴随中国逐渐进入老龄化社会,老年性心脏瓣膜病发病率逐年升高,研究表明老年人群(≥75 岁)心脏瓣膜病发病率高达 13.3%。临床上老年性心脏瓣膜病主要包括风湿性、退行性、功能性心脏瓣膜病,具有起病隐匿、发病进程缓慢、临床表现不典型的特点。老年患者术前多合并糖尿病、高血压、慢性阻塞性肺炎、肾功能不全等疾病,机体和脏器储备功能明显降低,死亡原因多为肺功能衰竭、肺部感染、肾衰与心衰。

2)巨大左室伴左室收缩功能低下:短轴舒张末内径(LVEDD)≥70mm,短轴收缩末内径(LVESD)≥50mm,同时伴有心功能减低(FS<0.25,EF<0.40)。合并巨大左室是影响瓣膜病外科治疗效果的高危因素之一,常提示心肌已发生不可逆性病理损害,主要为不同程度的纤维化。术后病死率常高达 10%,且与左室扩大程度呈正相关,极易出现室性心律失常及心输出量综合征。

3)严重二尖瓣狭窄合并小左心室:对于严重二尖瓣狭窄,其左室发生萎缩,左室舒张末容积指数(LDEDVI)≤50ml/m²。这类患者术前全身情况差,心肺功能严重受损,术后并发症多,手术病死率高。我院按心腔改变的程度不同分为左房型(最为常见)、左室型(术后病死率高)、右心型(少见)、全心型(多功能脏器衰竭,病死率高)。这种临床形态分型方法反映了心腔改变的程度和心功能受损的程度,应根据各型表现出的临床特点进行监护,预防为主,减少盲目性,达到术后减少并发症和降低病死率、促进患者康复的目的。

4)严重主动脉瓣狭窄:长期无症状期的生存情况比较好,一旦出现症状,病情进展较快。症状严重的主动脉狭窄患者,出现瓣膜相关性心绞痛、晕厥、呼吸困难症状且未接受手术干预治疗的,5 年病死率约为 80%。《2017 AHA/ACC 瓣膜性心脏病患者管理指南》将外科手术高危症状性主动脉瓣狭窄患者 TAVI 的推荐等级由Ⅱa 改为Ⅰ类,将外科手术中危患者列为 TAVI 的Ⅱa 类推荐。

(2)术后护理

1)老年性心脏瓣膜病:老年性心脏瓣膜病在术后注意心功能的支持,有指征应尽早使用 IABP,重视呼吸道管理及肺部体疗,争取早日下床活动,增加肺活量,严密监测血糖、及时给予胰岛素治疗。

2)大左室瓣膜病的护理:严重室性心律失常及左心功能不全为主要特征;关键是预防

并及时配合医生纠正恶性心律失常。①密切监测心律、心率的变化,当患者多尿、纠正酸中毒、低钙补钙时始终要控制血钾在 4.5~5.0mmol/L,血镁维持在 0.6~0.8mmol/L,警惕恶性心律失常的发生。②了解患者的术前血压,维持合适的灌注压,保证心、脑、肾等脏器的良好灌注。③保持适宜的容量,大左室患者术前已适应较高的前负荷,术后需逐渐补足有效循环血量,术后早期略呈负平衡状态。④加强左心功能维护,严密监测血流动力学的改变,预防心输出量的发生,在监护中要做到勤观察,早发现问题,及时报告医生处理。⑤术后保持患者安静,避免应激状态引发的循环波动。

3)小左室瓣膜病的护理:术后关键是预防左心功能衰竭,左室破裂是术后最严重的并发症,应严格控制出入量,维持最佳血压心率。①密切监测心率和血压变化,心率最好控制在不低于 100 次/min,血压维持在有尿、无酸中毒的水平为宜;避免心率过慢和血压过高同时出现导致的心室过度膨胀现象。②术后严格控制出入量,静脉压维持在正常范围内,术后早期维持出入量负平衡,避免术后短时间内输液过多或过快致使左心室过度充盈,导致负荷加重、心肌收缩无力,诱发低心输出量。③维持电解质平衡(同大左室标准)。④根据病情使用正性肌力药及血管扩张剂,维持收缩压 90~110mmHg,避免血压过高,减轻心脏后负荷,维护左心功能,预防低心输出量的发生。

4)大左房瓣膜病的护理:术后以肺循环高压及易并发肺感染为主要特征。①术后结合临床特点、实验室检查结果、血气、肺部听诊等重点预防肺不张、肺部感染、呼吸衰竭。②术后遵循肺动脉高压护理原则及呼吸机使用原则。③术后充分镇静、避免患者烦躁、减少刺激、控制体温等,降低相关耗氧因素,充分供氧,预防肺动脉高压加重。④预防术后肺部感染:严格无菌操作,带气管插管期间每日行口鼻咽腔冲洗,每日遵医嘱查痰培养及涂片,并根据培养结果合理使用抗生素。术后循环稳定,给予床头抬高 45°,防止鼻咽腔分泌物逆流及误吸,并监测体温及血糖变化。⑤术后加强体疗及体位的改变,监听呼吸音,定时吸痰或协助咳痰,使用呼吸功能锻炼器加强呼吸功能锻炼,预防肺不张的发生;卧位时将肺不张的一侧胸部置于上方预防患侧肺部症状加重。⑥术后根据患者肺部情况适当延长呼吸机使用时间,拔管后观察患者呼吸形态(有无呼吸急促、鼻翼扇动、三凹征等)。结合胸片及血气(PCO_2、PO_2)结果评估肺部状态,若术后发生严重的低氧血症,应尽早行气管切开。

5)全心型瓣膜病的护理:结合左房、左室型特点,加强右心功能的观察和护理,预防多器官功能衰竭。①维护心功能,预防低心输出量(同瓣膜置换护理常规),术后出血、严重低心输出量或由于有难以控制的心脏和/或肺功能障碍,需要较长时间的循环、呼吸支持。此时可以应用体外膜氧合器(extracorporeal memberane oxygenation,ECMO)支持疗法为心脏术后心功能衰竭提供支持、护理。②维持电解质平衡。③呼吸功能维护(同大左房瓣膜病护理)。④严密监测肝肾功能、胆红素等生化指标,观察尿量、尿色,保持尿量 >1ml/(kg·h),慎用对肝肾功能损害的药物。若术后出现少尿或容量负荷过多、高钾血症、严重代谢性酸中毒,应及时进行床旁 CRRT。⑤合并恶病质的患者,遵医嘱选择胃肠道营养和静脉高营养作为支持治疗手段。术后促进胃肠道功能尽早恢复,监听肠鸣音。胃肠功能恢复后应尽量采用以胃肠内营养为主、胃肠外营养为辅的营养支持方式,逐步过渡到全胃肠营养。拔管后给予有营养、易消化的饮食,强调少食多餐;对危重患者的营养支持从低能量负荷开始。在提供足够能量的前提下,必要时可考虑给予合成类激素(生长激素),术后监控血糖。⑥严重主动脉瓣狭窄预防心律失常发生,要及早发现并纠正严重室性心律失常的诱发因素,如心肌缺血缺氧、低钾等。维持术后血流动力学稳定,以观察心电图无心肌缺血表现为宜;维持电解质、酸碱平衡是治疗各种心律失常的基础。

3. 瓣膜成形术后护理　瓣膜成形术包括瓣环的重建和环缩,乳头肌和腱索的缩短、延长和转移,人工瓣环和人工腱索的植入,瓣叶的修复。适用于单纯二尖瓣关闭不全,瓣叶及瓣下结构基本完整,瓣环扩张,纤维化及钙化结节可以剔掉者。对年轻患者或育龄女性,多采用成形术而较少做瓣膜置换手术。按瓣膜置换术后常规护理,特别注意:

(1)瓣膜成形术后早期血压的控制十分重要,收缩压通常要求控制在 120mmHg 以下,防止血压过高导致成形瓣膜撕脱。术后控制血压原则为:保证重要脏器灌注,特别是保证尿量,胸腔积液引流量不多为宜。

(2)术后抗凝的监测:瓣膜成形放入成形环需用华法林抗凝治疗 3~6 个月。

4. 感染性心内膜炎瓣膜置换术后护理　感染性心内膜炎(infective endocarditis,IE)是一种常见病,是指病原微生物,如细菌、真菌、立克次体等,经血流直接侵犯心内膜、心脏瓣膜或大动脉内膜所引起的感染性疾病,是临床严重威胁生命的心血管疾病之一。按瓣膜置换术后常规护理,特别注意:

(1)严格按照护理常规要求进行护理,遵循无菌操作原则,减少再次感染的机会。

(2)监测各项化验指标,根据药敏结果调整抗生素的使用。

(3)术后监测体温变化,结合临床症状和血常规、细菌学等检查指标,综合治理,及时留取血培养、痰培养、尿培养等标本。

(4)感染性心内膜炎患者术前因感染导致心肌损伤,术后加强心功能维护、维持血流动力学稳定是十分必要的。应结合床旁 X 线片、超声和临床症状如尿量、外周循环等评估心功能状态,同时也要监测有无再次感染引发的瓣周漏、赘生物等。

(5)观察患者神志、肢体运动等评估有无栓塞发生。

(6)术后加强营养支持。

5. 瓣膜置换术后瓣周漏患者的护理　由于瓣膜周围组织松脆、钙化、感染、水肿,导致人工瓣膜与心脏的瓣环组织固定不牢固,致人工心脏瓣膜置换术后瓣周漏,这是瓣膜置换术后一种少见而严重并发症。临床表现为心功能不全、人造瓣膜关闭不全、溶血性贫血等。按瓣膜置换术后护理常规,特别注意:

(1)维护心功能、预防低心输出量综合征。

(2)多脏器功能不全的监测。①注意观察尿色、尿量;如长期为血红蛋白尿,应及时报告医生,寻找红细胞破坏的原因(瓣周漏、人工瓣造成),同时碱化尿液,预防肾衰竭。②每日查血液生化,注意肝功能、胆红素有无异常。③准确记录出入量,出现尿少、循环不平稳、静脉压高可以行床旁血液透析。④预防感染:由于瓣周漏的患者再次手术、术后感染机会也会相应增加,故应严密监测体温、血常规,积极预防术后心内膜炎及肺部感染;如出现体温增高、白细胞增高,应查血培养、痰培养并根据培养结果选择抗生素。

6. 机械瓣膜失灵(卡瓣)的抢救配合

(1)机械瓣失灵的常见原因:内膜组织过度生长侵入瓣环卡住瓣叶,新鲜血栓形成,机械瓣本身故障。

(2)早期识别瓣膜失灵是抢救成功的关键:术后监听瓣膜音变化;配合床旁超声检查;监

测患者血流动力学变化,一旦使用大剂量血管活性药物仍不能稳定血流动力学,应做好抢救和快速进手术室再手术的准备。

(3)抢救配合:立即给予心脏叩击或胸外按压。

(4)观察抢救过程中血流动力学指标及引流液情况。

(5)胸外心脏按压的同时快速进入手术室准备再次手术。

(6)如患者无条件送入手术室时,立即进行床旁开胸建立体外循环紧急手术。

7. 术后康复与出院指导

(1)饮食、排便、活动:少食多餐,每日四至五餐,每餐六七分饱,选择优质蛋白质,如鱼、虾、各种瘦肉、蛋、酸奶等,不喝汤少喝粥,同时补充富含维生素的水果蔬菜,其中要注意少食西瓜等含水含糖量高的水果;术后第一个月仍要记录并控制出入量,心功能差的患者需长期坚持。老年和肺功能差的患者三餐前及睡前仍要拍背咳嗽,促进肺功能恢复。保持大便通畅,至少两天一次。出院后早期应避免出入人员密集的公共场所,防止感染。可以进行简单的活动,如散步,每次活动时间以不感觉劳累为宜,逐渐增加活动量,术后3个月复查正常、无身体不适,可以参加较轻的体力劳动。

(2)伤口:切口结痂完全脱落后方可洗澡,出院时胸骨尚未愈合的患者,建议术后3个月内使用胸带,老年患者及骨质疏松的患者应适当延长使用时间,避免做扩胸、上肢支撑运动,不得搬运重物;咳嗽、变换体位及活动时应绷紧胸带,松紧度以插入两指为宜。

(3)用药指导

1)常规用药:服用利尿药物如托拉塞米、呋塞米、双氢克尿噻的患者,服用后可因尿量增多造成低钾症状,要同时服用补钾药物,如有不适及时去医院就诊。

2)瓣膜手术术后抗凝指导:目前抗凝血药主要包括香豆素药(华法林)、抗血小板类药(潘生丁、阿司匹林)、肝素。研究表明人工心脏机械瓣置换术后采用香豆素类抗凝药较未采用抗凝血药和血小板类药,栓塞率低。因此,人工瓣膜置换术后首选华法林作为抗凝药。①术后根据瓣膜置换的种类口服华法林进行抗凝治疗。机械瓣置换术后必须终生服用抗凝药;生物瓣、瓣膜成形(放置成形环)术后抗凝3~6个月,但如合并房颤、巨大左房、术后发生过低心输出量或循环功能低下者,抗凝时间应适当延长(3~6个月)。②每日测定凝血酶原时间及活动度和INR,及时调整华法林用量。主动脉瓣置换INR值维持在1.5~2.0;二尖瓣置换INR值维持在1.8~2.5;三尖瓣置换INR值维持在2.5~3.0。华法林首次剂量3~5mg,而后依化验结果调整。严防用药过量或不足引发的出血或栓塞等严重并发症。③掌握影响抗凝血药治疗的因素。增强华法林抗凝作用的因素包括,药物:长期使用广谱抗生素、西咪替丁、类固醇、奎尼丁、抗血小板药物、阿司匹林、吲哚美辛和潘生丁等;肝功能损害:合成凝血酶不足,胆道病变;酒精:会增强抗凝作用。减低华法林抗凝作用的因素包括:维生素K_1、维生素K_3、安眠药、雌激素、利福平、口服避孕药等药物;大量进食含维生素K_1的食物,如:菠菜、青菜、胡萝卜、番茄、新鲜的豌豆及猪肝等;输入新鲜的血液制品。④掌握抗凝治疗过程中出血的观察与护理:注意观察患者有无皮肤瘀斑、牙龈出血、鼻出血,注意观察患者的痰液、尿液、大便的颜色,女性患者注意观察月经量的多少,如有异常及时复查INR,通知医生减少抗凝血药剂量,慎用维生素K_1治疗。栓塞的观察与护理:观察患者有无四肢活动障碍、局部疼痛、感觉异常、末梢循环不良、动脉搏动减弱或消失;或出现头痛、呕吐、偏瘫、昏迷等,及时发现栓塞症状做好抢救的工作。⑤用药宣教:向患者及家属交代清楚抗凝治疗的重要性,服药方法及注意事项。定期复查 INR:服用抗凝药期间更换批号或改用另一种抗凝药时,均要及时复查 INR,严密观察抗凝指标的变化,随时调整剂量;注意有无抗凝过量的征象,必要时急查 INR。按时服药,剂量准确,认真记录。尽量避免外伤。凡遇特殊情况,如拔牙、择期手术应在医生指导下调减抗凝药。⑥复查:出院 3~6 个月复查或根据医嘱及病情来院就诊。

五、经导管主动脉瓣植入术后护理

(一)概述

经导管主动脉瓣植入术(transcatheter aortic valve implantation,TAVI)是将组装好的主动脉瓣经导管置入主动脉瓣区释放,恢复瓣膜功能,是一种新型主动脉瓣病变介入治疗技术。TAVI 手术具有创伤小、手术时间短、无需体外循环的优点,在术后恢复和生存率上有明显优势,在技术开展早期,为老年退行性主动脉瓣狭窄(aortic stenosis,AS),合并多种疾病或心功能差且高龄、不适合外科主动脉瓣膜置换术(surgical aortic valve replacement,SAVR)的晚期患者,带来了有效治疗的机会。我国 2010 年开展首例 TAVI,自 2017 年两款国产瓣膜上市以来,我国 TAVI 进入快速、全面发展阶段,目前手术适应证已扩展到主动脉瓣关闭不全及中危患者,标志着我国的 TAVI 应用已走在世界前列。TAVI 的治疗依赖于团队合作,包括心内科与心外科的协作、确定术式及不同入路选择、入路手术失败转 SAVR 等。鉴于此手术的并发症风险,如:传导阻滞、血管并发症、脑卒中、瓣周漏、心肌梗死等,术后护理以并发症的及时发现、处理及老年护理为重点。

(二)治疗原则

术前内、外科共同对筛选病例综合评估,确定麻醉方式及入路选择等。麻醉方式有全麻或局麻加镇静两种。入路主要包括经股动脉,即股动脉—腹主动脉—降主动脉—主动脉弓—主动脉根部—跨主动脉瓣—左心室;经心尖,即小切口穿刺心尖部;经升主动脉,即胸骨上段小切口或胸骨旁小切口开胸经升主动脉;还包括经锁骨下动脉和腋动脉等。其中经动、静脉穿刺为内科常规入路;经股动脉切开、经心尖、经升主动脉为外科入路。

术后管理重点包括循环监测和容量管理、抗凝抗血小板治疗、早期运动、TAVI 并发症的早期发现及处理,康复运动治疗和健康指导,须兼顾高龄患者特点。

(三)术前护理

1. 术前评估　包括年龄、既往史、主动脉瓣病变严重程度、TAVI 适应证、禁忌证以及外科手术风险。《2017 AHA/ACC 瓣膜性心脏病患者管理指南》推荐 EuroSCOREII 及 STS 评分系统进行术前危险分级评估。除此之外还应包括虚弱及营养状态评估、运动功能评估(6 分钟步行试验)、认知功能评估(mini-mental state examination,MMSE)及无效性评估(预期寿命及生活质量改善可能)等。

2. 护理措施

(1)维护心功能,记录 24 小时出入量,维持水、电解质平衡;AR 以左心功能不全、充血性心力衰竭为主,强心利尿治疗,控制液体入量。主动脉瓣重度病变患者减少活动,避免活动后呼吸困难、胸痛及心绞痛,避免突发晕厥、跌倒甚至猝死。

(2)指导患者进行呼吸功能锻炼,掌握有效咳痰方法,对高龄患者术后预防肺部感染尤为重要。

（3）术前一天停用降心率药物。股动脉入路手术标记双足背动脉搏动点。其他术前准备同 SAVR。

3. 健康宣教 依据老年患者心理评估及认知评估特点，如记忆力下降、思维迟钝、听力及视力衰退等，需缓慢、重复叙述，简化内容，告知此项技术的优势及术后症状的改善、术后配合的内容，有利于减轻术前焦虑。

（四）术后护理

不同路径的 TAVI 术后管理大致相同，AR 疾病的 TAVI 对容量、血压的控制较 AS 疾病的 TAVI 严格。非外周血管 TAVI 为全麻手术，因创伤大，在循环维护、呼吸道护理、伤口护理等方面难度较大，但血管并发症较少发生。

1. 动态心电监护、维持循环稳定、保障心脑肾灌注 连续心电监测，根据术中失血失液量、心功能、心律、血压、中心静脉压、肺部听诊、尿量、末梢循环状况等因素，综合判断。AS 患者及时补充容量，先胶体后晶体。AR 患者早期控制单位时间内液体入量，逐渐补充有效循环血量，出入量负平衡。AR 患者左心功能不全、左室大，易发室性心律失常，需及时纠正低钾，必要时遵医嘱胺碘酮／利多卡因静脉泵入；经心尖 TAVI 术后常见室性期前收缩、心房纤颤等，需排除容量不足因素，必要时遵医嘱胺碘酮静脉泵入。术后外周血管收缩、外周阻力增高等原因可以引起术后血压增高。AR 患者早期血压升高易导致瓣膜因血流冲击滑动移位。控制收缩压在 110mmHg 左右，减少心脏后负荷；如术前合并高血压，控制血压不低于术前 20~30mmHg，对保障高龄患者的脑灌注及肾灌注尤为重要。

2. 及时发现心脏传导阻滞、瓣周漏、心肌梗死并发症 心脏传导阻滞、瓣周漏是术后常见并发症。心脏传导阻滞是瓣膜支架在扩张和置入过程中，压迫传导区心肌，造成局部水肿、缺血进而导致的，可表现为左、右传导束支阻滞和房室传导阻滞。术后常规右侧颈内静脉安置临时起搏器，须妥善固定外鞘管，防止因起搏电极接头过大、颈部活动牵拉引起电极脱位。监测临时起搏器的工作状态并记录参数。术后 3~5 天，动态心电图检查无异常后可撤除临时起搏器。术后瓣周漏多数为轻度反流。术后床旁超声心动图检查，监测有无严重瓣膜反流，如突发呼吸困难、不能平卧、血压、心律变化及时报告医生。

术后心肌梗死原因为瓣膜支架移位闭塞冠状动脉，或术前合并冠心病。术后注意倾听患者主诉，有无胸闷、胸痛等不适，监测心电图有无 ST-T 改变、查血心肌酶谱和肌钙蛋白含量。

3. 预防肺部并发症 较 SAVR 而言，TAVI 手术创伤虽小，但病例常见于 80 岁以上高龄患者，各脏器功能减弱，术后肺不张、肺部感染的危险大幅增加，据统计，国内高龄患者肺部感染致死率高达 41.8%~49.6%，因此，预防肺部并发症是术后早期康复的关键。严密监测呼吸频率、血氧饱和度，全麻气管插管患者须听诊双肺呼吸音、按需查动脉血气、拍床旁胸部 X 线片，尽早拔除气管插管，定时翻身、拍背、雾化、鼓励咳痰，对于拔除气管插管后咳痰无力的老年患者，必要时经鼻腔气管内吸痰。术后依情况尽早锻炼坐、站，有利于排痰，预防肺部感染。

4. 局部伤口及胸腔引流管护理 局部股动脉穿刺伤口沙袋压迫止血 6 小时，观察穿刺部位有无渗血及血肿。外科经心尖、经升主动脉入路的术式，术后常规留置胸腔引流管，接小型密闭负压引流装置，微创手术引流液较少，观察引流液色、量，发现异常及时汇报医生。

5. 观察穿刺侧肢体,及时发现血管并发症 观察穿刺侧肢体颜色、皮温,对比双侧足背动脉搏动有无减弱或消失,发现异常提示血管并发症,及时汇报医生。血管并发症以股动脉入路的术式常见,如出血、血肿、动脉夹层、血管栓塞等。

6. 加强对神经系统的观察,及早发现脑卒中并发症 TAVI 术后 30 天内整体脑卒中发生率为 3%~4%,可能与患者高龄、主动脉粥样硬化、瓣叶钙化、手术操作致斑块破裂或瓣上钙化物质脱落有关。其表现为局灶性神经功能的缺失。须密切观察患者意识、瞳孔、肢体活动状态,有异常及时汇报医生,及早做头颅 CT 检查,及早给予脱水药和影响脑神经药物如甘露醇、甘油果糖、醒脑静等,对术前高血压的高龄患者,更须注意控制血压不可过低,保证充分的氧供和灌注,防止脑部缺血、缺氧。

7. 营养支持,鼓励尽早活动 局麻术后尽早给予半流食过渡到普食;全麻术后拔除气管插管 6 小时可进食,由流食、半流食过渡到普食;对于不能拔除气管插管的患者,可视胃肠功能恢复情况,尽早肠内营养。饮食以高蛋白质、易消化为宜。尽早活动有利于预防坠积性肺炎、防止栓塞,依患者情况,建议术后当天床上活动、术后 1 天下地活动和行走,逐渐增加步行距离和时间、频次。6 分钟步行试验可用于 TAVI 术后活动训练、评价术后心功能改善情况、评价预后及活动训练效果。

8. 抗凝治疗 术后抗凝,采用双联抗血小板,阿司匹林加波立维或氯吡格雷抗凝 6 个月;或应用华法林抗凝 6 个月,维持 INR 在 1.8~2.5。术后如合并心房颤动、血栓栓塞等,建议长期应用华法林。注意观察出血征象,及时处理。

(五) 术后康复与出院指导

1. 指导患者出院后康复运动以步行运动和轻度家务劳动为主,以自身不感觉劳累为宜,逐渐增加运动强度、时间、频次。

2. 指导患者了解抗血小板药物的作用及不良反应,注意观察有无皮肤黏膜、大小便出血的征象,及时就医。

3. 指导患者学会记录出入量,了解如何控制入量,预防心衰。

4. 出院后 1 个月复查动态心电图,术后 1 个月、3 个月、6 个月复查血常规、心肌标志物、心脏超声及心电图。

知识拓展

《2017AHA/ACC 指南:心脏瓣膜病患者的管理》中,TAVI 对于无法外科手术的重度主动脉瓣狭窄患者仍为Ⅰ类推荐,证据水平由 2014 年指南中 B 级提升为 A 级,要在充分考虑患者偏好、合并症、解剖特征和预期寿命等特质的基础上做出个体化的治疗决策。2017 年指南认为对于外科术中危主动脉瓣狭窄患者,TAVI 是外科主动脉瓣膜置换术(surgical aortic valve replacement, SAVR)的合理替代治疗方案(Ⅱa 类推荐,BR 级证据)。这是 TAVI 作为外科中危主动脉瓣狭窄患者的可选治疗方式首次被写入指南中。

六、经皮肺动脉瓣植入术治疗与护理

(一)概述

经皮肺动脉瓣植入术主要用于治疗肺动脉瓣反流(PR)的患者,常见于以下情况:法洛四联症(TOF)外科术后的患者,由于采用自右室流出道跨肺动脉瓣至肺动脉主干和左右肺动脉分支补片扩大成形术,瓣膜缺失,术后远期会并发严重的 PR;肺动脉狭窄外科术后和肺动脉狭窄球囊扩张术后造成的 PR;孤立性先天性 PR;肺动脉瓣缺如综合征等。重度的 PR 会导致右心室容量负荷大量增加、右心室腔扩大,随之右心室收缩排血功能下降,患者运动耐量明显下降,甚至出现心律失常。国外研究资料提示,当右心室舒张末容量/体表面积(RV EDV index)>150ml/m² 时,患者甚至会发生猝死。因此患者需要接受再次开胸手术植入新的人工肺动脉瓣。但是二次手术不但手术难度大,且存在较高的危险性和病死率。

经皮肺动脉瓣植入术是一项新技术,应用介入治疗方式有效终止了肺动脉的大量反流,改善了右心室功能和肺组织血液循环,达到了治疗的目的,并避免了再次开胸手术。

(二)治疗原则

经皮介入人工心脏瓣膜系统是一种新型的自膨胀性的心脏瓣膜,该瓣膜由异源性的猪心包膜组织安装和缝合于自膨胀式镍钛记忆合金框架(支架)上,为三叶式瓣膜结构。

导管路径:右股静脉→下腔静脉→右房→右室→主肺动脉。

用于治疗中-重度 PR、右室(RV)增大及心室射血分数(EF)下降、RVEF<50% 的患者。

(三)术前护理

1. 术前评估

(1)一般资料:重点了解患者既往病史。

(2)临床表现

1)生命体征:评估体温、血压、脉搏、呼吸、颈静脉怒张和肝大程度、下肢水肿程度等,评估这些表现在患者接受治疗护理后的变化。存在水肿时监测体重、腹围变化。

2)饮食状况:总量及营养的摄入情况。

(3)辅助检查

1)常规检查:超声、胸片、心电图检查、血常规、生化指标、凝血指标、感染指标,长期服用利尿剂的患者应注意电解质情况。

2)特殊检查:NT-pro-BNP(氨基末端利钠肽前体)、心肌肌钙蛋白、6 分钟步行试验,CT、心脏磁共振(MRI)等影像学检查用于评估心脏解剖结构(PR 的存在与严重程度是否合并狭窄,右室、左室大小及功能,是否合并三尖瓣反流及严重程度,右室流出道形态特点,是否存在肺动脉及其分支的狭窄)。特殊检查用于选择合适的带瓣支架及用于术后随访。

2. 护理措施

(1)维护心功能:准确记录出入量,控制单位时间液体入量,定时复查血钾,防止电解质紊乱引起的心律失常。

(2)心理护理:了解患者心理状况,对其进行有针对性的术前宣教,让其了解手术过程、术前、术后注意事项,缓解患者紧张情绪,积极配合治疗。

(3)术前准备:双侧腹股沟及会阴处备皮、建立静脉通路、配血;术前一晚给予 110ml 甘

油灌肠剂灌肠,排便后测量体重;20:00点后禁食、24:00点后禁水;术前用药准备:术前一天服用阿司匹林≥100mg,预防性应用抗生素治疗。术前服用华法林的患者,改为低分子量肝素钠。

3. 健康宣教　告知患者:①术前禁食水的时间及目的;②介绍手术室的环境及接手术流程;③介绍手术过程以及如何配合术中拔除气管插管;④术后禁食水的时间;⑤术后有可能出现胃肠道反应(恶心、呕吐)的原因;⑥术后患者平卧24小时,术侧肢体制动沙袋压迫6小时。

(四)术后护理

1. 术后未完全清醒的患者给予吸氧、去枕平卧、头偏向一侧以防止误吸,清醒后4小时进水,6小时进半流饮食,次日进普食。术侧肢体制动,沙袋压迫6小时,平卧20~24小时。

2. 维护左右心功能　监测生命体征,根据中心静脉压、血压、心律给予补液,维持循环的稳定,定时化验血钾水平,防止电解质紊乱引起的心律失常。

3. 预防和控制感染　①亚急性细菌性心内膜炎是PPVI最严重的并发症之一,具有很高的发病率和致死性,严格无菌操作,严密监测体温变化,术前及术后连续3天使用抗生素预防感染。②发热期间,卧床休息,保持大便通畅,增加营养以提高自身免疫力,预防交叉感染,病室经常通风换气,减少人员探视,进出患者房间需戴口罩。应用抗生素时要严格按时、按量给药,以保证有效的血药浓度。抗生素药物现配现用,并观察用药效果。针对患者感染情况采用每天一次达托霉素(0.3g),连续使用6周,丙种球蛋白连续应用3天,按时查血常规。

4. 监测心律变化　瓣膜支架有可能压迫冠状动脉引起心肌缺血和梗死,是PPVI最严重的并发症之一,术后注意观察患者心律的变化,如出现ST段改变并伴有胸闷、胸痛等症状,要及时做心电图、查心肌梗死相关检验指标、做超声检查以判断支架位置,判断是否存在心梗的风险。患者术后频繁出现室性期前收缩,要警惕支架移位。

5. 伤口护理　定时巡视,观察伤口有无出血、血肿,多倾听患者主诉是否有伤口疼痛难忍,听诊有无血管杂音,必要时做下肢血管超声以排除假性动脉瘤及动、静脉瘘。

6. 术后康复与出院指导

(1)用药护理:阿司匹林100mg,每日一次服用半年;或阿司匹林100mg+波立维75mg,每日一次服用半年,用药期间注意观察有无上腹部不适或疼痛、黑便等胃肠道症状,必要时给予胃黏膜保护性药物。有消化道出血史、胃溃疡、严重肝脏疾病、颅内出血的患者禁用。

(2)定期检查:术后1个月、3个月、6个月复查超声、胸片、心电图,6个月做CT、MRI、6分钟步行试验,评估患者术后心功能情况,与术前作对比,了解支架位置。

(3)出院指导:指导患者自我监测体温,嘱患者不要在饭后、热饮后、出汗时及活动后测量体温,出现发热及时就诊。加强营养,进食高热量、高蛋白、高维生素和易消化饮食,以增强机体抵抗力,补充代谢的消耗。加强个人卫生,预防各种感染。出院早期可以做一些轻体力活动,比如散步、做家务等。

七、经导管二尖瓣修复术后护理

(一)概述

二尖瓣反流(mitral regurgitation,MR)是常见瓣膜病变之一,长期中重度及以上的二尖瓣关闭不全可引起左心室重构、扩大、心房颤动和肺动脉高压等。二尖瓣修复术或置换术是治疗MR的"金标准",但是有近50%的MR患者因心功能低下或合并其他多种疾病,外科手术风险高而不宜行外科手术。近年来,经导管瓣膜修复技术快速发展,成为治疗MR新的方法,与外科手术相比具有创伤小、无需使用体外循环、术后并发症少、患者恢复快等优势。目前经导管二尖瓣修复技术(transcatheter mitral valve repair,TMVR)种类较多,使用较多的是经导管二尖瓣钳夹术(MitraClip术)、经导管二尖瓣人工腱索植入术等。

（二）治疗原则

MitraClip术通过股静脉或心尖途径,使用特制的夹子夹持二尖瓣前后叶,形成"双孔二尖瓣",类似于外科缘对缘修复技术,从而达到纠正二尖瓣脱垂,减少反流的目的。

（三）术前护理

1. 术前评估 TMVR患者多为高龄或合并有多种疾病的外科高危患者,术前评估应力求全面,以便及时准确地发现可能影响预后的因素。超声心动图是MR诊断和量化的主要成像方式,但CT是术前TMVR评估的首选成像方式。伴随3D技术改进,经食管超声心动图在将来可能发挥更重要作用。除此之外,还要重视心肺功能评估、虚弱及营养状态评估、运动功能评估(6分钟步行试验)、认知功能评估等。拟行TMVR的患者,主要需要满足以下条件：①中重度以上的二尖瓣反流;②传统外科手术风险评分高(EUROScore ≥ 20%),不适宜行手术;③二尖瓣解剖上适合TMVR的患者(主要指二尖瓣瓣环和瓣叶相关指标)。

2. 护理措施 ①维护心功能,调整出入量,维持水、电解质平衡。②呼吸功能锻炼,如练习咳嗽、吹气球对高龄患者术后预防肺部感染尤为重要。③术前准备按外科常规。④心理护理及健康宣教,依据老年患者心理评估及认知评估特点,协助医生向患者家属讲解中、重度二尖瓣反流治疗,手术相关知识及注意事项。

（四）术后护理

1. 持续血流动力学监测,维护心功能 术后持续血流动力学的监测,每小时记录血压、中心静脉压,高危患者可通过漂浮导管持续监测肺动脉压、肺动脉楔压、心输出量、体肺循环阻力等指标,观察动态血流动力学,预防术后低心输出量的发生。术后早期控制血压是十分重要的,收缩压通常控制在120mmHg以下,防止血压过高导致二尖瓣夹合器脱落造成栓塞。术后控制血压原则为：保证重要脏器灌注特别是保证尿量,胸腔积液引流量不多为宜。

2. 引流液的观察 经心尖TMVR治疗的患者需观察术后出血及抗凝相关的并发症,以防止出血导致的心脏压塞,观察伤口有无渗血渗液,每小时记录引流液的量、色,若引流液持续增多需及时通知医生。术后定期复查血常规、凝血指标、肝功能等。

3. 呼吸道护理 TMVR手术患者多为高龄、术前合并有其他肺部疾病(如严重的慢性阻塞性肺疾病、限制性肺病等)。术后可以在较早的时间内停用呼吸机,有效地减少呼吸机相关性肺炎等并发症的发生。术后需要每小时监测呼吸频率、血氧饱和度,听诊肺部呼吸音,及时发现肺炎或肺水肿的征象,定期查血气、拍床旁胸片。拔管后的患者注意体疗,定时翻身、拍背、雾化,鼓励咳痰,尽早活动以预防坠积性肺炎。对于疼痛的患者可以给予自控式镇痛泵或镇痛药缓解疼痛,以改善患者呼吸功能。

4. 肾功能护理 患者多为高龄、肾动脉硬化,通常术前就有肾功能损害。术后常规留置尿管,每小时记录尿量,观察尿液颜色,复查肾功能、尿常规,维持合适的血压以保证足够的肾灌注。注意观察是否出现水肿、尿少、乏力等非少尿型急性肾衰症状,以及肌酐、尿素氮增高引起恶心、呕吐消化道症状。

5. 术后抗凝　由于 TMVR 术中需植入特制装置,放置于体内可能形成血栓、导致栓塞,术后需抗血小板治疗使用阿司匹林、波立维双联抗血小板 1~3 个月。因此,抗凝治疗过程中,要注意观察伤口、皮肤黏膜、大小便等出血征象,及时发现及时处理。

术后康复与出院指导:①患者出院后需服用阿司匹林肠溶片、波立维至少 6 个月,指导患者注意观察有无皮肤黏膜出血倾向。②出院后注意限制水、钠摄入,服用利尿剂期间注意观察体重变化,循序渐进增加活动量,注意劳逸结合。③出院后 1 个月、3 个月、6 个月、12 个月随访,包括症状、体格检查、NYHA 心功能分级、心血管事件、实验室检查(血常规、肝肾功能、氨基末端 B 型利钠肽前体)、超声心动图、心电图等。

八、免缝合瓣膜置换手术护理

(一) 概述

PERCEVALS 免缝合生物心脏瓣膜是由牛心包制成的生物瓣膜,固定在镍钛合金支架上。在植入之前,通过将瓣膜装在专用的输送系统上可使其直径缩小到合适的大小。然后将瓣膜定位并释放到主动脉根部,支架设计及其向患者血管内壁施加径向力的能力可以稳定地固定瓣膜。该器械的特征是自我固定,实施免缝合植入术,患者获益以下两点:一是减少主动脉阻断时间,从而减少手术总时间,并降低相关风险;二是无需穿过主动脉瓣环缝合以及缝合线打结,从而降低主动脉瓣环和主动脉壁撕裂风险以及血管系统中异物栓塞的风险。

2007 年,SorinBiomedica Cardio S.r.L. 执行了首次人体(FIM)初步研究,对 30 例主动脉瓣狭窄或狭窄合并关闭不全的高危患者(年龄 ≥ 75 岁)实施了 PERCEVALS 免缝合生物主动脉瓣膜(简称 PERCEVALS 瓣膜)置换手术,目的是证明 PERCEVALS 瓣膜在主动脉瓣置换中的早期安全性。此后,至 2016 年,欧洲及美国多个研究中心对上千名被诊断为具有主动脉瓣狭窄或狭窄合并关闭不全的成年患者进行了 PERCEVALS 瓣膜置换临床试验,试验目的在于证实在更大患者人群中的安全性及有效性。PERCEVALS 免缝合生物心脏瓣膜的设计为常规心脏直视手术下使用传统组织主动脉瓣(支架和无支架)提供了替代途径。

(二) 治疗原则

PERCEVALS 瓣膜置换手术有严格的入选标准:年龄 ≥ 60 岁;单纯主动脉瓣狭窄或狭窄并关闭不全,瓣环 19~25mm;术前评估确定患者适合通过心脏直视手术置换患病的原位瓣膜或一个故障的人工主动脉瓣;具有动脉瘤扩张或升主动脉壁夹层的患者、已知对镍或钴合金过敏的患者、合并其他心脏疾病的患者不适用该手术。术前超声心动图(TTE)对于估测植入瓣膜大小至关重要。

(三) 术前护理

1. 术前评估　术前重点评估患者心肺功能,识别潜在的疾病危险因素。

(1)一般评估、辅助检查及实验室检查结果评估同常规瓣膜患者评估内容。

(2)危险因素评估:①退行性钙化导致的主动脉瓣狭窄在老年人群中很常见,主动脉瓣口面积的减少引起血流受阻,使腔内压和室壁张力升高,从而导致代偿性的向心性肥厚以维持正常的心输出量。随着流出道梗阻和心室壁肥厚的逐渐进展，主动脉瓣狭窄患者开始出现心绞痛、晕厥、呼吸困难或充血性心力衰竭等主要症状。因此，术前重点评估患者有无心绞痛、晕厥史、呼吸困难、心衰症状。② PERCEVALS 瓣膜置换手术以 60 岁以上老年患者为主，术前需重点评估患者呼吸功能、氧合指标。

2. 护理措施

(1)维护心功能，记录 24 小时出入量，维持水、电解质平衡。

(2)指导患者进行肺康复预锻炼，根据患者基础疾病及肺功能检查结果进行有效咳嗽、腹式缩唇呼吸、呼吸操、呼吸训练器锻炼等，对高龄患者术后预防肺部感染尤为重要。

(3)心理护理及健康宣教：指导患者适量活动，避免情绪激动，告知患者勿剧烈活动，保持大便通畅，避免用力大便。值班护士应加强巡视，以防跌倒甚至猝死发生；依据老年患者心理及认知特点，协助医生向患者及家属讲解免缝合主动脉瓣膜置换手术相关知识及注意事项。

(4)术前准备同常规瓣膜置换手术。

（四）术后护理

术后护理重点是预防心律失常及呼吸道管理。

1. 血流动力学监测、引流液观察、肾功能维护、胃肠道管理、疼痛管理同常规体外循环术后护理。

2. 预防心律失常　主动脉瓣狭窄心肌改变以向心性肥厚为主，患者心率不宜过快，控制在 60~80 次 /min，可遵医嘱适当应用 β 受体拮抗剂控制心率。心脏传导阻滞是术后常见并发症，主要原因为瓣膜支架在扩张和固定过程中对血管内壁施加压力，压迫传导区心肌，造成局部水肿、缺血。术后早期及时发现有无三度房室传导阻滞，术中常规植入临时起搏器，术后严密观察起搏器功效，遵医嘱使用多巴酚丁胺等提高心率药物，对于顽固的三度房室传导阻滞需植入永久起搏器。维持电解质平衡，预防因电解质紊乱导致的心律失常。

3. 预防肺部并发症　免缝合瓣膜置换手术以 60 岁以上老年患者为主，术后肺不张、肺部感染的危险大幅增加，据统计，国内高龄患者肺部感染致死率高达 41.8%~49.6%，因此，术后早期应加强肺部护理，及早进行肺康复锻炼。气管插管期间严密监测呼吸频率、血氧饱和度，听诊双肺呼吸音、按需查动脉血气、拍床旁胸部 X 线片，充分吸痰，病情稳定尽早拔除气管插管。同时开始肺部康复锻炼，采取进阶式康复训练方法，早期由护士协助拍背体疗、应用排痰仪辅助排痰，指导患者深呼吸，同时可应用呼吸训练器、吹气球等锻炼方法。早期肺康复可增加肺容量，促进胃肠蠕动，降低肺不张及感染风险。

4. 抗凝指导　PERCEVALS 免缝合生物心脏瓣膜置换手术同其他生物瓣膜置换手术一样需要进行抗凝治疗，应用华法林抗凝 3~6 个月，维持 INR 在 1.8~2.5。合并房颤、血栓栓塞需延长华法林使用时间一年或终生。抗凝期间注意观察有无出血倾向，根据 INR 结果调整华法林用量。

5. 出院指导

(1)所有患者在出院时(或术后 30 天内)、3~6 个月访视、1 年访视以及每年访视时均需要检查超声心动图(TTE)，目的是对瓣膜的血流动力学性能进行评估。

(2)日常生活注意饮食搭配，科学进餐，定时定量，少食多餐，不要暴饮暴食，禁烟禁酒。应多吃易消化、高蛋白、高营养、低盐、低脂、清淡食物，应用华法林的期间应适当减少菠菜、猪肝、卷心菜等可能影响抗凝效果的食物。

（3）因手术后早期心功能较差，仍需适当限制饮水，宜采取少量多次饮水方法，减少心脏负担。

参考文献

［1］ VAHANIAN A, IUNG B, HIMBERT D, et al. Changing demographics of valvular heart disease and impact on surgical and transcatheter valve therapies[J]. Int J Cardiovasc Imaging, 2011, 27 (8): 1115-1122.

［2］ D'ARCY J L, COFFEY S, LOUDON M A, et al. Large-scale community echocardiographic screening reveals a major burden of undiagnosed valvular heart disease in older people: the OxVALVE Population Cohort Study[J]. Eur Heart J, 2016, 37 (47): 3515-3522.

［3］ SHU C, CHEN S, QIN T, et al. Prevalence and correlates of valvular heart diseases in the elderly population in Hubei[J]. China Sci Rep, 2016, 6: 27253.

［4］ NISHIMURA R A, OTTO C M, BONOW R O, et al. 2017 AHA/ACC Focused Update of the 2014 AHA/ACC Guideline for the Management of Patients With Valvular Heart Disease: A Report of the American College of Cardiology/American Heart Association Task Force on Clinical Practice Guidelines[J]. J Am Coll Cardiol, 2017, 70 (2): 252-289.

［5］ IUNG B, VAHANIAN A. Epidemiology of valvular heart disease in the adult[J]. Nat Rev Cardiol, 2011, 8 (3): 162-172.

［6］ 叶一舟, 沈锋, 董莉亚, 等. 375 例大左室心脏瓣膜病患者外科治疗的临床分析[J]. 上海交通大学学报 (医学版), 2011, 31 (06): 836-839.

［7］ FALK V, BAUMGARTNER H, BAX J J, et al. 2017 ESC/EACTS Guidelines for the management of valvular heart disease[J]. Eur J CardiothoracSurg, 2017, 52 (4): 616-664.

［8］ 美国心肺康复协会. 美国心脏康复和二级预防项目指南 [M]. 上海: 上海科学技术出版社, 2017.

［9］ MAZINE A, BONNEAU C, KARANGELIS D, et al. Sutureless aortic valves: who is the right patient ? [J]. Curr Opin Cardiol, 2017, 32 (2): 130-136.

［10］ POWELL R, PELLETIER M P, CHU M, et al. The Perceval Sutureless Aortic Valve: Review of Outcomes, Complications, and Future Direction[J]. Innovations (Phila), 2017, 12 (3): 155-173.

［11］ 胡大一, 郭艺芳. 心房颤动抗凝治疗中国专家共识[J]. 心脑血管病防治, 2012, 12 (03): 173-177.

［12］ SIBILITZ K L, BERG S K, THYGESEN L C, et al. High readmission rate after heart valve surgery: A nationwide cohort study[J]. Int J Cardiol, 2015, 189: 96-104.

［13］ FREDERICKS S, LAPUM J, Lo J. Anxiety, depression, and self-management: a systematic review[J]. Clin Nurs Res, 2012, 21 (4): 411-430.

［14］ SANTOS P M R, RICCI N A, SUSTER É A B, et al. Effects of early mobilisation in patients after cardiac surgery: a systematic review[J]. Physiotherapy, 2017, 103 (1): 1-12.

［15］ ANCHAH L, HASSALI M A, LIM M S, et al. Health related quality of life assessment in acute coronary syndrome patients: the effectiveness of early phase I cardiac rehabilitation[J]. Health Qual Life Outcomes, 2017, 15 (1): 10.

［16］ TANASE D, EWERT P, HAGER A, et al. Infective endocarditis after percutaneous pulmonary valve implantation-A long-term single centre experience[J]. Int J Cardiol, 2018, 265: 47-51.

［17］ HAAS N A, BACH S, VCASNA R, et al. The risk of bacterial endocarditis after percutaneous and surgical biological pulmonary valve implantation[J]. Int J Cardiol, 2018, 268: 55-60.

［18］万俊义, 陆敏杰, 张戈军, 等. 经皮肺动脉瓣植入术后患者心功能的变化8例分析[J]. 中国循环杂志, 2016 (7): 683-686.

［19］COOLS B, BROWN S C, HEYING R, et al. Percutaneous pulmonary valve implantation for free pulmonary regurgitation following conduit-free surgery of the right ventricular outflow tract[J]. Int J Cardiol, 2015, 186: 129-135.

［20］万俊义, 王恩宁, 蒋世良, 等. 计算机断层摄影术在经皮肺动脉瓣植入术的应用及评价[J]. 中国循环杂志, 2017, 32 (5): 489-492.

［21］DAXIN Z, WENZHI P, HASAN J, et al. A self-expanding percutaneous valve for patients with pulmonary regurgitation and an enlarged native right ventricular outflow tract: one-year results[J]. Euro Intervention, 2019, 14: 1371-1377.

［22］MENDIRICHAGA R, SINGH V, BLUMER V, et al. Transcatheter Mitral Valve Repair With MitraClip for Symptomatic Functional Mitral Valve Regurgitation[J]. Am J Cardiol, 2017, 120 (4): 708-715.

［23］YOON S H, BLEIZIFFER S, LATIB A, et al. Predictors of Left Ventricular Outflow Tract Obstruction After Transcatheter Mitral Valve Replacement[J]. JACC CardiovascInterv, 2019, 12 (2): 182-193.

［24］KLIGER C, ANGULO R, MARANAN L, et al. Percutaneous complete repair of failed mitral valve prosthesis: simultaneous closure of mitral paravalvular leaks and transcatheter mitral valve implantation-single-centre experience[J]. EuroIntervention, 2015, 10 (11): 1336-1345.

［25］DAHLE G, REIN K A, FIANE A E. Single centre experience with transapical transcatheter mitral valve implantation[J]. Interact CardiovascThoracSurg, 2017, 25 (2): 177-184.

［26］葛均波, 周达新, 潘文志, 等. 经导管二尖瓣修复术治疗重度二尖瓣反流的初步经验[J]. 中华心血管病杂志, 2013, 41 (2): 99-102.

［27］诸葛瑞琪, 吴永健. 经导管二尖瓣修复治疗的进展[J]. 中国循环杂志, 2017, 32 (z1): 91-92.

［28］李昕. 经导管二尖瓣置换术的研究进展及展望[J]. 中国微创外科杂志, 2018, 18 (11): 1023-1026.

［29］张冬, 张宏, 刘晓鹏, 等. 经导管二尖瓣置入术的现状及研究进展[J]. 中华心血管病杂志, 2016, 44 (10): 903-905.

［30］SHRESTHA M. Sutureless PERCEVAL S aortic valve replacement: a multicenter, prospective pilot trial[J]. The Journal of Heart Valve Disease, 2009, 18 (6): 698-702.

［31］SHRESTHA M. European multicentre experience with the sutureless Perceval valve: clinical and haemodynamic outcomes up to 5 years in over 700 subjects[J]. European Journal of Cardio-thoracic Surgery, 2016, 49 (1): 234-241.

［32］BRAUNWALD E. Valvular heart disease//Braunwald Heart Disease: A Textbook of Cardiovascular Medicine[M], 6th ed. New York, WB Saunders, 2001: 1643.

第三节　其他心脏疾病术后护理

一、肺动脉血栓内膜剥脱术围手术期护理

（一）概述

肺栓塞（pulmonary embolism, PE）是指内源性或外源性栓子堵塞肺动脉或其分支引起肺循环和呼吸功能障碍为主要临床表现和病理生理特征的临床综合征。根据栓塞来源

可以分为肺血栓栓塞、脂肪栓塞综合征、羊水栓塞、空气栓塞、癌栓等。其中肺血栓栓塞（pulmonary thromboembolism，PET）为来自体静脉系统或右心的血栓，阻塞肺动脉或其分支所导致。PET 为急性肺栓塞最常见病因，通常所指肺栓塞即为肺血栓栓塞。大部分急性肺动脉栓塞患者经及时治疗后，可恢复正常肺循环，未能得到有效治疗或反复发作的慢性肺动脉栓塞患者会出现肺动脉高压，称之为慢性栓塞性肺动脉高压（chronis thromboembolic pulmonary hypertension，CTEPH）。肺动脉血栓内膜剥脱术是国际公认治疗 CTEPH 的"金标准"，相较于药物治疗或肺动脉球囊扩张，通过直接解除肺动脉机械性梗阻，能给患者带来更直接的血流动力学改善和更好的预后。

（二）治疗原则

1. 溶栓治疗　可迅速溶解部分或全部血栓，恢复肺组织灌注，主要适用于大面积肺栓塞患者。但溶栓的时间窗一般为 14 天以内且禁忌证较多。

2. 抗凝治疗　一般使用低分子量肝素和华法林治疗，能够有效预防血栓的形成和复发。

3. 介入治疗　适用于大面积肺栓塞且不能采取溶栓和抗凝治疗或内科治疗无效而又缺乏外科治疗条件者。

4. 外科治疗　肺动脉血栓内膜剥脱术（PTE）是一种外科治疗，是抗凝、溶栓治疗均无效时最有效的手段之一。在深低温停循环下，正中开胸去除双侧肺动脉内血栓或增厚的内膜，剥脱范围从肺动脉主干到亚段以远水平。

（三）术前护理

1. 护理评估

（1）症状：肺栓塞没有特异性的临床症状与体征，症状表现取决于栓塞的部位、栓的大小及数量、患者是否存在心 / 肺等器官的基础疾病。应着重从以下几方面进行评估：

1）呼吸困难（50%）：中央型急性肺栓塞表现尤为明显且严重，小的外周型急性肺栓塞表现短暂且轻微。既往存在心力衰竭或肺部疾病的患者，呼吸困难加重可能是急性肺栓塞唯一症状。

2）胸痛（39%）：为急性肺栓塞的常见症状，多为远端肺栓塞引起的胸膜刺激。中央型急性肺栓塞因右心室缺血可表现为典型的心绞痛样疼痛，应与急性冠脉综合征或主动脉夹层鉴别。

3）咯血（8%）：肺梗死后 24 小时内会出现咯血的症状，呈鲜红色，数日内发生可为暗红色。

4）晕厥：为急性肺栓塞的唯一或首发症状，但不常见。

（2）体征

1）呼吸系统：呼吸急促频率增加（>20 次 /min），发绀时肺部听诊湿啰音及哮鸣音，可出现肺不张和胸腔积液。

2）循环系统：心率增快（>90 次 /min）、血压下降甚至休克，急性肺栓塞致急性右心负荷加重时可出现颈动脉充盈或异常搏动、肝脏增大、下肢水肿等右心衰的表现。肺动脉瓣区第二音亢进（$P_2>A_2$）或分裂，三尖瓣区收缩期杂音。

3）发热：多为低热，少数患者体温可达 38℃以上。

2. 辅助检查

（1）实验室检查：血浆 D- 二聚体（D-dimer）、动脉血气分析、肌钙蛋白 T、脑钠肽（BNP）、蛋白 C 活性测定、抗凝血酶Ⅲ(AT Ⅲ)活性检测。

(2)心电图与超声心动图、下肢深静脉超声。

(3)影像学检查:CT、肺动脉造影、磁共振、核素肺通气/灌注显像(V/Q 显像)、胸部 X 线检查。

(4)运动耐力检查:6 分钟步行试验、心肺运动试验。

3. 护理措施

(1)病室环境安静整洁、温度适宜、减少人员探视、卧床休息。

(2)呼吸功能维护:患者充分休息、镇静、持续低流量吸氧,改善呼吸功能。监测血氧饱和度及血气的变化。必要时给予肺血管靶向药物(NO、吸入用伊洛前列素溶液,口服靶向药物,静脉用前列环素类药物及奥西肼)降低肺动脉压力,预防肺动脉高压危象的发生。

(3)改善心功能:严密监测生命体征、心电图的变化,合并右心功能不全时使用血管活性药物同时进行强心、利尿。保证水、电解质酸碱平衡的同时限制入量,量出而入。监测空腹体重、脑钠肽(brain natriuretic peptide,BNP)的动态变化。

(4)出凝血监测:监测血浆 D-二聚体(D-dimer)的变化。使用低分子量肝素后,注意观察有无出血迹象;如牙龈出血、皮肤散在出血点、便血等。

(5)饮食:可进流质、半流质饮食,病情好转后进普食。鼓励患者进食适量的优质蛋白、高维生素食物,少量多餐,切忌过饱。限制钠盐的摄入,每日 2~3g 为宜。保证大便通畅,避免用力。

(6)心理:提供持续的情感支持,加强与患者的沟通,消除患者的不良情绪。

4. 健康教育

(1)向患者及家属讲解疾病相关知识:限制入量的目的及使用抗凝药后的自我观察。

(2)介绍手术前后常规注意事项。

(3)呼吸功能训练:腹式缩唇呼吸、呼吸训练器、呼吸操、有效咳嗽、拍背体疗。

(4)肢体运动练习:教会患者术后肢体运动,如曲肘、屈膝、翻身。主动活动:足背曲、抬腿、坐起、坐起弯腰、弯腰体屈。

(5)合理安排休息和活动,避免诱因和劳累。

(6)注意合理营养。

(7)预防呼吸道感染,加强个人卫生。

(四)术后护理功能监测与护理

1. 呼吸机辅助呼吸 因术中切除肺动脉内膜时需拉拽肺组织,会引起肺不张,肺不张可导致肺循环阻力升高,术后早期需应用呼吸机进行肺复张。术后出现低氧血症时呼吸机通气模式可选择双水平气道内正压通(BIPAP)模式,因其平台期较长,有利于气体扩散,改善氧合,同时因其为压控模式,可降低气道峰压,从而降低肺动脉压力,呼气末正压(PEEP)选择 5cmH$_2$O 左右,根据潮气量选择合适的吸气峰压(PIP)。术后早期每小时测一次血气,维持 PCO$_2$ 在 30~40mmHg,避免 PCO$_2$ 过高所致的肺动脉压升高。适当给予镇痛、镇静,避免患者交感神经兴奋所致的肺动脉压升高。保持呼吸道通畅,定时吸痰,吸痰时动作要轻柔迅速,避免过度吸痰造成肺动脉高压危象及支气管黏膜破裂出血,吸痰前后应吸入纯氧 3 分钟。注意痰色痰量,如为新鲜血痰应调整抗凝强度。拔除气管插管后,加强体疗,保持呼吸道充分湿化,易于痰液排出。

2. 心功能的维护

(1)持续监测心电、血压、中心静脉压、氧合参数,S-G 导管监测 PAP、CO、SVR、PVR、PAWP、SaO_2、SvO_2 等血流动力学参数。

(2)控制液体入量,提高胶体渗透压,在循环稳定的条件下加强利尿,减轻肺间质水肿,降低肺循环阻力。同时注意保持电解质平衡。

(3)遵医嘱使用正性肌力药和扩血管药,加强心肌收缩力,降低后负荷。必要时给予肺血管靶向药物(NO、吸入用伊洛前列素溶液、口服靶向药物,静脉用前列环素类药物及奥西那肽)降低肺动脉压力及右心室后负荷。

3. 抗凝 术后当晚开始静脉泵入肝素,并根据部分凝血酶原时间调整用量,一般维持 APTT 50~60 秒。术后第 1 天开始加用华法林抗凝,重叠至 INR 达 1.8~2.0 时停止泵入肝素。

4. 神经系统观察

(1)注意患者神志变化及肢体活动情况,观察有无血栓栓塞发生。

(2)因术中有深低温停循环的过程,术后较易出现谵妄,谵妄时无法有效咳痰,易出现肺部感染,如为兴奋型谵妄,会导致肺动脉压升高影响循环,故术后应密切监测患者神志状态,及早识别并处理。

(五)术后康复与出院指导

1. 康复一期

(1)运动康复:评估病情,稳定后进行康复锻炼,活动方式:四肢及核心肌群的活动,活动强度依据心率和 / 或 Borg 评分(12~13 分为宜)。依据运动康复七步法,循序渐进,患者从坐起、独立坐起、侧坐、下地过渡到快走、上楼梯等。

(2)呼吸锻炼:术后进行拍背体疗、有效咳嗽、腹式缩唇呼吸、呼吸训练器、呼吸操。

(3)疼痛、睡眠、心理的评估与干预。

(4)疼痛:告知患者常见疼痛的性质及部位,指导区分发病时疼痛与其他疼痛,应用数字分级法(NRS)、脸谱评分法(Wong-Baker 脸)识别疼痛性质。

(5)睡眠:结合患者主观感受及匹茨堡睡眠质量指数量表(PSQI)评分判断患者睡眠质量,PSQI 评估>7 时,行脑电图睡眠质量监测。

(6)心理:进行焦虑、抑郁量表评分。

(7)营养的评估与干预:根据日常活动评估表进行营养评估。饮食原则:排气后进食流食或半流食 [15~20kcal/(kg·d)],排便后即可过渡到普食 [20~35kcal/(kg·d)]。鼓励患者进食一些高蛋白、低盐低脂饮食,高脂血症的患者应加强营养,同时监测血糖及血脂指标。进行适当的胃肠按摩,促进胃肠蠕动。

2. 康复二期 门诊康复。

3. 康复三期 社区及家庭康复。

4. 出院指导

(1)少食多餐,禁忌烟酒。

(2)限制饮水,入量不超过 1~1.5ml/(kg·h),保证 24 小时出入量平衡。

(3)保持大便通畅,避免用力排便。

(4)合理调整抗凝药,注意观察不良反应。

(5)逐步增加活动耐受力,进行下肢锻炼,避免下肢深静脉血液滞留,血栓复发。

(6)保持心情舒畅,避免情绪激动。

(7)定期复查。

二、改良扩大 Morrow 术后护理

(一)概述

部分梗阻性肥厚型心肌病(HOCM)经标准的内科治疗症状不能缓解,且静息或运动后收缩期左心室流出道峰值压差 ≥50mmHg 或合并有其他心脏疾病,需要外科手术治疗。目前改良扩大 Morrow 手术已经成为外科治疗 HOCM 的最主要方式,同时也是改善症状和提高生存率的"金标准"。

肥厚型心肌病主要的病理改变有:

1. 左室流出道梗阻及 SAM 现象　心室收缩时肥厚的心肌会引起左心室流出道梗阻。梗阻部分常位于肥厚的室间隔和二尖瓣前瓣缘之间。心室收缩时,肥厚的室间隔突入左室流出道,同时二尖瓣前叶尖端移向左室流出道的室间隔肥厚处,两者一起形成左室流出道梗阻。这种异常的二尖瓣运动称为收缩期前向活动(简称 SAM)。

2. 舒张功能不全　由于心肌肥厚,肌纤维排列紊乱,导致心肌顺应性减低,心室舒张期充盈发生障碍,左心室舒张末压增高,使每搏量下降。等容舒张期延长,舒张压下降延长到舒张中期,使心室充盈时间缩短,相应的在心室充盈时对心房收缩的依赖性增加,心房的容量和压力负荷增加。此类患者收缩功能通常正常,左心室射血分数(LVEF)增加,但晚期射血分数最终减少。

3. 心肌缺血及肌桥　因心肌肥厚、纤维化,供血心肌的动脉密度不足,同时室壁内冠状动脉因左心室充盈受压狭窄,引起心肌缺血。肥厚增生的心肌对冠脉前降支形成肌桥,在收缩期压迫冠脉造成相应区域的心肌缺血。

4. 心律失常　由于心室肌肥厚、心肌缺血、心房扩大等因素常引起恶性心律失常是猝死的主要原因。

(二)治疗原则

1. 一般治疗　应避免劳累、激动、突然用力。避免使用增强心肌收缩力和减轻心脏负荷的药物,如 β 受体激动剂(如异丙肾上腺素)、硝酸甘油等,使左心室流出道梗阻加重。

2. 药物治疗

(1)β 受体拮抗剂:可降低心率,降低心脏收缩力,减轻流出道梗阻,从而减少心脏氧耗,增加舒张期心室扩张,增加心输出量,改善症状,是减低激发压差最有效的药物。如果停药,需在一周之内逐渐减停,防止反射性心动过速。

(2)钙通道阻滞剂:对 β 受体拮抗剂治疗无效者,钙通道阻滞剂对改善症状常有效。既可减轻左心室流出道压差,又能改善舒张期充盈,减少心肌缺血。维拉帕米最为常用,但要注意其扩血管的作用,并可诱发肺水肿;在左室流出道重度狭窄时慎用。β 受体拮抗剂和钙通道阻滞剂联合应用,可产生协同作用,以减少副作用提高疗效。

(3)胺碘酮:常用于转复阵发房颤,减慢心室率,预防猝死。合并阵发性房颤或永久性房颤,常用华法林。

(4)其他药物：通常应避免使用洋地黄类药物，除非合并房颤或收缩功能障碍。以往认为利尿剂可加重流出道压差，应禁忌使用，但新近研究显示，谨慎使用利尿剂有助于减轻肺充血症状，特别是当β受体拮抗剂或钙通道阻滞剂合用时。房颤患者若无禁忌证应给予抗凝治疗，约5%的患者发生感染性心内膜炎，尤其合并二尖瓣关闭不全时，感染通常发生在主动脉瓣或二尖瓣，应积极给予抗感染治疗。

3. 非药物治疗　包括经皮室间隔心肌消融术（PTSMA）、植入双腔起搏器和外科手术。外科手术切除肥厚的心肌组织是治疗肥厚梗阻性心肌病的"金标准"。

（三）术前护理

1. 症状与体征

(1)症状：主要临床表现以左室流出道狭窄导致体循环与重要脏器供血不足及心室舒张功能、心律失常有关，常见的症状有劳力性呼吸困难、胸闷、胸痛、晕厥、眩晕等。严重时出现心衰症状。少部分重度狭窄的患者剧烈活动后可发生猝死。

(2)体征：胸骨左缘3~4肋间可闻及收缩期喷射性杂音，向颈部传导。出现SAM征的患者，心尖区可听到收缩期吹风样杂音。蹲踞杂音减轻，甚至消失。Valsalva动作时杂音加重。心律失常（房颤、室性期前收缩、室性心动过速、室上性心动过速、房室传导阻滞等）、猝死。

2. 辅助检查

(1)超声心动图：超声心动图为明确诊断和评估的"金标准"。用来评估左心室，特别是室间隔肥厚的部位及程度，动态观察SAM现象，判断梗阻程度，评估二尖瓣关闭不全程度。

(2)磁共振：对心脏各部位进行精确测量，显示心肌肥厚的程度和部位；超声心动图不能确定者可做。

(3)PET心肌灌注/代谢显像：可以用来评估心肌灌注和心肌代谢，测定心肌血流储备。

(4)胸部X线检查：了解肺淤血的程度，有无肺部炎症或实质性病变。

(5)冠状动脉造影：高度怀疑合并有冠脉病变者可进行冠脉造影。

(6)术中心内膜心肌活检：心肌细胞畸形肥大，排列紊乱，有助于诊断。

(7)心电图与动态心电图：可有ST-T段改变，深而不宽的病理性Q波。室内传导阻滞和室性心律失常亦常见。

(8)实验室检查：肌钙蛋白I、心肌酶谱、脑钠肽（BNP）等。

(9)运动耐力检查：6分钟步行试验、心肺运动试验。

3. 护理措施

(1)一般护理：卧床休息，吸氧适当室温，避免大量出汗；戒烟戒酒；避免剧烈运动、突然屏气或站立导致的直立性低血压；保持大便通畅，避免排便用力过度诱发心绞痛。

(2)监测心率和心律：评估患者的心率、心律、心室电压、ST-T段和T波有无改变等。控制心室率，维持安静时心率55~65次/min。保持水、电解质及酸碱平衡，预防心律失常的发生，心律失常频繁发作时伴有头晕、晕厥或跌倒史者，应卧床休息、协助生活护理；床头重点标识，做好每班交接；外出检查专人陪同，防止意外。房颤患者使用低分子量肝素，注意观察有无出血迹象；留置静脉通路，备好抗心律失常药物及其他抢救物品：除颤器、抢救车、临时心脏起搏器。

(3)疼痛的护理：胸痛与劳力负荷下肥厚的心肌需氧增加和供血供氧下降有关。评估疼痛的部位、性质、程度、持续时间、诱因及缓解方式。发作时应立即停止活动,卧床休息,吸氧;安慰患者,缓解紧张情绪;遵医嘱使用β受体拮抗剂或钙通道阻滞剂,注意有无心动过缓等不良反应;不宜用硝酸酯类药物,以免加重左室流出道梗阻。加强巡视,关注患者疼痛是否缓解,有无冷汗、恶心、呕吐等症状。

(4)饮食:给予高蛋白、高维生素、富含纤维素的清淡饮食,以促进心肌代谢,增强机体抵抗力。少食多餐。心力衰竭时低盐饮食,限制含钠量高的食物。

(5)心理护理:充分理解并指导患者保持乐观平和的心情,当患者出现紧张、焦虑等不良情绪时,应予以理解并设法进行疏导。

4. 健康教育　指导患者①合理膳食:宜摄入低热量、低脂、低胆固醇、低盐饮食,多食蔬菜、水果和粗纤维食物,如芹菜、糙米等,避免暴饮暴食,注意少量多餐;②戒烟限酒,适量运动:运动方式应以有氧运动为主,运动的强度和时间因病情和个体差异而不同,必要时需要在监测下进行;③自我心理调适:调整心态,减轻精神压力,逐渐改变急躁易怒性格,保持心理平衡,可采取放松技术或与他人交流的方式缓解压力;告知患者及家属过劳、情绪激动、饱餐、用力排便、寒冷刺激等都是心绞痛发作的诱因,应注意尽量避免。

(四)术后护理

按心血管外科术后常规护理,并要求特别注意:

1. 严密监测心律、心率　心律失常是术后最常见的并发症,传导束传导异常最多见,发生原因与传导束走行及术中切除肥厚室间隔肌肉的范围有关,主要表现为完全型左束支传导阻滞(损伤左束支)、完全型右束支传导阻滞(损伤第一间隔支动脉)、室内传导阻滞、左前分支阻滞等,术前合并完全型右束支传导阻滞的患者术后容易出现三度房室传导阻滞。因左室壁肥厚,舒张功能减低,维持窦性心律有利于左室的舒张期充盈,控制心室率在60~80次/min,后早期鼻饲或口服β受体拮抗剂,维持适当心率并减少患者房颤的发生率;出现快速房性或室性心律失常时,会影响左室舒张充盈、使血压严重减低,应积极使用β受体拮抗剂或胺碘酮,控制心室率或转复窦性心律,必要时需行电复律治疗;起搏心律的患者应尽可能选择心房起搏,有利于保证左室充盈并能较好维持血压,应遵守起搏器护理原则和注意事项,特别是起搏器依赖的患者。术前合并房颤、术后二尖瓣反流量较多、左室流出道残余狭窄(左室中部或基底部)、左室壁弥漫性增厚及合并右心功能不全的患者术后发生房颤的可能性比较大,严密监测心律和心率的同时应力求避免或消除导致房颤发生的诱因,如电解质紊乱、交感兴奋性增高、容量过多或过少及人为操作失误等因素。

严重的反复室性心律失常者,需要及时向上级医生汇报,积极请心内科(或电生理专科医生)会诊,考虑患者是否有植入型心脏转复除颤器(implantable cardioverter defibrillator, ICD)的植入指征,减少术后室性心律失常对患者的潜在威胁。

2. 循环维护　HOCM患者虽然左室心肌收缩力较强,但因左室舒张末期容积较小,左室心输出量通常不高,该类患者术后早期尚未清醒时,适当的外周阻力对血压的维持至关重要。术后血压偏低时可积极使用去甲肾上腺素维持外周阻力;密切监测体温变化,如果出现体温较高、体循环阻力过低的情况应积极采取物理降温,如果采用药物降温,应注意维持有效循环血量,中心体温建议控制在38℃以下。患者清醒后,体循环阻力能维持在较理想水平,同时应预防或控制感染的发生,避免严重感染所致的外周阻力降低、循环衰竭。

3. 容量调整 肥厚的左室舒张功能减低,对前负荷较依赖,但因其左室腔小,过多的液体又会导致肺淤血,故此类患者容量窗较窄,尤其是术后存在左室流出道残余狭窄或合并左心功能失代偿的患者,需滴定寻找合适的容量状态,补液时应严密监测中心静脉压及血压的变化,利尿时应从小剂量开始,如呋塞米 5mg 静脉注射,观察患者对利尿药的反应及利尿后循环的变化,避免短时间内容量的过正或过负。

4. 用药 如术中转机时间长,存在左室心肌水肿、心内膜下缺血等情况,可小剂量使用多巴胺[≤5μg/(kg·min)],除严重的左、右心失代偿外,一般慎用肾上腺素、多巴酚丁胺等,使用钙剂时输注速度不宜过快。

(五) 术后康复与出院指导

1. 术后康复

(1)一期

1)运动康复:评估病情,稳定后进行康复锻炼,活动方式:四肢及核心肌群的活动,活动强度依据心率和/或 Borg 评分(12~13 分为宜)。依据运动康复七步法,循序渐进,患者从坐起、独立坐起、侧坐、下地过渡到快走、上楼梯等。

2)呼吸锻炼:术后进行拍背体疗、有效咳嗽、腹式缩唇呼吸、呼吸训练器、呼吸操。

3)疼痛、睡眠、心理的评估与干预

①疼痛:告知患者常见疼痛的性质及部位,指导区分发病时疼痛与其他疼痛,应用数字分级法(NRS)、脸谱评分法(Wong-Baker 脸)识别疼痛性质。

②睡眠:结合患者主观感受及匹茨堡睡眠质量指数量表评分判断患者睡眠质量,PSQI 评估>7 时,行脑电图监测睡眠质量。

③心理:进行焦虑、抑郁量表评分。

④营养:根据日常活动评估表进行营养评估。饮食原则:排气后进食流食或半流食[15~20kcal/(kg·d)],排便后即可过渡到普食[20~35kcal/(kg·d)]。鼓励患者进食一些高蛋白、低盐低脂、促进胃肠功能恢复的饮食,高脂血症的患者应加强营养,同时监测血糖及血脂指标。进行适当的胃肠按摩,促进胃肠蠕动。

(2)二期:门诊康复。

(3)三期:社区及家庭康复。

2. 出院指导

(1)疾病知识指导:向患者及家属讲解心律失常的常见病因、诱因及防治知识,如低钾血症易诱发室性期前收缩或室速,应注意预防、监测与纠正。

(2)嘱患者注意劳逸结合,生活规律,保证充足的休息与睡眠;保持乐观、稳定的情绪;戒烟酒,避免摄入刺激性食物如咖啡、浓茶等,避免饱餐;避免感染。心动过缓患者应避免排便时过度屏气,以免兴奋迷走神经而加重心动过缓。

(3)用药指导与病情监测:按医嘱服抗心律失常药物的重要性,不可自行减量、停药或擅自改用其他药物。

(4)病情监测:教给患者自测脉搏的方法以利于自我监测病情。告知患者药物可能出现的不良反应,嘱有异常时及时就诊。对反复发生严重心律失常危及生命者,教会家属心肺复苏术以备应急。

知识拓展

植入型心脏转复除颤器（implantable cardioverter defibrillator，ICD）可用于 HCM 患者猝死的预防。一级预防适用于有猝死危险因素的患者。二级预防适用于曾经出现过心搏骤停或动态心电图记录到室速、室颤的患者。研究显示，植入 ICD 的 HCM 患者，每年有 3%~5% 的患者有 ICD 恰当放电转复室速的记录。

药物不能控制症状的 HOCM 患者对于左室流出道梗阻的管理有不同的治疗方法。双腔起搏器再同步化治疗曾被认为可以缓解左室流出道梗阻、减轻症状，但随机对照试验显示其中安慰剂效应是主要作用。经皮腔内室间隔化学消融术（percutaneous transluminalseptal myocardial ablation，PTSMA）通过导管向冠状动脉间隔支注入无水乙醇，使其支配的肥厚室间隔缺血坏死，继而收缩力下降，远期通过局部组织重构使左室流出道梗阻消失或减轻。PTSMA 对于部分患者可以有效缓解左室流出道压差，但不能控制梗死面积，梗死瘢痕可能成为心律失常来源等缺点使其应用受到限制，并且对于流出道梗阻的缓解效果也不如外科手术治疗。所以 PTSMA 适用于高龄或手术风险高的患者，以及拒绝手术的患者。经过 50 多年临床验证，现在认为外科手术是治疗药物不能控制症状 HOCM 患者的"金标准"。

β 受体拮抗剂兼有改善预后及减轻症状两方面的作用。建议无禁忌证的患者均将其作为稳定型心绞痛的初始治疗药物。有心肌梗死、左室收缩功能异常或心力衰竭病史的心绞痛患者更应长期甚至终生服用 β 受体拮抗剂。推荐使用无内在拟交感活性的心脏选择性 β_1 受体拮抗剂，从较小剂量开始并逐步增加至最大耐受剂量。同时具有 α 受体拮抗的药物，在慢性稳定型心绞痛的治疗中也有效。选择的剂型及给药次数应能 24 小时抗心肌缺血。用药后要求静息心率降至 55~60 次 /min，严重心绞痛患者如无心动过缓症状，可降至 50 次 /min。如患者当日需进行一定强度的运动康复，同时调整用量。

三、心脏肿物（心脏黏液瘤）切除术后护理

（一）概述

心脏肿瘤较为少见，按来源分为原发性肿瘤和转移性肿瘤，原发性心脏肿瘤中良性肿瘤占大多数，其中心脏黏液瘤最常见，多发病于左心房，通常带蒂，表面呈串珠样包膜不完整，女性比男性发病率高，30~60 岁是发病高峰。5% 的患者黏液瘤由于常染色体显性遗传表现出一定的家族倾向，其发病年龄更低，男女发病率相近，且切除后的复发率较高（21%~67%）。心脏非黏液性良性肿瘤以脂肪瘤、血管瘤、淋巴瘤多见。1954 年瑞典的 Crafoord 应用体外循环技术首次成功切除左房黏液瘤，目前常规心脏黏液瘤切除手术病死率很低，原发的恶性肿瘤治疗仍然是个挑战。

（二）治疗原则

手术是心脏肿瘤的基本治疗方法，特别是左心房黏液瘤存在二尖瓣口阻塞的危险，一经确诊应尽早手术。术中要彻底切除肿瘤和瘤蒂附着处组织，恶性肿瘤侵犯瓣膜或冠状动脉时，应同时行瓣膜成形术、置换术及冠状动脉旁路移植术。

（三）术前护理

1. 术前评估

（1）一般评估：一般情况评估，日常生活能力评定（Barthel 日常生活能力评定指数量表），性别、年龄、病程、生命体征、认知水平及有无焦虑、抑郁及睡眠障碍。

（2）危险因素评估：采用《住院患者压疮/跌倒/坠床等评估表》进行危险因素评分，见表 8-1-1 和表 8-1-2，评估患者有无家族史、既往史、晕厥史、栓塞史及心前区不适感，在入院期间有无不明原因的黑矇及肢体活动障碍。

（3）评估辅助检查及实验室结果：心电图、X 线胸片可无特异性表现，超声心动图是心脏肿瘤最简便可靠的诊断方法，可明确肿瘤大小、形态、附着点和活动度，同时评估左心室大小及功能。对于怀疑是恶性肿瘤的患者，CT 及 MRI 的价值大于心脏超声，术前实验室检查同常规心外科手术。

2. 护理措施 术前嘱患者绝对卧床休息，避免剧烈活动。左房黏液瘤患者体位变换时，肿瘤"漂浮"于左心房内，随体位的改变摆动，可能堵塞二尖瓣口，使左心室充盈减少，心输出量降低，引起脑供血不足，而出现一过性心源性晕厥甚至猝死；血流冲击肿瘤可发生碎片脱落而引起动脉栓塞，出现神经系统并发症。推荐保持最佳体位：患者取平卧位与右侧卧位交替；右房黏液瘤患者应取平卧与左侧卧位交替。饮食方面以高蛋白、高纤维素食物为主，保持大便通畅，预防便秘。预防呼吸道感染，维护心功能。

3. 健康宣教 患者有不同程度的胸闷、心悸、气促等表现，易引起焦虑、恐惧等负面情绪，护士应做好心理疏导，向患者介绍疾病相关知识，解除其疑虑，增强自信心。术前需掌握腹式呼吸、有效咳痰方法，提高呼吸肌群功能。掌握床上移动、翻身、关节、肢体活动等方法。

（四）术后护理

1. 血流动力学监测 术后需持续心电监护，严密监测心率及心律、血压、中心静脉压、末梢循环、尿量、血气等，遵医嘱使用正性肌力药，保证动脉收缩压在 90mmHg 以上，脉压差30~40mmHg 之间，心率保持在 60~110 次/min，持续吸氧，改善循环。控制液体入量和速度，心腔内肿瘤摘除，回心血量增加，早期应严格控制入量，保持负平衡，避免短时间内入量过多，防止心力衰竭。

2. 神经系统监测 因黏液瘤质地脆，虽然术中充分冲洗心腔，清除脱落的肿瘤组织，但仍有可能发生微血栓栓塞，因此术后应尽量避免镇静药物使用，对患者进行神志判断和神经系统评估，尽早发现认知力、神志状态、视力、言语、吞咽、肢体活动的异常；对于延迟苏醒的患者，要通过神经系统查体，观察瞳孔大小、对光反射、角膜反射等，如有病理征及时通知医生做 CT 进一步明确诊断，尽早进行针对性的治疗。

3. 引流管护理 严密观察记录引流液的颜色、性质和量有无骤升或骤减，一般引流量<150ml/h，如连续 3 小时>200ml/h，应警惕胸腔内活动性出血，及时告知医生。

4. 维持水、电解质和酸碱平衡 术后患者均有不同程度的电解质紊乱，尤以低钾血症常见，钾过低易导致恶性心律失常，故需定时监测电解质。

5. 呼吸道护理 注意患者呼吸周期、呼吸形态、频率及胸壁活动情况，指导患者深呼吸和有效咳嗽，定时拍背体疗，促进排痰，预防呼吸道感染。

6. 术后康复与出院指导 胸骨的伤口通常需 3~6 个月愈合，在此期间内不宜提拿重物，不宜做扩胸运动，手术后建议使用胸带 3 个月。术后加强营养，注意饮食搭配，多进食易消化、高蛋白、高维生素食物,促进伤口愈合。保持大便通畅,防止便秘,养成定期排便的习惯。术后鼓励患者保持良好心态,劳逸结合,适当活动,循序渐进。一般情况下心脏黏液瘤手术预后都是良好的,但也存在复发和转移的风险,提示患者 3~6 个月就诊复查。

四、经电视胸腔镜下微创心脏外科治疗围手术期护理

(一) 概述

经电视胸腔镜下微创心脏外科手术是指通过应用胸腔镜系统(胸腔镜头、冷光源、摄像系统和图像显示器组成)的摄像显像技术和高科技手术器械装备,在胸壁小切口或微小切口下完成心脏手术的微创新技术。微小的医用摄像头通过胸壁小孔将心脏内的解剖情况投射到大的显示屏幕,等于将医生的眼睛放进了患者的心脏内进行手术。胸腔镜下心脏手术具有创伤小、出血少、恢复快、伤口相对隐蔽、符合美观要求等优点。

在心外科领域,Laborde 等于 1993 年首次报道电视胸腔镜技术在治疗动脉导管未闭中的应用结果。阜外医院 1998 年开展全国首例胸腔镜辅助下冠状动脉搭桥术,开创了我院胸腔镜手术的先河,随着技术的不断成熟,能够开展的术式也逐渐增多,目前我院开展的术式有体外循环下的房间隔缺损修补术、部分型肺静脉异位引流矫治术、三房心矫治术、部分型 / 过渡性房室间隔缺损修补术、部分位置合适的室间隔缺损修补术、二尖瓣成形术 / 置换术、三尖瓣手术以及心脏黏液瘤切除术等;非体外循环下的房颤射频消融术和胸交感神经干切除术。受经电视胸腔镜手术方式局限,除了传统的心脏开胸手术的禁忌证之外,还包括:①严重胸廓畸形和广泛胸膜腔粘连;②严重心包粘连;③外周血管直径小或者畸形,以及严重主动脉病变和腔静脉畸形不宜施行外周体外循环;④中、重度主动脉瓣关闭不全。相对禁忌证包括过度肥胖、严重的呼吸功能不全。由于经电视胸腔镜手术方式存在特殊性和局限性,因此,患者术前的基本病史采集及护理危险因素评估则尤为重要。

(二) 术前护理

1. 术前评估

(1)一般评估:病房常规术前日常生活能力评定指数量表(Barthel)及营养状况。

(2)危险因素评估:采用《住院患者压疮 / 跌倒 / 坠床等评估表》进行危险因素评分,见表 8-1-1 和表 8-1-2。

术中为保证良好的手术视野,需要根据操作步骤的不同,进行间断左、右侧单肺通气,同时长时间的单侧肺部通气容易发生低氧血症,因此此前应重点评估心肺功能状态,及影响手术和术后恢复的相关因素。术前评估在传统心脏手术评估的基础上,需要额外评估气管和胸廓有无畸形,呼吸功能、主动脉瓣反流情况、股动静脉有无畸形或严重粥样硬化、术侧有无明显胸膜或心包粘连。

(3)辅助检查及实验室检查结果评估

1)实验室检查:主要包括尿、便常规、肝肾功能、电解质、血常规、血糖、凝血功能、感染筛查、BNP、心肌酶、ASO、红细胞沉降率、血气分析等。

2)评估心电图、超声心动图、MRI、颈动脉超声、呼吸功能评价、四肢动脉硬化程度,肥胖有打鼾史的患者可进行睡眠监测,必要时进行 24 小时动态心电图监测和经食管超声

(TEE)。年龄>50岁患者,应行冠状动脉造影检查除外合并冠状动脉疾病。年龄>60岁或有基础病变患者进行主动脉及头部CT检查。

2. 护理措施

(1)呼吸系统:术前呼吸功能锻炼,有利于提高有效通气,改善肺功能,对患者术后恢复起到了至关重要的作用。首先评估患者是否有呼吸道感染病史、吸烟史,并积极预防上呼吸道及肺部感染。同时指导患者每日进行深呼吸、咳嗽、呼吸功能锻炼器等训练。

(2)心理疏导:因胸腔镜下心脏手术是新开展术式,患者往往在心理上存在对未知事物的疑惑、焦虑等问题,护理人员应着重关注患者的心理状况,提供心理疏导,消除患者疑虑。

(3)降低出血风险:对于拟行房颤射频消融术或术前合并房颤的患者,入院后遵医嘱将长效抗凝药改为短效抗凝药,为手术做准备。

3. 健康宣教 除常规心脏外科术前宣教外,重点告知患者胸腔镜手术方式的优势以及术前、术后进行呼吸功能锻炼器训练的重要性;术后引流管处伤口会有一定程度的疼痛,医生会根据情况给予镇痛药并尽早拔除引流管;强调尽早进行呼吸功能锻炼、下地活动对术后康复的重要性。

（三）术后护理

1. 经电视胸腔镜手术术后护理常规

(1)呼吸系统的管理

1)术中为保证良好的手术视野,当手术器械进入右侧操作侧胸腔时,呼吸机的通气需要在之前的双侧肺部通气基础上改为单侧健侧肺部通气,胸腔内操作结束时,及时变单肺通气为双肺通气,改善气体交换。手术结束后将双腔气管插管更换为单腔气管插管。长时间的单侧肺部通气,容易发生低氧血症,术后应严密监测有无低氧血症、肺不张及肺膨胀后复张性肺水肿情况的发生。术后早期,完善胸片、超声等辅助检查,听诊双肺呼吸音,根据结果进行针对性的肺部护理,行肺复张治疗时,呼吸机条件应逐渐增加,以防止瞬时肺过度膨胀引发复张性肺损伤。

2)由于术中对双侧肺部均产生刺激,导致肺部分泌物增多,早期循环稳定后,应将床头抬高30°,同时左右交替间断翻身体疗,每2小时一次,从而增强体位引流的效果,配合定时吸痰,及时清除呼吸道分泌物,保持呼吸道通畅、促进肺膨胀是术后护理的关键,可降低肺部感染的发生率。在循环稳定的前提下,具备拔管指征时应尽早拔除气管插管,加强患者腹式深呼吸、咳嗽、吹气球、呼吸功能锻炼等训练,同期配合拍背体疗、雾化、尽早下地活动等操作。

(2)胸腔引流管的护理:术中常规经第五肋间腋中线或者腋后线放置单侧或双侧胸腔引流管,术后需持续低负压吸引,保持引流管通畅、连接紧密,水封瓶位置应低于床面30cm左右,放置妥当,避免倾斜,注意水柱波动情况;定时挤压,以免管口堵塞;体位变更时应先确定好引流管位置及活动度,切勿幅度过大,防止引流管的牵拉、滑脱。护士应做到班班交接,查看有无气泡逸出、管路连接是否紧密;密切观察引流液颜色、性状、量并记录,若引流量逐渐减少且颜色变淡为血浆样,无气泡逸出,复查X线胸片示肺复张良好,无胸腔积液者,可尽早拔除胸腔引流管。

(3)术后镇痛管理:根据疼痛评估量表了解患者的疼痛程度。常用主操作孔位于右侧第 4 肋间锁骨中心和腋前线之间,长 4~5cm,阻断钳孔位于右侧第 6 肋间腋后线,长约 1cm,镜头孔位于第 3 或 4 肋间腋前线,长约 2cm。同时,由于胸腔引流管常规放置于肋间,肋间神经丰富,术后疼痛较正中切口敏感,因此,具备拔管指征时应尽早拔除胸腔引流管,对于因手术制动引起的肌肉酸痛或手术牵拉引起肋间神经损伤的疼痛,术后可采用放松训练、理疗、注意力分散法和体位辅助等非药物辅助干预措施或遵医嘱应用镇痛药物、止痛泵等。

(4)肢体循环与运动的评估:因手术采用右侧股动静脉、上腔静脉置管建立体外循环,易导致右侧肢体循环及功能障碍。术后 6~8 小时右下肢需制动,腹股沟伤口处沙袋压迫止血,同时密切观察右侧股动静脉、颈内静脉插管处有无渗血、渗液及血肿形成,右下肢的皮温、足背动脉搏动情况等。

(5)相关并发症防治

1)血气胸:手术经胸壁切口,手术操作跨越肺区,当操作侧肺塌陷不满意或分离胸膜粘连带时可能发生。术后密切观察每日胸片变化、水封瓶有无气泡逸出、局部切口处有无皮下气肿等临床表现。结合胸片、超声心动图及血常规等实验室检查及胸腔积液量监测出血的情况。

2)腹股沟插管并发症:包括血管损伤,局部血肿,股动脉夹层或狭窄,静脉血栓形成,伤口愈合不良或感染。应以预防为主,加强局部皮肤观察,血肿有张力或伴活动性出血,及时请医生进行外科处理。

3)乳腺组织损伤:乳腺组织损伤,瘢痕化影响其功能;乳房未发育的女性患者可能会影响正常发育。因此术中女性患者的切口位置要远离乳腺组织,皮下组织游离也要避免对乳腺的过度牵拉和损伤。

4)急性主动脉夹层瘤:是采用闭式体外循环最严重的一种并发症,发生率为 1%,一旦出现,应立即改为正中开胸行升主动脉人工血管置换术。

2. 经电视胸腔镜房间隔缺损修补术后护理　除做好经电视胸腔镜手术术后护理常规外,还应早期应用强心利尿治疗,并根据化验指标适当补钾。房间隔缺损较小的患者,左心室发育尚可,术后监护以维护左心功能,防止发生恶性心律失常为主;房间隔缺损较大的患者,左心室发育较差,易出现急性左心衰,术后监护以维护左心功能更为突出。

3. 经电视胸腔镜二尖瓣置换 / 成形术后护理　目前二尖瓣手术是国内外开展最多的全胸腔镜或胸腔镜辅助下心脏手术,手术疗效较好。除做好经电视胸腔镜手术术后护理常规外,还应遵循瓣膜置换 / 成形术后护理原则:强心、利尿、补钾、抗凝、抗感染。术后早期静脉应用小剂量正性肌力药物辅助,同时通过控制液体入量及利尿减轻心室前负荷,注意防止电解质紊乱。人工机械瓣膜置换:终生口服抗凝血药,INR 维持在 1.8~2.5 之间;人工生物瓣膜置换或使用人工成型环:术后 3 个月口服抗凝血药,INR 维持在 1.8~2.5 之间。

4. 经电视胸腔镜心房黏液瘤切除术后护理　同经电视胸腔镜手术术后护理常规,强调由于心腔内肿瘤摘除,回心血量增加,早期应严格管理出入量,维持负平衡;密切观察意识及四肢活动的恢复,及时发现栓子(瘤体碎片等)脱落的迹象。

5. 经电视胸腔镜房颤射频消融术 + 左心耳切除术后护理　除做好经电视胸腔镜手术术后护理常规外,护理重点有:

(1)抗心律失常药物的应用：密切关注心率(律)的变化,临床常规使用索他洛尔、胺碘酮、伊布利特、维拉帕米等药物,每天做心电图,记录心率和 QTc 间期,并根据心率(律)和 QTc 的变化遵医嘱调整抗心律失常药物治疗方案；维持血钾在 4.0mmol/L 左右；并在心率(律)平稳后监测 24 小时动态心电图。

(2)临时起搏器的护理：由于射频消融无线对心肌有损伤,消融无线局部的心肌水肿,以及术后抗心律失常药物的应用,对于术前持续性房颤病史者,考虑窦房结功能不全,术中常规留置心房外膜临时起搏器,护理应做到贴膜固定牢固、正确位置悬挂并佩戴、观察起搏参数及电量、监测起搏功能及效果、中继线与起搏器及导线连接紧密并班班交接,全起搏心率患者床旁常规放置备用电池。

未安装临时起搏器者,因心动过缓导致血流动力学不稳定或出现明显不适症状,请示医生安装临时起搏器,为避免增加穿刺部位感染风险及影响患者下地活动,优先考虑颈内静脉。若出现阿 - 斯综合征等紧急情况,如备有带起搏功能的除颤器,可遵医嘱除颤器体外起搏,常规除颤部位贴一次性除颤电极板作为起搏电极,开启除颤器体外起搏功能,以患者当前心率为基础,先调节起搏频率,再缓慢调节输出电流,通过观察心电图起搏效果,确定起搏电流的阈值。

(3)抗凝治疗的护理：术后早期常规应用低分子量肝素,再过渡至华法林、达比加群酯或利伐沙班的口服应用,由于暂无循证医学依据,现临床主要根据患者 CHA2DS2-VASc 评分选择抗凝时机和抗凝方案。护理注意评估患者有无牙龈出血、皮下出血、月经量增多等出血倾向。

6. 经电视胸腔镜胸交感干神经切除术后护理　除做好经电视胸腔镜手术术后护理常规外,护理重点有：

(1)保持环境安静、减少刺激：因长 QT 综合征(LQTS)发病特点是症状突然出现,发作凶险,患者对疾病的恐惧和对既往电风暴的记忆,使其处于严重的焦虑状态。该恶性心律失常的发生常与情绪激动、剧烈活动、受到惊吓等因素相关,因此术后早期应适当给予镇静,护士集中操作,减少刺激,循环稳定尽早拔除气管插管,同时关注患者情绪变化,加强心理疏导,使其对手术预后充满信心。

(2)由于手术切断了胸交感神经节,副交感神经相对兴奋,因此术后应重点关注患者有无肢体无汗、眼睑下垂、眼球凹陷、瞳孔缩小等 Horner 综合征(霍纳综合征)症状。

(3)防止电解质紊乱：有文献报道,低血钾、低血镁可诱发本病。术后动态监测血电解质变化,维持正常水平。

(4)LQTS 伴 ICD 电风暴的患者,应评估 ICD 电量,避免出现因电量不足导致的恶性心律失常发生期间 ICD 无法正常放电。

(5)用药护理：遵医嘱常规使用 β 受体拮抗剂,注意观察患者有无头晕、乏力等不适主诉；密切监测心律 / 心率、血压等变化,避免低血压及心动过缓,从而预防晕厥发生。

（四）术后康复与出院指导

经电视胸腔镜下微创心脏外科手术虽具有创伤小、出血少、恢复快等优点,但是术后的药物治疗、积极的功能锻炼及良好的生活习惯仍然是患者尽早康复的关键因素。

1. 用药护理　经电视胸腔镜房颤射频消融术后应用的抗心律失常药物,包括盐酸索他洛尔、胺碘酮、阿替洛尔等。主要作用是延长房室结的传导时间,从而减慢心率。目前临床常用的是索他洛尔及阿替洛尔,服用此类药物应注意测量心率及血压,有心率过缓（<60 次 /min）、头晕、乏力等症状时应及时就医调药,需要强调的是患者服用索他洛尔早期需监测心电图 QTC 变化,监测血钾水平,并根据检查结果调整用药直至稳定。抗凝血药包括华法林、利伐沙班和达比加群酯胶囊,主要作用是预防血栓的形成。其中服用华法林需持续监测国际标准化比值（INR）,利伐沙班和达比加群酯胶囊作为新型抗凝药,则无需监测INR。服用抗凝血药期间若患者有牙龈、鼻、消化道等部位出血症状应及时就医,切忌自行调药或停药。

2. 手术切口护理　指导患者自我观察局部伤口处有无渗液、渗血、红、肿、热、痛等炎症表现,及时发现,及时就诊。术后 2 周左右,局部伤口处贴防水保护贴膜,即可以洗澡。

3. 饮食指导　少量多餐、清淡易消化食物开始逐渐过渡至正常饮食即可。

4. 定期复查　术后 3~6 个月常规复查胸片、超声心动图、心电图、24 小时动态心电图;抽血：血常规、血生化（需空腹）等,特殊遵医嘱。

5. 出行　汽车、火车、飞机等交通工具均可乘坐;CT、磁共振等检查也不受影响。

参考文献

［1］冯雪. 中西医结合Ⅰ期心脏康复专家共识. 北京: 人民卫生出版社, 2016.

［2］吴永波, 吴清玉. 肺动脉血栓内膜剥脱术的远期疗效. 中华结核和呼吸杂志, 2004, 27 (1): 735-736.

［3］胡强, 于坤, 高国栋, 等. 肺动脉内膜剥脱术体外循环管理. 中国体外循环杂志, 2016, 14 (2): 80-82, 99.

［4］张煜, 王淑芹, 张春艳. 1 例肺动脉血栓内膜剥脱术后并发严重低氧血症患者行体外膜肺氧合治疗的护理. 护理学报, 2018, 25 (10): 64-66.

［5］Maron B J, Maron M S. Hypertrophic cardiomyopathy. Lancet, 2013, 381: 242-255.

［6］Brown M L, Schaff H V. Surgical management olobstructive hypertrophic cardiomyopathy: the gold standard. Expert Rev Cardiovasc Ther, 2008, 6 (5): 715-722.

［7］周程辉. 肥厚型梗阻性心肌病外科的围术期护理. 中国循环杂志, 2018, 33 (6): 622-624.

［8］Siontis K C, Geske J B, Ong K, et al. Atrial fibrillation in hypertrophic cardiomyopathy: prevalence, clinical correlations, and mortality in a large high-risk population. Journal of the American Heart Association, 2014, 3: e001002.

［9］乔树宾. 肥厚型心肌病: 基础与临床 [M]. 北京: 人民卫生出版社, 2012.

［10］Olivotto I, Cecchi F, Casey S A, et al. Impact of atrial fibrillation on the clinical course of hypertrophic cardiomyopathy. Circulation, 2001, 104: 2517-2524.

［11］胡盛寿, 王小啟, 许建屏, 等. 心脏肿瘤外科治疗经验总结. 中华医学杂志, 2006, 861 (1): 766-770.

［12］Laurence HC. 成人心脏外科学. 4 版. 北京: 人民卫生出版社, 2016.

［13］罗聪聪, 朱家全, 张韫佼, 等. 心脏肿瘤外科治疗 45 例临床分析及右胸切口手术经验总结. 中国心血管病研究, 2018, 16 (7): 629-633.

［14］鲍秀丽. 27 例左房黏液瘤患者的临床分析及护理体会. 医学伦理与实践, 2005, 18 (3): 333-334.

［15］李庆印. 心血管病护理手册. 2 版. 北京: 人民军医出版社, 2013.

［16］张海涛. 成人心脏外科术后治疗学. 北京: 中国科学技术出版社, 2018.

［17］杨晓涵, 杨建安, 于洪涛, 等. 完全胸腔镜下微创手术治疗先天性心脏病的疗效. 心血管外科杂志（电

子版), 2014, 33 (1): 23-25.

[18] Laborde F, Noirhomme P, Karam J, et al. A new video-assisted thoracoscopic surgical technique for interruption of patient ductus arteriosus in infants and children. J Thorac Cardiovasc Surg, 1993, 105 (2): 278-280.

[19] 易定华, 俞世强, 徐学增, 等. 我国胸腔镜微创心脏手术技术操作规范专家共识 (征求意见稿第二版). 中国胸心血管外科临床杂志, 2016, 423 (4): 315-318.

[20] 林多茂, 刘晓明, 闫旭明, 等. 胸腔镜辅助心房纤颤射频消融术的麻醉处理. 中国微创外科杂志, 2010, 10 (7): 584-586.

[21] 欧阳淑怡, 吴展华, 何杏婵, 等. 胸腔镜下微创射频消融术治疗心房纤颤的护理配合. 护理学杂志, 2010, 25 (22): 51-53.

[22] 赵香丽, 孟蕾. 微创心脏外科手术的研究进展及护理. 中国实用护理杂志, 2015, 10 (31): 229-230.

[23] Atluri P, Goldstone A B, Fox J, et al. Port access cardiac operations can be safely performed with either endoaortic balloon or Chitwood clamp. Ann Thorac Surg, 2014, 98 (5): 1579-1583.

[24] Modi P, Rodriguez E, Hargrove W C, et al. Minimally invasive video-assisted mitral valve surgery: a 12-year, 2-center experience in 1178 patients. J Thorac Cardiovasc Surg, 2009, 137 (6): 1481-1487.

[25] Lan H, Cheng Y G, Jia B C, et al. Clinical outcome of totally thoracoscopic cardiac surgery for mitral valve replacement: a series of 634 cases. Zhonghua Wai Ke Za Zhi, 2016, 54 (8): 609-612.

[26] McClure R S, Athanasopoulos L V, McGurk S, et al. One thousand minimally invasive mitral valve operations: early outcomes, late outcomes, and echocardiographic follow-up. J Thorac Cardiovasc Surg, 2013, 145 (5): 1199-1206.

第四节 终末期心脏病围手术期护理

一、概述

终末期心脏病是指按照美国纽约心脏病学会心功能分级标准达到心功能四级,用常规药物治疗不能有效控制的心力衰竭阶段。当前全球心衰患者超过 2300 万,每年 5%~10% 的心衰患者会发展至终末期,且病死率极高,因此终末期心脏病已成为心血管领域诊治的突出难点之一。随着治疗技术的不断更新,临床上通过药物治疗、短期机械辅助支持、长期机械辅助支持、心脏移植等多种方式来辅助或治疗终末期心脏病。而这些治疗手段的成功必然是离不开围手术期的护理,本节将对其进行阐述。

二、治疗原则及护理

终末期心脏病的治疗,必须建立在充分评估患者整体病情、多学科合作的基础上。目前短期机械辅助方式包括主动脉内球囊反搏(intra-aortic balloon pump,IABP)、体外膜氧合器(extracorporeal memberane oxygenation,ECMO)与 ECMO 联合 IABP;长期机械辅助方式包括左心室辅助(left ventricular assist device,LVAD);手术治疗方式主要是人工心脏移植。每种辅助及治疗方式均有其严格的治疗指征及护理要点,下面将分别对其介绍。

（一）主动脉内球囊反搏

主动脉内球囊反搏（IABP）是将带有球囊的导管置于降主动脉内左锁骨下动脉开口远端（图8-4-1），在心脏舒张期球囊充气，心脏收缩期前（与主动脉瓣张开同步）球囊排气，对衰竭的心脏起到辅助和支持的作用。

1. 适应证和禁忌证

（1）适应证：①药物治疗无效的低心输出量综合征；②体外循环脱机困难或脱机后血压不能维持者；③因心肌缺血引起的急性心肌梗死、恶性心律失常。

（2）禁忌证：①中、重度主动脉瓣关闭不全；②主动脉夹层及胸、腹主动脉瘤；③严重出血倾向和出血性疾病。

（3）相对禁忌证：①严重的主动脉硬化；②检查结果显示拟置入IABP的动脉路径不通畅。

2. IABP置入前护理

（1）评估

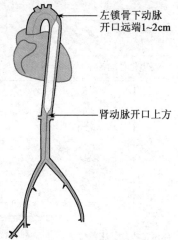

左锁骨下动脉
开口远端1~2cm

肾动脉开口上方

图8-4-1　IABP放置位置

1）血流动力学评估：评估患者血管活性药物用量、种类以及血流动力学指标。多巴胺用量>10μg/（kg·min），同时应用2种正性肌力药物，血压仍进行性下降；心输出量<2.0L/（m²·min）；动脉平均压< 6.67kPa（50mmHg）；中心静脉压>15mmHg（1mmHg=0.133kPa）；尿量<0.5ml/（kg·h）。

2）辅助检查：心电图是否存在严重的心肌缺血，药物或除颤难以纠正的顽固性心律失常；X线胸片可见肺血增多；超声检查示心功能下降。

3）化验及出凝血评估：患者生化、心肌酶、BNP升高；血气、动脉血氧饱和度下降、内环境紊乱、乳酸增高。

4）出凝血指标：检测Hb、PLT、ACT、APTT、血栓弹力图、PT、D-二聚体；观察引流管出血量、消化道出血、皮肤黏膜出血等。

5）其他脏器评估：肝肾功能、神经系统、评估双下肢皮肤、血管及末梢循环情况。

（2）准备

1）人员准备：由经过培训考核合格的护士进行操作配合，确保患者安全。

2）环境准备：ICU标准床单位；相对独立、宽敞空间；无独立病房时可用帷幔进行隔离遮挡。

3）设备、物品准备：IABP机（备用状态）、IABP辅助相关用品，IABP导管（根据身高选择型号）、压力套组、IABP监护连接线；加压输液袋、肝素盐水冲洗液等；抗干扰的独立安全电源。

4）患者准备：平卧位并快速备皮；床单位保护（穿刺及治疗部位下方垫中单及治疗巾）。

（3）IABP置入的护理配合（图8-4-2，见文末彩图）

1）IABP置管：协助医生、传递物品。

2）IABP连接：配合医生连接压力套组，IABP导管预冲肝素盐水；连接安全电源，打开电源及IABP开关；打开氦气瓶，检查氦气压；将IABP外部心电图信号线连接监护仪或除颤器以获取心电信息;动脉压力套组连接至 IABP 机上,观察屏幕动脉血压波形,配合医生校对"零点";连接氦气导管;检查连接无误,启动 IABP;观察反搏波形并做好相关记录;固定 IABP 导管,即刻拍摄胸部 X 线片确认导管尖端位置,确定位置后协助医生固定、贴膜保护并注明置管日期(图 8-4-3)。

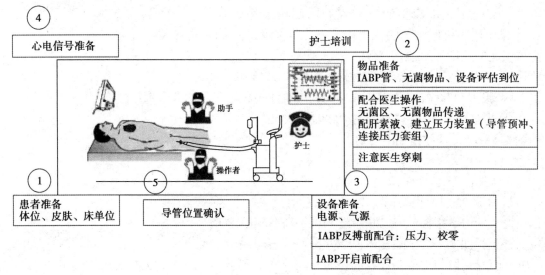

图 8-4-2 IABP 置入的护理配合

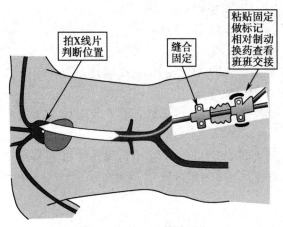

图 8-4-3 IABP 管路固定

3. IABP 辅助的护理

(1)保证 IABP 的有效触发:触发方式包括心电触发、压力触发、起搏器触发和固定频率触发,临床常选择心电触发。

注意事项包括:

1)IABP 机直接连接患者的胸前电极或间接连接监护仪(多导联监护仪或除颤器)获取心电信号。临床可选择贴一次性除颤电极板连接除颤器,从除颤器上获取心电信号,防止电极片干扰及脱落导致触发不良。

2)高质量的心电图信号:指 R 波高尖、T 波低平的最佳导联,QRS 波群大于 0.5mV,无起搏器干扰。

3)密切监测心率/心律,心率一般控制在 60~80 次/min;心率过快及过慢可影响 IABP 的反搏效果。

4)心电触发效果不佳时,建议选择压力触发,要求主动脉收缩压>50mmHg,脉压差>20mmHg。

5)当患者为起搏心率时,可选用起搏器触发。当发生室颤时,可选用内置触发。

(2)反搏效果的监测

1)监测指标:心率/心律、血压、平均动脉压、中心静脉压、肺动脉楔压、心输出量、心指数等血流动力学指标;IABP 机的参数及波形;血管活性药物的种类和剂量,并根据循环调整药物用量;监测内环境、组织灌注情况:尿量、乳酸、血气、生化指标;辅助检查情况:X 线胸片、超声心动图、心电图。

2)效果评价:血流动力学稳定,心输出量指数>2.5L/(m^2·min),平均动脉压>80mmHg (10.67kPa);神志清楚,末梢循环良好,尿量>1ml/(kg·h),乳酸不高;多巴胺用量<5μg/(kg·min),且依赖性小;心电图无心律失常或心肌缺血的表现;X 线片正常;超声左心功能好转;内环境指标正常。

3)IABP 反搏压的影响因素及相关报警。

(3)影响反搏压的相关因素

1)医疗因素:抗凝不当、置管穿刺角度过大、球囊放置位置过高或过低、穿刺方式或导管选择不当等。

护理措施:IABP 辅助患者需进行肝素抗凝。需在置入 IABP 30 分钟后检测 ACT 或 APTT,维持 ACT 在 150~180 秒,APTT 在 50~70 秒。早期每 2~3 小时检测 1 次,稳定后每 6 小时检测 1 次,同时监测血红蛋白、血小板计数、凝血酶原时间等。为防止管腔堵塞,需对管路进行抗凝。禁用肝素的患者,遵医嘱使用其他抗凝方式。了解医生置管穿刺方式(有无鞘管)、角度(是否角度过大)或导管选择情况,每日拍 X 线片确定球囊位置。

2)护理因素:体位过高、变动体位导致导管扭曲打折、患者躁动、非计划性脱管、ECG 触发电极脱落或接触不良等。

护理措施:应用一次性除颤电极板连接除颤器,通过电极板感知心电信号进行触发,防止电极片干扰及脱落导致触发不良。IABP 置入后采用缝线固定后加透明贴膜双重固定,每日拍 X 线胸片确定导管位置,拍 X 线胸片时需由医生判断是否需要暂停 IABP。保持管路通畅,避免导管扭曲、移位、脱出。当患者出现躁动时,建议给予适当镇静及肢体约束。协助患者采取舒适体位,床头抬高应小于 45°,避免影响反搏效果。变换体位时需专人固定 IABP 导管。

3)患者因素:血栓、心率过快或过慢、心输出量不足、平均动脉压过低、全身血管阻力过低或过高、患者神志(躁动)等。

护理措施:抗凝监测,避免血栓形成。IABP 辅助期间需评估患者双下肢肢体循环状态。评估患者双侧肢体温度、肌张力及足背动脉搏动情况,观察肢体的颜色,可用超声评价动脉的血流频谱;IABP 置入 24 小时内每小时评估 1 次,24 小时后每 4 小时评估 1 次。若出现异常,及时告知医生;异常时每 30 分钟评估 1 次。评估内容包括:外周脉搏(足背动脉搏动)、温度、颜色、肌张力、腿围、毛细血管回流、感觉/触觉、渗血等情况。注意肢体的保暖,在血流动力学稳定的情况下,可每 2 小时进行翻身,置管侧肢体应保持功能位,抬高 15°,防止过度弯曲。监测患者血流动力学指标,保证有效循环血量,控制心率。评估患者神志,对于躁动不配合的患者遵医嘱给予镇静,避免患者躁动引起管路移位,同时注意肢体保护及维持功能位。

4)机械因素:氦气不足、反搏时相错位、触发不良、反搏压调节键未调至最大位置、主动脉内球囊导管未打开、球囊位置不当、球囊导管扭曲打折、球囊破损等。

护理措施:监测 IABP 机屏幕上显示的氦气量,不足时及时更换。及时、准确地调整反搏时相是应用 IABP 辅助成功的关键(图 8-4-4)。调节反搏时相应控制球囊在心脏舒张期充气、心脏收缩期前排气。合理固定导管,监测 IABP 仪报警并及时处理(表 8-4-1),保证反搏仪工作正常。

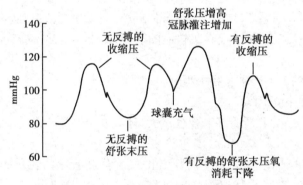

图 8-4-4 主动脉球囊反搏泵的增效机制

表 8-4-1 IABP 相关报警说明

报警类型		可能原因	护理相关操作
无有效触发报警	1. 无触发信号	(1)由于电极分离或是电缆/导联连接不好,而导致没有心电图信号	接上或重新布置电极,并且检查确保所有的电缆/导联整体连接正常
		(2)用于进行压力触发的患者脉搏压力不够	肝素盐水冲洗管路
		(3)没有出现动脉压力波形	检查确保传感器没有泄漏;检查确保所有的传感器电缆连接正常
	2. 不规律触发	(1)触发信号干扰	带屏蔽的电源,使用抗干扰线
		(2)心律不稳定/心动过速	请示医生,纠正心律/换触发方式

续表

报警类型		可能原因	护理相关操作
导管相关报警	1. 导管位置不当	(1)导管扭曲、打折 (2)导管脱开	检查导管状况和患者体位 紧密连接管路
	2. 导管环路泄漏	在环路内检测到气体增益	确保管路连接,通知医生
	3. 自动充气故障	无氦气	更换氦气瓶
	4. 检测到血液	球囊破裂	立即停止 IABP 机,通知医生,撤除导管

(4)基础护理

1)呼吸道护理:带气管插管的患者每日两次鼻咽腔冲洗及口腔清洁(操作前需将气管插管套囊打紧防止口鼻咽腔分泌物及冲洗液逆流入肺引起感染。注意操作时至少两人进行,需要适当镇静,防止患者不适致气管插管滑脱)。无菌操作,加强体疗,预防肺不张、肺炎等肺部并发症。循环功能稳定的患者每 2 小时翻身、拍背 1 次。

2)皮肤的护理:定时翻身,避免皮肤长期受压。卧床排便的患者,每次便后用温水擦洗,并保持局部皮肤干燥、清洁。如受压处皮肤已出现淤血、红肿、破溃,可用压疮贴敷料持续局部处理。给患者翻身时应避免受压处皮肤挫伤。交接班时,检查全身受压部位的皮肤,并予以记录。

3)加强肢体功能锻炼,被动活动肢体。每 4 小时被动肢体功能训练 1 次,确保肢体的功能位置,防止关节强直。应用下肢充气加压仪,促进下肢血液循环。

4)加强营养,配合医生给予鼻饲、静脉高营养,注意鼻饲一次不可过多,以免胃内容物反流引发误吸或胃肠胀气,静脉高营养的管道每 24 小时更换。

(5)并发症的预防及护理

1)下肢缺血:肢体缺血是 IABP 辅助中最严重和最常见的并发症。

①原因:CABG 术中取静脉后行弹力绷带加压包扎过紧;股动脉细或球囊反搏导管粗;导管周围血栓形成,阻塞股动脉;动脉痉挛;血栓脱落形成下肢动脉栓塞等。

②护理:严密观察置入反搏导管侧的足背动脉搏动情况、下肢皮肤的颜色、温度及感觉等变化并与对侧比较。行冠状动脉搭桥(CABG)的患者,检查置入反搏导管侧下肢弹力绷带是否包扎过紧。在术后 6 小时松解弹力绷带将置入反搏导管侧的下肢垫高,每 4 小时行下肢功能锻炼一次。置入 IABP 辅助的患者半卧位应小于 45°,避免屈膝、屈髋引起的球囊管打折。避免停搏交替或停搏因素:原因包括触发不良、循环波动引起的低反搏压、IABP 辅助比例 1:3 超过 30 分钟而未及时拔管等。

2)出血及血肿形成

①原因:经皮穿刺放置球囊反搏导管时血管壁撕裂,导管拔除后压迫不当可造成局部出血与血肿;股动脉切开放置导管时血管吻合口缝合不严,股动脉分支损伤未处理均可形成局部出血与血肿。

②护理:腹股沟局部应加压包扎或沙袋压迫止血。出血多者应遵医嘱输血并查找原因

予以纠正。

3）血小板减少

①原因：肝素诱导的血小板减少症；CABG 术后抗血小板治疗并机械辅助消耗血小板等。

②护理：观察血小板减少症状，肝素诱导的血小板减少多在应用肝素 5 天左右出现，可检测血小板抗体，阳性时需停用肝素，使用其他抗凝剂。怀疑是机械性破坏或消耗的血小板减少多呈进行性下降，可检测凝血功能相关指标及血栓弹力图。

4）伤口感染

①原因：置反搏导管处切口渗血引起继发感染或无菌操作不严格所致。

②护理：检查穿刺部位有无渗血、红肿及分泌物形成，被血、尿污染时，应及时更换敷料。监测体温、血常规的动态变化必要时留取相应部位培养。注意观察应用抗生素后的效果，效果不佳的应及时报告医生。

5）球囊破裂

①原因：插入球囊导管时，尖锐物擦划气囊；动脉壁粥样硬化斑块刺破气囊等。

②护理：反搏波形消失，导管内有血液进入提示球囊破裂。出现上述情况及时报告医生，立即停止 IABP，马上撤除导管。球囊破裂后反搏作用消失，血液进入破裂的球囊凝固后会造成球囊拔除困难，所以球囊破裂后应及时拔除球囊反搏导管。如病情需要，协助医生重新置入新的反搏导管。

6）动脉撕裂、穿孔

①原因：导管进入动脉夹层可直接导致动脉壁破裂；导管在夹层内充气可导致动脉穿孔。

②表现：置入反搏导管后出现不可解释的低血容量、低血压，患者诉腰背部疼痛应考虑有动脉穿孔。

③护理：应快速补充血容量，维持血压并急诊手术修复。

（6）IABP 撤除时的护理

1）撤除指征：血流动力学稳定，心输出量指数>2.5 L/（m²·min），平均动脉压>80mmHg；意识清楚，末梢循环良好，尿量>1ml/（kg·h）；多巴胺用量<5μg/（kg·min），且依赖性小，药物减量对血流动力学影响小；心电图无心律失常或心肌缺血的表现；血气正常。

2）撤除时的护理配合：①撤除前评估患者的意识状态、血流动力学指标、血管活性药物剂量、尿量、血气结果、乳酸、B 型脑钠肽、肌钙蛋白 - Ⅰ和心脏超声心动图。②备齐用物：治疗车、治疗巾、拔管包、纱布、碘伏、弹力绷带、沙袋、锐器桶、医疗垃圾袋。③协助医生停 IABP 机。④医生拔除 IABP 导管时，感染患者建议留取 IABP 尖端进行培养。导管和鞘管一起拔出并查看有无附壁血栓。⑤穿刺点上方（近心端方向）压迫止血 15~30 分钟，观察评估下肢及切口情况。⑥将撤除的导管和鞘管毁形掷于医用垃圾袋。⑦整理、清洁机器、氦气瓶充气，使其处于备用状态。

3）撤除后的护理：①撤除后，6 小时内每小时评估，6 小时后改为每 4 小时评估，直至 24 小时，评估内容包括：血流动力学是否稳定，穿刺处局部有无出血、血肿，双下肢足背动脉搏动是否良好，双侧大、小腿围及肌张力是否正常，皮肤温度、颜色是否正常。②穿刺处切口弹力绷带局部加压包扎 24 小时，穿刺处放置 1kg 沙袋压迫 6 小时。③IABP 撤除 6 小时后协助患者主动和被动活动双下肢。

（二）体外膜氧合器支持治疗

体外膜氧合器（ECMO）是以体外循环系统为其基本设备,采用体外循环技术进行操作和管理的一种辅助治疗手段。ECMO是将静脉血液从体内引流至体外,经体外膜肺氧合后再由血泵将氧合血回输入体内。临床上主要用于呼吸功能不全和心脏功能不全的支持,ECMO能使心脏和肺脏得到充分休息;心脏功能得到有效支持,改善脏器组织氧合血供,增加心输出量,改善全身循环灌注,为心肺功能的恢复赢得了时间。

转流方式主要有两种:①静脉-动脉（V-A）转流（图8-4-5,见文末彩图）,循环、呼吸支持。插管位置:静脉可选用股静脉、颈静脉、右心房;动脉可选用股动脉、升主动脉、颈动脉。②静脉-静脉（V-V）转流,呼吸支持。插管位置:左股静脉-右股静脉;右颈内静脉-右股静脉。

1. 适应证和禁忌证

（1）适应证:各种原因导致的急性或慢性心功能不全无法通过药物治疗维持有效循环的心脏功能衰竭患者,为寻求进一步治疗而需要行机械性循环辅助的患者,在排除绝对禁忌证后均可行ECMO循环支持。

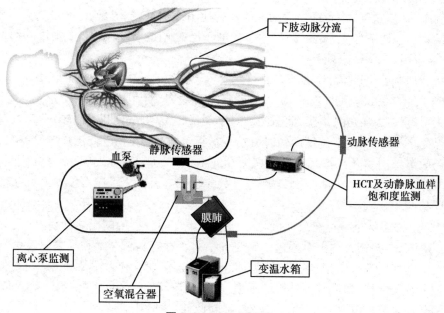

图 8-4-5 VA-ECMO

（2）绝对禁忌证:①不可复性脑损伤;②恶性肿瘤;③严重的不可逆性多脏器损害。

（3）相对禁忌证:①严重出血;②严重心功能不全的孕妇;③心脏术后依然合并不能矫正的先天和后天疾病者;④ CPR时间超过30分钟者;⑤不可恢复性心肺损伤。

2. ECMO术的配合 ECMO可在床旁紧急建立,是一种临时快捷的心肺替代治疗手段。

（1）缺氧评估:检测动（静）脉血气、内环境、乳酸评估。其他见终末期心脏病术前评估。

（2）准备

1）人员：由经过培训考核合格的护士进行操作配合，确保患者安全。

2）环境：相对独立、宽敞空间，无独立病房时可用帷幔进行隔离遮挡。

3）设备：抢救车、除颤器、无影灯、床旁开胸物品等；氧源、气源、大功率电源。

4）患者：去枕平卧位并快速备皮；床单位保护（穿刺及治疗部位下方垫中单及治疗巾）。

（3）ECMO的建立

1）相对固定ICU人员配合，包括配药、给药、临床观察和协助手术室护士清点术中特殊物品、记录数据等。

2）配合医生给药，严格执行查对制度。

3）观察并记录病情变化、用药效果并随时报告医生。

3. ECMO的护理

（1）出血与凝血监测

1）相关因素

①出血：外科因素出血；抗凝不当、出凝血指标测量不准确；术中转机时间过长、大量凝血因子消耗、肝功能受损。

②凝血：抗凝过度；大量缩血管活性药物的使用；ECMO低流量；ECMO管路分流。

③缺血：包括下肢动脉置管导致的灌注不足；CABG手术下肢取静脉；其他辅助如IABP联合应用。

2）抗凝原则：当患者引流液不多时可尽早给予抗凝。①给予肝素抗凝，每6小时更换。维持ACT在160~200s、APTT在60~80s，确保检测设备、标本、方法的同质性。注意ACT对低肝素浓度（0~2.5U/ml）敏感，而APTT对小剂量（0.1~1U/ml）肝素比较敏感，二者试剂卡需低温保存。②ECMO高流量运转时可给予低标准抗凝；ECMO低流量或管路存在分流、患者心脏收缩差时需及早抗凝并给予高标准抗凝。③ECMO置入后30分钟检测ACT或APTT，早期每1~2小时检测1次，2次测量稳定后2~3小时检测1次，各项指标稳定后可每6小时检测1次。

3）监测：①观察是否存在出血因素。评估引流管等有创处的出血颜色、性质、量；监测Hb、HR、BP、CVP并结合超声对心包及胸腔评估是否存在积液或血块压塞。②每日监测出凝血相关指标、Pt、INR、Hb、肝功、D-二聚体，必要时监测血栓弹力图及肝素组合抗体。③每小时监测下肢及末梢：监测双下肢肢体围度，皮肤触觉、温度、颜色，评估足背动脉搏动，必要时应用多普勒血流超声评估。评估时需双侧同时对照评估并记录。

（2）ECMO管路（图8-4-6，见文末彩图）：

1）确保ECMO设备固定良好，管路连接紧密无松动及漏血，管路通畅、无牵拉、无打折。

2）动、静脉置管处皮肤无渗血、出血等症状，动脉管路内血液鲜红无发暗。

3）流量与转速：警惕ECMO设备流量与转速不匹配，需寻找原因，尽快纠正。当ECMO流量与转速不匹配，流量偏低管路发生抖动时：需检查ECMO管路是否打折，管路是否过细；评估ECMO置管位置是否合适，是否由于插管位置贴壁导致血液引出不畅；评估是否存在心脏受压情况，如心脏压塞；评估是否容量不足，心脏充盈不足导致流量偏低。ECMO存在分流管时：监测ECMO主流量与分支流量值；观察分流管路颜色是否发暗及血

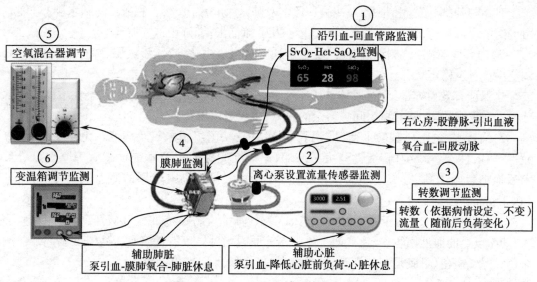

图 8-4-6 VA-ECMO 辅助管路监测点

浆析出;当分流过多可导致下肢肢体高灌注损伤,注意观察肢体腿围、张力、热度,双侧肢体对比;当分流过低会导致下肢肢体供血不足,注意观察肢体皮肤颜色、温度、是否出现瘀斑,双侧肢体对比。

4)膜肺监测:评估膜肺效能,检测膜后与患者肺动脉血气的 SvO_2;评估膜肺后血气与患者动脉血气(PO_2、PCO_2);评估动静脉管路色差;监测 ECMO 空氧混合器指标,监测肺动脉 SvO_2 以及 ECMO 设备上 SvO_2,根据血气分析结果进行调整。

(3)心功能评估

1)动态监测 ECMO 流量及血管活性药物的剂量、种类以及对血压影响。心输出量监测仪持续监测,评估 HR、BP、CO、CVP、PAP、PCWP 等参数,评估心脏超声及 X 线胸片。

2)评估心脏前后负荷。监测尿量、出入量、CVP 等,当尿少或容量负荷过多可行 CRRT;降低心脏后负荷,减少外周血管阻力,避免寒战、躁动、肌紧张等因素,合理控制体温;由于经主动脉逆行灌注的血液会对正常主动脉瓣开放及左心室射血造成压力,需根据超声评估左室收缩是否良好,必要时 IABP 辅助降低后负荷,减轻左心室做功并增加心肌氧供。

3)当患者缺氧状态改善,循环稳定可逐渐减少血管活性药物的种类和剂量。如肺动脉压力正常、平均动脉压 50~60mmHg、血气化验趋于正常、SvO_2 转好、乳酸不高、末梢循环改善、尿量>1ml/(kg·h)等。

(4)肺功能

1)维持好的氧合预防氧中毒:监测血气、内环境、SvO_2、乳酸,评估 ECMO 机器上 SvO_2 与肺动脉 SvO_2 对比。结合 X 线胸片结果调整呼吸机及 ECMO 设备空气、氧气浓度。使 SvO_2 维持在 65%~75%。

2)纠正通气不足,预防肺损伤:根据血气 CO_2、呼吸音、痰液、尿量并结合 X 线胸片调整呼吸机参数,给予低潮气量、低频率、低氧浓度、适当 PEEP($3~5cmH_2O$)的呼吸机参数设置。

3)预防肺部并发症:根据 X 线胸片评估双肺是否有渗出,给予利尿预防肺水肿;合理应用抗生素预防感染;确保正常肺通气量又不发生肺不张,维持正常的血气。

(5)内环境监测:监测动静脉血气、电解质、血常规、生化、胶体渗透压、游离血红蛋白等,调整内环境至稳定状态。

1)保证有效血容量,维持胶体渗透压稳定在 18~20mmHg。毛细血管通透性增高导致水分渗漏到组织间隙,调节组织间隙多余的水分,减少组织水肿。

2)维持水、电解质酸碱平衡:监测乳酸,乳酸反映了组织缺氧及病情恶化程度;由于应激性、输入性、激素及血管活性药大量应用、早期胰腺缺血以及术前糖尿病等原因可导致术后血糖急剧增高,需应用胰岛素控制血糖;注意大量胰岛素应用的后遗效应,维持血钾4.0~4.5mmol/L。

3)监测游离 Hb:由于术中体外循环、ECMO 辅助设备造成的血液破坏、大量库存血输入、两次以上的血液回收、严重代谢性酸中毒等原因均可导致患者溶血、游离 Hb 增高。监测尿色、尿量、痰色、巩膜是否黄染等,检测游离 Hb、胆红素、肾功能指标。

(6)体温

1)ECMO 辅助期间需将中心温度维持 35~36℃,降低氧耗、降低机体代谢率,可应用 ECMO 调温水箱进行降温,也可应用变温毯调整体温。

2)低温时注意保护患者肢体末梢保暖,预防压疮。

3)预防低温寒战,必要时给予肌松剂,注意肌松情况下胃肠系统潜在并发症。当出现寒战时需鉴别原因,区分感染因素,必要时留取血培养。

(7)循环辅助运行期护理:持续出凝血监测、心肺功能的监护、根据血流动力学参数调整流量,监测血气、乳酸、尿量、超声结果,逐步减少缩血管活性药物的种类及剂量;重点预防并发症。

1)出血:是 ECMO 早期最多见的并发症,以脑出血最为严重。每 1~2 小时监测 ACT、APTT,维持 ACT 在 160~200 秒,APTT60~80 秒。根据 ACT 和 APTT 的水平,及时调整肝素用量。有活动性出血患者,维持 ACT 在 130~160 秒,当血小板 $<5 \times 10^9$/L,及时补充新鲜血浆或血小板。出血时,准确评估出血量,查找出血原因并给予及时补充。

2)栓塞:ECMO 辅助全程均需抗凝,抗凝不当、长时间卧床、肢体制动、置管侧肢体血流不畅、循环恶化或感染导致的 DIC 等均可引起栓塞,并在栓塞部位表现出相应的症状。以置管侧下肢动脉最多见。监护中采用触摸、多普勒超声及血管超声检查下肢动脉搏动及血流情况,观察肢体皮温色泽、感觉、反应等;同时观察下肢异常情况,如疼痛、肿胀、颜色青紫等。应加强对患者肢体主动或被动的功能锻炼;注意神志和瞳孔的动态变化,结合患者表情、肢体活动度等进行评估;加强对 ACT、APTT 的监测及反馈。

3)溶血:ECMO 辅助由于血泵转动等因素可造成红细胞的破坏,表现为游离血红蛋白增高,血红蛋白尿,继发肺、肝、肾功能等多脏器损害。护理中每日监测溶血指标,即游离血红蛋白、血生化、血常规、尿色、尿常规、患者皮肤有无黄染等,做到早发现、早报告、早处理,配合医生将溶血造成的损害降低到最小程度。

4)感染:是机械辅助期间严重的并发症之一。呼吸机相关性肺炎、营养不良、肠道菌群移位、大量抗生素应用、过多的有创管路和操作、压疮的发生等均可导致感染的发生;护理中强调:每班严格清洁消毒床单位和使用设备。严格各项无菌操作,动静脉有创管路实施封闭管理,按流程规定 5~7 天进行导管更换并同时进行管端培养。呼吸机管路按预防感染流程管理,未感染的患者管路每周更换,已感染的按呼吸管路全封闭管理,并做好相应的标识,强调床单位和所用设备的终末消毒管理。做好相关病原学培养,如痰培养、血培养、尿培养、分泌物培养、导管尖端培养、G 实验等,配合调整抗生素并观察使用效果。观察胃肠功能恢复情况,及早恢复利用胃肠系统,预防菌群移位。加强皮肤观察与护理,适度翻身,保持皮肤清洁和干燥,应用防压疮垫和药物预防治疗压疮。

5)胃肠功能紊乱:由于机械辅助镇静及肌肉松弛药的应用可导致胃肠麻痹,同时大量缩血管活性药物的应用影响胃肠系统血供,术后可出现胃肠功能紊乱。需每日监测腹围,听诊肠鸣音,并评估胃肠吸收情况。加强营养支持,每日补充能量 57kcal/kg。持续少量胃肠营养(TPN),可调动胃肠生理功能并中和肠道内酸性消化液,预防消化道出血。未用人工机械呼吸或已脱离呼吸机的患者,鼓励患者多进食。应用静脉营养支持时需注意脂肪乳类药物的应用,防止 ECMO 膜肺效能下降甚至堵塞。

6)ECMO 设备相关问题

①静脉管路引流不畅,管路抖动,转速与流量不符。可能原因:容量不足、右心插管位置不当、管路打折、离心泵内有血栓形成、离心泵内脂类聚集、心脏受压。

措施:通知体外循环医生及 ICU 医生,评估导管位置,观察管路是否通畅无打折、ECMO 膜肺及离心泵是否有血栓形成,观察转速及流速变化趋势,遵医嘱适当补液并观察效果。

②膜肺效能降低,可能与膜肺血浆渗漏、膜肺栓塞有关。

护理措施:观察膜肺状态、动静脉管路颜色;检测上肢动脉血气与膜肺后血气对比,监测 ECMO 上 SvO$_2$ 值并与心输出量监测仪上数值对比;通知体外循环医生是否更换膜肺及管道。

7)神经系统并发症:注意观察神志变化,每小时检查神志及肢体活动情况,并做出评估,及早发现和防止脑血栓或脑出血的发生。

8)肝肾功能损害:每日监测肝功能、肾功能、胆红素、尿量、尿色和尿常规。

9)压疮:循环稳定,每 2~3 小时翻身一次。翻身前检查 ECMO 管道是否固定牢固,翻身时动作要轻柔,保持管道功能位,避免管道牵拉、打折。

(8)ECMO 撤机的护理

1)ECMO 撤机指征

肺恢复:清晰的 X 线胸片、肺顺应性改善、PaO$_2$ 升高、PaCO$_2$ 下降、气道峰压下降。

心脏恢复:SvO$_2$ 升高、脉压升高、心电图正常、超声示心脏收缩舒张正常。

V-V 转流:停止气流时无变化。

V-A 转流:流量小于心输出量的 10%~20%。

循环流量为患者血流量的 10%~25% 时可能维持正常代谢,可考虑终止 ECMO。

在 ECMO 应用 7~10 天后有下列情况应终止 ECMO:不可逆的脑损伤、其他重要器官功能严重衰竭、顽固性出血、肺部出现不可逆损伤。

2)停止 ECMO 辅助的评估

评估心脏训练效果:无血管活性药物或小剂量血管活性药物下的血流动力学参数(HR、血压、CVP、PAP、PCWP 等)、尿量>1ml/(kg·h)、血气正常、乳酸不高,结合 X 线片和超声评估心脏收缩与心功能。

肺脏训练效果：评估肺动脉与膜肺的血气 SvO_2，结合超声、X 线胸片评估肺部情况，患者血气氧合达标，气道压正常。

预撤机评估：逐步减低 ECMO 辅助流量，并监测血流动力学及血气、生化指标，X 线胸片及超声评估心肺功能正常，循环、呼吸动脉无明显变化即可进行撤机。

评估原有并发症是否加重或出现新的并发症。

流量减低时遵医嘱加强肝素治疗，控制 ACT 在 200~300s，防止流量、转速减低增加血栓风险。

撤机期间每小时监测 ACT、APTT，评估出凝血指标，预防出血及栓塞。

3）ECMO 撤机时手术室转运：尽量进手术室撤机以降低感染风险；ECMO 蓄电充足，微量泵电源充足，携带不间断电源；携带 ECMO 用氧气瓶；评估患者血流动力学稳定、方可转运；转运过程中保护隐私，防止 ECMO 管路牵拉，预防意外脱管；携带药物充足，并备好急救药品；与手术室确认转运路径及时间，医生、护士共同转运。

4）ECMO 撤机后的观察：①停机后给予鱼精蛋白拮抗。观察撤机后的循环，适当增加血管活性药物用量，并将呼吸机参数调整至正常范围，观察血流动力学指标、血气、尿量等。②转 ECMO 时，患者下肢多呈现缺血状态，ECMO 管道拆除后，缺血下肢的酸性代谢产物将随血运快速流入全身，血气可能呈酸中毒表现，应马上纠正。③ ECMO 撤除后，6 小时内每小时评估双下肢肢体情况，6 小时后改为每 4 小时评估，直至 24 小时，评估内容包括：血流动力学是否稳定，穿刺处局部有无出血、血肿，双下肢足背动脉搏动是否良好，双侧大、小腿围及肌张力是否正常，皮肤温度、颜色是否正常。④观察 ECMO 穿刺处伤口情况，是否有红肿、渗血、渗液，每日医生换药。⑤机器的维护：ECMO 机器清洁后由体外循环科自行保管。

（三）联合辅助（ECMO+IABP）

ECMO 期间产生的平流灌注使主动脉根部压力减低，不利于冠脉血供；对于左室后负荷高，存在缺血性心肌损害的辅助效果不佳；同时平流灌注也不符合生理需要，不利于组织微循环灌注。而 IABP 虽然可以增加冠脉血供却不能代替心肺做功。当应用 ECMO 辅助后仍存在心肌缺血，左室后负荷高，应用大量血管活性药物效果不佳时，可以联合 IABP 辅助。ECMO 联合 IABP 辅助可以起到协同作用，在心脏减负的同时增加心肌供血，并为重要脏器提供搏动灌注血流（图 8-4-7，见文末彩图）。

1. 联合辅助的护理

（1）辅助监测

1）每小时监测 ECMO 流量及转速，监测 IABP 反搏压波形及时相指标。辅助效果的观察：右心功能监测及血流动力学指标（血压、心率 / 律、CVP、肺动脉压、心输出量、外周阻力、混合静脉氧饱和度等）、心电图变化、血气、血管活性药用量。

2）辅助初期可高流量，将血管活性药物降至最低，让心脏充分休息。①维持心率 80~100 次 /min，避免心率过快及过慢。②保证有效循环血容量，维持血浆胶体渗透压 18~20mmHg。③维持平均 BP 60~70mmHg，保证脏器灌注压、减少心肺负担。随着心肺功能的恢复，血管活性药物用量逐渐减少，可以逐渐降低 ECMO 的辅助流量。

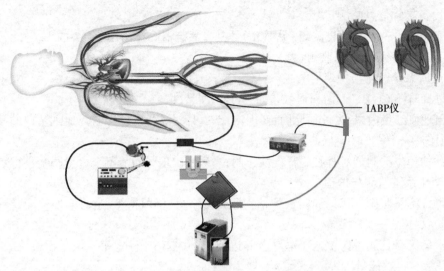

IABP仪

图 8-4-7　V-A ECMO 联合 IABP 辅助示意图

3）呼吸机辅助，低压低频通气，使肺充分休息。监测：血气、Lac、SvO₂、X 线胸片、痰液的性质和量。

4）由 ECMO 水箱控制温度，维持体温在 35~36℃（清醒患者可维持 36.5℃），遵医嘱适当给予肌松剂防止低温寒战影响辅助效果，加强肢体末梢保暖，可应用远红外线理疗灯照射肢体末梢。

（2）抗凝的监测与护理

1）抗凝方式：肝素抗凝，禁用肝素的患者，遵医嘱使用其他抗凝方式。

2）普通肝素抗凝监测需在辅助后 30 分钟，检测活化凝血时间及活化部分凝血活酶，早期每 1~2 小时检测 1 次，稳定后每 3 小时检测 1 次。维持 ACT180~200 秒，APTT 维持 60~80 秒，抗凝需注意 ECMO 转速，当转速低时可给予较高抗凝标准。

3）其他监测指标包括 Hb、游离血红蛋白、PLT、凝血酶原时间、肝素检测组合（血浆抗凝血酶Ⅲ活性、抗Ⅹa 测定、活化部分凝血活酶时间）、D- 二聚体等。

（3）管道管理

1）评估 IABP 导管送入长度，预判导管尖端位置，用贴膜初步固定 IABP 导管位置，待胸片确认导管位置后再缝合固定。伤口每日无菌操作换药，如有渗血、污染及时换药。

2）根据胸片位置协助医生进行导管固定及贴膜保护，防止管路打折、管路连接紧密防止脱出，对 ECMO 及 IABP 管路位置进行标识，以确保 IABP 反搏效果及联合辅助效果。

3）IABP 管路需肝素盐水（625IU 普通肝素加入 0.9% 生理盐水 250ml）小剂量持续冲洗导管，压力包压力维持在 300mmHg。冲洗过程中注意防止进气，肝素冲洗液每 12 小时更换。

4）固定 ECMO 管路，防止重力牵拉，每日拍 X 线胸片确定导管位置。每小时观察 ECMO 管路中血流颜色、管道张力、是否抖动等异常情况。

(4)设备异常信息监测

1)ECMO 设备异常信息监测:见"(二)体外膜氧合器支持治疗"相关内容。

2)IABP 设备异常信息监测(表 8-4-1)

(5)泌尿系统监测与护理

1)每日监测 Cr、BUN、游离血红蛋白、WBC、尿量、尿色、尿常规。

2)出现血红蛋白尿,需评估原因,对因治疗。可碱化尿液,促进游离血红蛋白的排出,减轻肾脏损伤。

3)评估免疫抑制剂对肾脏的肾毒性作用,当患者出现肾功能不全可遵医嘱进行 CRRT。

(6)消化系统监测与护理

1)每日测量腹围、听诊肠鸣音,评估胃肠恢复情况,保留胃管,定时回抽胃液,警惕消化道出血。

2)术后第 2 日起遵医嘱给予静脉营养以及胃肠内营养,注意每 2 小时评估胃肠吸收情况。保证每日足够能量摄入。

(7)肢体护理

1)每日监测穿刺处肢体足背动脉搏动情况(超声多普勒)、颜色、温度、围度等。

2)每 4 小时肢体被动活动,包括按摩肢体、关节活动及下肢充气体疗仪应用。

2. 联合辅助并发症的监测与护理

(1)出血

1)可能原因:①止血不彻底;②ECMO 及 IABP 管路置入导致凝血因子消耗;③ECMO 离心泵运转对血液机械性破坏;④肝素诱导血小板减少。

2)护理措施:①监测穿刺部位、牙龈、鼻腔、皮下黏膜是否有出血倾向;患者精神状态;化验指标[PT、INR、APTT、PLT(维持 PLT>5×10^9/L)、Hb、血栓弹力图、HCT、ACT];尽量采用动脉测压管近端三通处采集血标本,避免过多肝素冲洗液进入体内。②引流液观察:术后早期 24 小时内观察胸腔及心包引流管的引流量,根据 ACT 数值及引流量,必要时遵医嘱给予鱼精蛋白中和肝素。③胃肠系统监测:长时间吸氧导致鼻腔黏膜干燥的患者,加强湿化,定时用棉签湿润鼻腔。带胃管患者,胃肠减压观察胃液颜色、量。观察患者大小便颜色。根据患者病情变化,遵医嘱留取胃液潜血,大便常规和潜血,尿常规检查。④当血小板计数急剧下降时,有可能出现肝素诱导的血小板减少症,应立即告知医生,建议检测肝素诱导血小板减少症抗体;停用肝素,使用非肝素抗凝剂。

(2)下肢缺血

1)肢体观察:每 4 小时填写下肢肢体观察单,监测下肢肢体皮肤颜色、张力、温度及感觉(有无疼痛),测量双小腿围度,足背动脉搏动,下肢运动情况,可多普勒探测血流并双侧肢体对比,应用近红外光谱监测下肢循环饱和度。

2)了解 IABP 置入是否有鞘管:IABP 使用的鞘管直径较粗(8F 或 9.5F),长时间放置于动脉内容易导致下肢缺血,导管无鞘置入可减少下肢栓塞。了解 ECMO 安装路径,是否有下肢分流,观察下肢分流流量是否匹配(流量不足,下肢低灌注缺血;流量过多,下肢高灌注)。

(3)血栓栓塞

1)护理监测指标:瞳孔、神志观察;下肢肢体观察(皮肤温度、颜色、感觉、足背动脉、胫后动脉搏动的变化);D-二聚体、管道观察是否有血栓。

2)护理措施:合理抗凝,避免让 IABP 在患者体内停止工作超过 30 分钟,选择适当的触发模式;ECMO 管路系统有血栓则通知体外循环医生更换 ECMO 管路。

(4)感染

1)管理监控:严格遵守无菌技术操作规程,严格执行院级及科室相关感染隔离制度,加强护理人员手卫生概念。加强对 VPA 预防、导管相关性感染预防(CVC 导管、气管插管、胃管、尿管、胸腔引流管)、伤口感染预防(手术伤口、ECMO 及 IABP 穿刺伤口)。

2)护理措施:监测动态体温变化、血常规、G 实验等;观察局部伤口及穿刺部,是否出现红肿、渗血或分泌物,必要时留取痰培养、分泌物培养、导管尖端培养、血培养;每日给予患者足够蛋白质及热量的摄入量,增强个体抵抗力。

(5)压疮:气垫床及凝胶海绵垫保护皮肤,循环不稳时禁止翻身,当循环稳定可遵医嘱每2~3 小时给予体位变动,变动体位时需有医生评估管路情况,如需翻身应轴性翻身,并保证管路及机器运转安全。为患者做出相应的预防保护措施,包括减压敷料贴于骶尾、枕后皮肤受压处,足跟、肘部等处可应用凝胶海绵垫保护。预防管路相关性压疮,管道与皮肤接触处进行纱布保护或气囊隔开。

3. 联合辅助撤除时的护理配合

(1)撤除时评估:评估指标患者血流动力学、血气内环境、心电图、胸片、生物化学检验(cTnI、BNP)、血管活性药物用量、超声结果。

(2)ECMO 撤除时的准备:首选进手术室撤除 ECMO,撤除时:

1)保证 ECMO 转运安全:ECMO 蓄电充足;IABP 机蓄电充足,携带不间断电源;氦气气源充足、携带 ECMO 用氧气瓶;评估患者血流动力学稳定、IABP 触发有效,方可转运;转运过程中保护隐私,防止 ECMO 及 IABP 管路牵拉,预防意外脱管;微量泵电源充足并备好急救药品;与手术室确认转运路径及时间;医生、护士共同转运。

2)ECMO 撤机时维持 ACT200s 左右,APTT>60s。

3)IABP 撤除时的准备及配合(参考 IABP 的护理)

4)联合辅助撤除后的观察:①撤除后,6 小时内每小时评估,6 小时后改为每 4 小时评估,直至 24 小时,评估内容包括:血流动力学是否稳定,穿刺处局部有无出血、血肿,双下肢足背动脉搏动是否良好,双侧大、小腿围及肌张力是否正常,皮肤温度、颜色是否正常。②穿刺处切口弹力绷带局部加压包扎 24 小时,沙袋(1kg)压迫 6 小时。撤除沙袋后协助患者主动和被动活动双下肢。

(3)机器的维护:ECMO 机器清洁后由体外循环科保管;IABP 机器由 ICU 保管:撤除IABP 后需关闭机器,清洁机器及线路配件,归位。

(四)长期机械循环支持的护理[植入式心室辅助装置(LVAD)]

LVAD 是将左心血流引入血泵,经泵体驱动血流进入主动脉,部分或完全替代左心泵血功能。经左心辅助后,左心室内张力可降低 80%,心肌供氧需求降低 40%,是纠正顽固性心衰和心脏移植术前的一种理想治疗手段。左心辅助装置是由血泵、人造血管、体外控制器、可充电锂电池、电池充电器、适配器、监控器、手术工具和淋浴包组成(图 8-4-8)。

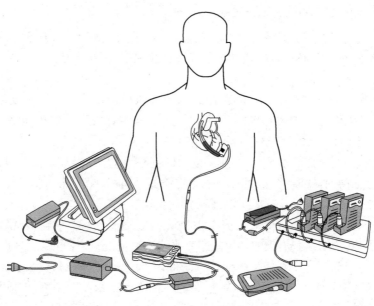

图 8-4-8 左心辅助装置

1. 适应证

(1)移植前过渡治疗:经过移植团队的评估适合进行心脏移植的患者可能需要机械辅助装置治疗,作为心脏移植前的过渡治疗。

(2)永久支持治疗:对于终末期心衰且不适合心脏移植的患者,利用机械辅助装置可以延长寿命,提高生活质量。

(3)恢复前过渡治疗:经过心室辅助的治疗后,一部分患者的心功能得到恢复,可以撤除机械辅助装置。这部分患者进行机械辅助装置的目的被称为恢复前过渡治疗。

(4)决定前过渡治疗:当患者出现心源性休克需要进行机械辅助装置治疗时,这种急性的血流动力学障碍没有足够的时间进行过渡前支持治疗和永久支持治疗所必需的评估工作,短期心室辅助装置植入被称为决定前过渡治疗。

(5)过渡 - 过渡治疗:在小部分患者中,一种机械辅助装置替代另一种机械辅助装置进行治疗,被称为过渡 - 过渡治疗。

2. LVAD 的监测参数

(1)转速:心室辅助装置的转速由医生根据患者实际情况进行设定,由于天然心脏依然在工作,血泵的实际转速会以设定值为均值周期性波动。

(2)功率:体外控制器上显示的功率为体外控制器和体内的血泵总计功率。转速,流量或生理需求的变化都会影响功率的变化。功率在数小时或数天内持续增加,通常提示血泵内产生血栓,或主动脉关闭不全;功率逐渐减小表明血流受阻,应及时进行评估,分析原因,解决问题。

(3)流量:血泵的流量和功率在给定转速条件下一般保持线性关系,但功率是体外控制器直接测量出来的,而流量是基于功率得到的估算值,因此体外控制器上显示的流量是估算值。(永仁心 EVAHEART 心室辅助泵,体外控制器上只显示转速和功率,无需监测流量;苏州同心心室辅助装置体外控制器显示转速,功率,流量,需要监测全部数值)。

护理措施:①每小时记录一次上述参数,并与前记录做对比;如有参数调整,实时记录,并注明原因。②关注功率与转速和流量之间的关系,若转速恒定而功率显著增加,则预示装置内可能有血栓;同理功率增加并不代表流量增加,比如血栓;反之,梗阻可能导致流量下降,功率也会随着下降。③如遇上述变化,及时通知医生及相关技术人员。

3. 流量控制,循环支持

(1)原则:保障患者足够的循环血容量,使心室辅助泵充盈,防止"suction event"的发生;血压需要重点监测,监测平均压是最关键的(永仁心 EVAHEART 心室辅助泵能产生波动血流,所以能产生较大的压差,而苏州同心心室辅助装置,不能产生波动血流,所以压差较小,但无论哪款泵,监测平均压才是重点)。

(2)目标:①血流动力学的维护,改善组织灌注;②脏器保护,脏器功能改善。

(3)护理重点:①监测项目及正常值:CVP 10~15mmHg,左房压(LAP)4~6mmHg,平均动脉压(MAP)65~75mmHg,CI>2.5L/(m^2·min),HR 90~100 次/min,尿量>0.5ml/(kg·h)。②患者脉压差小,故监护重点是平均压而不是收缩压,MAP>85mmHg 为高血压。③每小时记录循环参数(表 8-4-2),如有异常及时反馈。④若发生病情变化,严禁胸外按压,患者取平卧位,及时通知医生。

4. 抗凝及监测

(1)抗凝原则:胸腔积液不多,尽早开始肝素抗凝。

1)植入术后第一个 24 小时,待引流液减少后,按照体重(kg)×100IU 配制 50ml 肝素溶液,维持 ACT 160~200 秒,APTT 45~50 秒。

2)术后 24~48 小时,继续泵入肝素,维持 APTT 50~60 秒。

3)术后 48 小时后,继续泵入肝素,维持 APTT 60~80 秒,直至 INR 达标。

4)术后 2~3 天,维持 INR 2~3。

(2)监测

1)每日检测凝血全项、PLT、INR、Hb、肝功能、D-二聚体,必要时检测血栓弹力图及肝素组合抗体。注:ACT-LR 对低肝素浓度敏感,而 APTT 对小剂量(0.1~1IU/ml)肝素比较敏感,二者试剂卡需低温保存。

2)出血:出血是长期机械循环支持的患者最常见的并发症。主要是因为抗凝血药和血管内剪切力继发的血管性血友病造成的。LVAD 植入 1 个月以上的患者常见鼻出血、胃肠出血、颅内出血、纵隔和胸腔出血。根据医生制定的抗凝方案,护理中:①严密监测记录上述抗凝指标(表 8-4-3)。②患者出现鼻腔出血时,做好鼻腔的温湿化,保持鼻腔黏膜的完整性,请示医生是否调整抗凝指标,必要时配合医生完成油纱填塞,并记录填塞个数,做交接班。③观测引流液颜色、性质、量及 Hb 变化,并关注引流管伤口及伤口渗血情况,若有渗血及时更换敷料,保持伤口皮肤的清洁干燥。④观测胃液颜色,如有异常查胃潜血试验,若为阳性,则冰盐水冲洗,并禁食,请示医生是否需要其余止血治疗措施。⑤颅内出血护理同下述神经系统护理措施。

3)栓塞:LVAD 患者的血栓形成事件主要包括泵血栓形成和动脉血栓栓塞。心输出量低是泵血栓形成的常见表现之一,其每年发生率约 8.1%。泵血栓形成的征象还包括溶血、心力衰竭、心源性休克、功率增加。护理措施:①密切监测溶血指标,包括游离血红蛋白、胶体渗透压、尿色、尿胆红素、乳酸脱氢酶、血直接和间接胆红素。②监测心输出量动态变化。③关注患者循环变化。④记录泵功率和功耗变化。

表 8-4-2　左室辅助观察表（循环）

患者姓名 ＿＿＿＿　年龄 ＿＿＿＿　病案号 ＿＿＿＿　第 ＿＿＿＿ 页

日期时间	容量				左心室辅助泵								肺动脉导管				外周阻力						组织灌注			并发症
	入量	尿量	胸腔积液	血制品(蛋白)	转速	流量	实时功耗	其他辅助	血管活性药	BNP (B型钠尿肽)	超声	心率	静脉血压	肺动脉压	肺动脉嵌入压	心排血量	外周血管阻力	肺血管阻力	动脉二氧化碳分压	动脉氧分压	静脉氧分压	乳酸	体温	末梢	肝肾指标/胃排空/恶心/食欲	

表 8-4-3　左室辅助观察表（抗凝与控制感染）

患者姓名 ＿＿＿＿　年龄 ＿＿＿＿　病案号 ＿＿＿＿　第 ＿＿＿＿ 页

日期时间	抗凝									控制感染									并发症
	ACT	APTT检验科/SICU	血小板化验值	INR	D-二聚体	肝素	胸腔积液	胸片	口服抗凝药	管路							皮肤	环境	
										深静脉	动脉	尿管	左室泵管	口腔	IABP	胃管			

动脉血栓栓塞护理措施：①每4小时观察患者四肢皮肤颜色、张力、温度、饱和度；②每4小时测量患者腹围、四肢围度和足背动脉搏动；③注意神志和瞳孔的动态变化；④清醒患者应关注患者主诉。

5. 呼吸系统 加强呼吸道管理,预防呼吸机相关性肺炎。

(1)呼吸机辅助期间看胸廓起伏、听诊双肺呼吸音、测插管深度及套囊压力。

(2)做好机械呼吸的加温湿化,吸痰时要注意观察痰液的色、质、量。

(3)拔管后给予雾化吸入,振肺排痰,个体化给予高流量桥接。

6. 感染

(1)心室辅助特异性感染：包括泵和套管感染、囊袋感染、传动系统感染。护理中主要做好线缆伤口管理。

1)设置左室辅助换药专用盒。

2)常规换药流程：①拆除原辅料,拍照(贯穿部和整体)；②戴手套,用洗必泰消毒贯穿部伤口,由内向外；酒精消毒管道,由贯穿部向外消毒；③用棉签擦净管道上的酒精,保持干燥；④再次消毒贯穿部周围皮肤,待干,切记不要弄湿管道；⑤剪刀把纱布剪成Y字口,包裹贯穿部伤口,纱布覆盖,胶布或贴膜保护,收拾用物。

3)术后早期渗血,渗液较多的特殊伤口,可用亲水性纤维敷料,亲水性纤维含银敷料和银锌抑菌霜。

(2)驱动线缆的固定：驱动线缆相关性感染的危险因素的数据分析显示唯一的危险因素是"Young age",也就是越年轻越容易感染。推测越年轻动作行为越密集,越容易导致驱动线缆周围与皮肤粘连导致固定栅栏损伤,因此驱动线缆的固定至关重要(图8-4-9,见文末彩图)。

1)术后早期固定：①固定件的位置在出口部位的1横指以上；②必须有弯曲点；③不直接拉出,原则上倾斜45°。

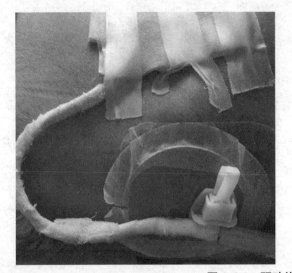
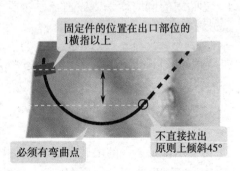

固定件的位置在出口部位的1横指以上

必须有弯曲点

不直接拉出原则上倾斜45°

图 8-4-9 驱动线缆固定

2)拔出气管插管,患者可坐起后加用外置带固定(图8-4-10)。

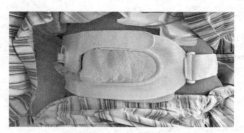

图 8-4-10　外置带固定

3）患者可下地做康复运动时加用背包固定（图 8-4-11）。

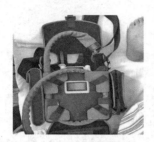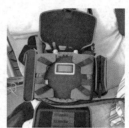

图 8-4-11　背包固定

4）每次体位改变和康复运动前后评估线缆固定。

（3）心室辅助相关感染和非心室辅助感染：同其他机械辅助感染预防措施。

7. 右心功能维护　LVAD 术后右心衰的临床表现：① CVP 增高；②各种类型心律失常，轻度右心衰竭时以心房颤动、心房扑动、室上性心动过速为主；严重右心衰竭时可出现恶性心律失常；③尿量减少或无尿；④严重组织灌注不足；⑤低氧血症，胸腔积液；⑥拔管后出现呼吸困难，烦躁，坐卧不安等精神症状；⑦纳差，顽固性腹胀，肠麻痹及梗阻。

护理措施：①观察上述指标，如有异常及时汇报。②消化道护理同心脏术后常规护理。③利尿的同时密切观察血流动力学反应和泵参数变化，避免泵流量不适当减低，出现"suction event"。

8. 神经系统维护　LVAD 植入术后易出现脑卒中。

原因：①脱水状态，严重的负平衡；②心律不齐；③纤维蛋白原的上升；④血小板的恢复期；⑤抗凝血药的使用导致的脑出血；⑥感染，发热；⑦高血压。

监护中注意神志和瞳孔的动态变化，结合患者表情、肢体活动度等进行评估，使用 GSC 评分表评测。

9. LVAD 植入术的术后康复与出院指导

（1）术后康复：以临床路径为方针，持续康复目标为导向的系统化康复方案，并严格实施。（表 8-4-4~ 表 8-4-6）

（2）出院指导

1）生活指导

①规律、合理饮食，避免暴饮暴食，控制体重（每日清晨空腹测量体重）。

②禁烟禁酒。

表 8-4-4 左室辅助观察表（康复）

患者姓名　　　　病案号　　　　第　　页

日期	抗凝指标			药物使用与化验验结果						UCG	LVAD 参数					循环	LVAD 伤口换药		备注
	肝素	INR	血小板	口服抗凝药	强心药	CTnI	BNP	游离血红蛋白	胶渗压		转速	流量	功耗	体重	血压	中心静脉压	换药次数	换药方式	

提示：患者早期下地，需有 2 名男士协同，一切下床活动主管护士须在场；发生病情变化时，严禁胸外按压，将患者取平卧位。

表 8-4-5 左室辅助观察表（功能锻炼）

患者姓名　　　　病案号　　　　第　　页

时间		活动内容							统计			备注	
日期	时间	握拳	抬腿	勾脚	坐起	站立	蹬车	溜达	数量	持续时间	体重	主诉	是否耐受

提示：患者早期下地，需有 2 名男士协同，一切下床活动主管护士须在场；发生病情变化时，严禁胸外按压，将患者取平卧位。

表 8-4-6　以患者作息时间为路径的护理（左室辅助活动期）

以患者作息时间为路径的护理（左室辅助活动期）			备注
项目／时间	行为	护理要求	
6：00—8：00	起床	苏醒、慢坐、再起（预防直立性低血压）	
		离床前：检查充电设备、切换电池，放置稳妥	
		更换电池见流程	
	晨间护理	称体重：扣除按标准携带装置重量（1 泵 +2 电池 = 1.5kg）	
		洗漱：预防牙龈出血，推荐漱口、鼻腔清洁后百多邦／红霉素涂抹	
		二便：注意颜色观察，尿酒红色、便带红色通报	
	抽血进行相关实验室检查	抗凝指标、游离血红蛋白、血常规、生化	
		遵医嘱查 BNP、cTnI	
	吃早餐	精确用餐量（称重），餐后漱口	
		观察纳食情况：食欲好／差，有无恶心／厌食	
	活动	脚踏车、步行训练	
		观察：是否头晕／下肢无力／全身无力（记录活动量）	
8：00	交班	注意隐私	交班查对单
9：00—11：00	治疗	根据化验结果调整口服药用量：利尿、抗心律失常药	检查
	自由活动	看电视、手机、床旁活动、家属访视	换药
		加餐	
11：00—12：00	称体重	扣除按标准携带装置重量（1 泵 +2 电池 =1.5kg）	
	午餐	精确用餐量（称重），餐后漱口	
		观察纳食情况：食欲好／差,有无恶心／厌食	
		餐后坐位 15 分钟,预防食管反流	
12：00—14：00	抽血	血气	
	午休	观察生命体征,设备电池电量／注意电量报警	
		更换电池见流程	
14：00—15：00	午间护理	每日泡脚／3 天擦浴／7 天洗头（注意室温）	检查
			换药

续表

以患者作息时间为路径的护理（左室辅助活动期）			备注
项目 / 时间	行为	护理要求	
15 : 00	治疗	根据抗凝结果调整抗凝药用量：华法林	
15 : 00 —17 : 00	自由活动	脚踏车、步行训练	
		看电视、手机、床旁活动、家属访视	
		加餐	
17 : 00	称体重	扣除按标准携带装置重量（1 泵 +2 电池 =1.5kg）	
	治疗	按时用药	
	晚餐	精确用餐量（称重），餐后漱口	
		观察纳食情况：食欲好 / 差，有无恶心 / 厌食	
18 : 00 —19 : 00	抽血	血常规、血气，必要时查 PT	
	自由活动		
20 : 00	交班	注意隐私	
21 : 00	治疗	按时用药（睡眠辅助用药请示医生）	
21 : 00—次日 6 : 00	夜间休息	保证充足睡眠、避免打扰、预防鼻腔干燥	
	重点：抗凝、抗感染、辅助泵安全、按时准确用药、准确记录与交接		
注意事项			
意外事件	1. 严禁心外按压 2. 遇突发情况立即平卧		
辅助泵	严密监测 LVAD 装置：转速、流量、功率，三者同步一致		
	LVAD 装置连接导线避免牵拉、拖拽、打折		
	夜间 LVAD 装置使用交流电，翻身时避免打折		
给药	服用华法林小剂量时要整片溶于水取用药量，保证用量精准		
	注意随时遵医嘱调整剂量并观察疗效		
阳性指标	重点观察阳性指标：INR、游离 Hb、PLT、BNP、培养等		
并发症	观察有无出血情况：口鼻腔、消化道、尿液及大便颜色，必要时急查血常规，游离 Hb		
	观察 LVAD 连接处伤口有无分泌物：性质、颜色、量，及时通报医生		
操作	看护人员熟练掌握"平流血压测量方法"		
	配合医生按流程换药，换药时严格无菌操作		

③保持大便通畅。

④可以进行散步等安全运动,严禁高风险激烈运动。

⑤专业人员在患者出院前会对住宅安全及环境进行确认,要求:室内环境整洁,温湿度适宜;床单位干净,建议患者单独床位;妥善放置体外控制器,床头备有专用安全插座,泵缆妥善固定,睡觉时需连接交流电源;备坐便器;药物及左心室辅助用物需固定位置放置;确认住宅周边医疗机构位置及紧急情况的应对,确认救援交通工具及救援人员出入通畅。

⑥应保证1名家属24小时陪伴患者,并能在紧急情况时联系医疗机构。

2)日常护理与用药指导

①定时监测心率、血压,并能够准确计算出平均血压,出院带药按时服用。

②每日清晨测量指尖INR,患者及家属掌握正确测量指尖INR的方法并记录数值,按时服用抗凝、抗血小板药物。

3)伤口护理

①泵缆出口处伤口敷料保持清洁,按时换药。换药时观察出口部位皮肤情况,并拍照记录。家属能够掌握正确消毒方法及纱布覆盖方式,如有异常情况及时联系专业医生。嘱咐患者穿宽松棉质内衣并保持清洁,勤更换,避免感染。

②家属应熟练掌握更换导管固定装置的方法。每次更换时,需注意导管固定装置处皮肤情况。先消毒,充分待干后,再粘贴新的导管固定装置,注意外置带固定位置、松紧适宜。

③患者淋浴前,泵缆出口处需粘贴透明敷料,预防感染;泵缆妥善固定,体外控制器妥善放置,避免淋水;浴室地面湿滑,需备防滑垫,避免跌倒;淋浴后,泵缆出口部位皮肤需及时换药。

4)设备管理:患者及家属掌握更换电池及备用控制器,了解体外控制器常见报警情况及应对方法。

5)外出须知

①外出时需携带备用电池、适配器、紧急联络卡。

②使用背包时,需妥善放置线缆,避免扭曲、打折。

③外出可以选择乘坐汽车、地铁、高铁、飞机。在乘坐地铁、飞机、高铁时,应提前联系相关部门进行沟通。接受安全检查时,需向工作人员说明自身情况,严禁进入强电磁辐射区域,避免对左心室辅助装置运转造成干扰。

6)患者每日按要求填写日志等相关内容,有异常情况出现应随时记录,并与专业医生取得联系,尽快就医。

7)定期到医院进行复查:术后康复拔管后根据患者情况尽早实施康复锻炼,详细康复措施应咨询康复医师。

(五)心脏移植

心脏移植是经药物或医疗设备治疗仍有症状的心力衰竭患者的最终选择。在多学科团队合作下,遵循强心利尿、控制血压、抗心律失常、预防和控制感染、营养支持原则,帮助患者从药物治疗、机械辅助安全过渡到心脏移植。手术技术包括原位心脏移植、异位心脏移植与安装人工心室机械辅助装置后的心脏移植。

1. 术前护理

(1)术前评估

1)血管活性药评估:药物剂量、种类、持续时间。

2)重要脏器受损严重度评估:心功能评估,包括监测心率、血压、静脉压、心输出量、肺动脉楔压、超声心动图。肝功能评估,如检测生化指标。肾功能评估,如尿常规及肾功检查,观察尿量、尿色等。

3)出凝血功能紊乱评估:出血——检测 Hb、PLT、ACT、APTT、血栓弹力图、PT;观察引流管出血量、消化道出血、皮肤黏膜出血等。凝血——检测 D-二聚体。

(2)心衰管理:以减轻心脏前后负荷为原则,使用强心利尿与血管扩张剂时,关注心率、血压的变化,并警惕电解质紊乱、心律失常的发生,对症治疗,密切关注出入量、体重的变化。

(3)护理措施

1)抗凝治疗与观察:终末期心脏病合并房颤的患者,易发生体、肺循环栓塞,可以使用低分子量肝素钠或拜阿司匹林,需密切观察患者是否有潜在出血倾向。

2)改善营养状况:鼓励患者进食高蛋白、低脂肪、富含维生素的食物。

3)休息与活动:不宜长期卧床,根据患者病情,允许的情况下,适当下床活动,降低并发症发生的概率。

4)心理支持:终末期患者有不同程度的恐惧心理和顾虑,需做好患者心理辅导,耐心听取患者的意见和要求;施予个性化沟通;用成功的病例宣教给患者树立信心。

(4)健康宣教:患者术前因病程漫长,反复发作,甚至存在焦虑、抑郁等情况,因此术前要加强宣教。①介绍手术基本情况,重点强调术后短期与长期过程中生活方式等的变化,消除患者对该术式的陌生感。②常规日常生活指导:包括环境、运动、饮食、睡眠、二便等。③指导患者进行有效咳嗽、拍背咳痰、呼吸功能锻炼及简单的肢体活动。

2. 术后护理 心脏移植术后早期易出现血流动力学不稳定、变化快,术前右心功能差、肺动脉高压、肝肾功能损伤等原因易导致术后合并症增多。因此,严密监测病情变化,为医生提供真实的数据,从而采取对症治疗,是移植术后护理的重中之重。

(1)术后监测项目及护理措施:移植心脏去神经化使心脏失去了自主神经调节电生理活动的功能,术后常有心律失常,由于供心存在完全性缺血损害,直接影响着患者术后心功能的恢复。护理人员应对心电图、无创血压(及有创血压)、肺动脉压、肺毛细血管楔压、心指数(CO/CI)、全身血管阻力(SVR)等生命体征进行严密监测;判断有效循环血容量,观察每小时尿量以及胸腔引流量,有效评估心功能。(表 8-4-7、表 8-4-8)

(2)维护右心功能:高度警惕患者出现右心室衰竭,国际心肺移植学会(ISHLT)数据显示20%的早期死亡源于右心衰竭。特别对于术前即存在肺动脉高压的患者,更应注重术后早期右心功能的保护。通常,针对肺动脉高压患者,可遵医嘱给予一氧化氮吸入,必要时使用西地那非等药物降低肺动脉压力。密切监测患者的中心静脉压以评估患者前负荷与充盈压,监测患者的肾小球滤过率、血清乳酸水平等反映终末器官功能的指征参数。一旦患者出现静脉压升高、颈静脉怒张、低血压或血压不稳定、尿量减少、末梢灌注不良等,应警惕急性右心衰竭的发生。

(3)拔管与肺部护理:早期拔除气管插管是降低肺部感染发生率最有效的措施之一。患者机械辅助通气时按需吸痰,减少不必要刺激,肺动脉高压患者,吸痰前应给予纯氧吸入2分钟以上,提高氧分压,以便缓解患者吸痰时缺氧情况。

表 8-4-7　术后早期监测项目及针对性护理措施

监测项目		监测目标	护理措施
心律 / 率		90~110 次 /min，维持窦性心律	如自主心率慢可药物维持或安装临时起搏器
血压		收缩压维持在 90~120mmHg 之间	BP 低，可使用正性肌力药物维持；BP 高可使用扩血管药减压、利尿，减轻容量负荷
CVP		＜6mmHg	CVP 高，利尿；CVP 低，补充有效血容量
容量		每日负 1~2L	结合 CVP 及 BP，维护心功能，降低心脏前负荷
肺动脉导管数据	CO	维持 3~6L/min	观察 CO 变化，结合 CVP 及 BP 变化判断有效血容量
	PA	收缩压维持在 15~25mmHg	PA 高，可调节呼吸机，使患者过度通气降低肺动脉压；吸入 NO 气体；或口服、雾化吸入药物降低肺动脉压
	PAWP	6~12mmHg	监测左心功能变化
	SVR	800~1 200dyn·s/cm^5	SVR 高，BP 高，提示外周血管收缩严重，可使用扩张末梢血管药物；SVR 低，BP 低，提示外周血管扩张，阻力低，可使用收缩末梢血管药物，增加回心血量
	PVR	＜250dyn·s/cm^5	PVR 高，使用降肺动脉压药物或控制入量
实验室检查		生化；血常规；肝肾功能；心肌酶；cTnI；淋巴细胞亚群检测；凝血全项；尿常规；痰培养 / 涂片；ACT；血气分析等	根据化验结果阳性指标及时通报医生对症处理
呼吸机		按常规模式设置参数，定时查血气	随血气结果调节呼吸机，如胸腔引流液多或血氧饱和度低还可增加 PEEP
肺部		拍胸片；听诊呼吸音；预防感染	定时吸痰注意无菌操作；翻身拍背体疗；呼吸功能锻炼早期活动
尿量		严密监测每小时尿量变化	尿量少，使用利尿剂利尿，必要时可泵入冻干重组人脑利钠肽（详见药物说明）；尿量多时复查电解质的变化，防止电解质过低引发心律失常
出凝血		观察每小时胸腔引流液量	胸腔引流液量多，结合 ACT 值和血栓弹力图结果给予鱼精蛋白中和 / 或补充凝血因子止血；每小时胸腔引流液量＞3~5ml/kg，连续 3 小时，提示有活动性出血，立即通报医生，超声检查或采取进一步治疗
感染相关		体温；白细胞；追查培养结果	护理过程中严格无菌操作原则；层流净化病房；专人专看；相对隔离；合理使用抗生素；预防院内交叉感染 / 二重感染

表 8-4-8　术后 3~14 天监测项目及针对性护理措施

监测项目	监测目标	护理措施
心律 / 率	90~110 次 /min，维持窦性心律	如自主心率慢可用药维持或应用起搏器
血压	收缩压维持在 100 ~ 130mmHg 之间	BP 低：可使用正性肌力药物维持；BP 高：可用药降压、利尿、减轻容量负荷
中心静脉压	≤ 5mmHg	CVP 高：利尿；CVP 低：补充有效血容量
容量	每日平衡或略负（根据患者的实际情况定）	结合 CVP 及 BP，维护心功能，降低心脏前负荷
辅助检查	生化、血常规、血药浓度、红细胞沉降率、BNP、免疫球蛋白、TNI、心电图、超声、尿常规、中段尿培养、咽拭子、痰培养 / 涂片、冠脉 CT、动态心电图、24 小时动态血压等	根据检查结果阳性指标及时通报医生对症处理
吸氧	根据血氧饱和度持续吸氧、湿化等	随饱和度选择单吸或双吸等
肺部	拍胸片、听诊呼吸音、预防感染	定时拍背、呼吸功能锻炼、下地活动、康复锻炼等
尿量	严密监测每小时尿量变化	尿少：使用利尿剂利尿，必要时可泵入冻干重组人脑利钠肽（详见药物说明）；尿多：复查电解质的变化，防止电解质过低引发心律失常
感染	体温、白细胞、C 反应蛋白、真菌 -D、追查培养结果	护理过程中严格无菌操作；每日擦拭房间两次；专人看护；相对隔离；合理使用抗生素；预防院内交叉感染 / 二重感染

病情稳定后尽早拔除气管插管，拔管指征为：循环稳定、意识清晰、尿量每小时 2~3ml/kg、痰量适中有呛咳反射、血气分析结果正常等。满足以上条件，可为患者拔除气管插管。拔除插管半小时后复查血气，并观察尿量。如尿量减少，应给予利尿，减轻心脏前负荷。

拔管后及时评估患者肺部情况，对患者进行胸肺部物理治疗，如叩击背部、体位引流等。鼓励患者深呼吸以及有效咳嗽、排痰。每日听诊肺部呼吸音，观察呼吸道分泌物以及胸片情况，每日监测血常规，凡感冒的工作人员或家属均不得接触患者。术后有效止痛、减轻咳痰也是防止肺部并发症的重要措施之一。

（4）排斥反应监测：急性排斥反应多发生于术后 1~20 周内，临床表现主要有体温异常、血压下降、恶心、呕吐、食欲不振、关节酸痛、全身乏力、胸腔积液、房性心律失常等。急性排斥反应监测主要依据心肌内心电图（IMEG）、症状、体征、心电图、超声心动图、血清心肌酶学指标、心肌活检等。必要时协助医生做好行心内膜心肌活检的准备。如果需要调整药物剂量，应根据静脉血免疫相关指标检测来测量免疫抑制水平。

（5）常规用药

1）激素类：遵医嘱个体化应用静脉及口服激素类药物。

2）免疫抑制剂：吗替麦考酚酯、他克莫司、环孢素等，常规术后一日口服，具体情况根据化验指标遵医嘱进行调整。（表 8-4-9）

3）抗排斥药物：巴利昔单抗 40mg 静脉泵入，常规手术当日及术后第四天使用。具体情况根据化验指标及免疫状态遵医嘱进行调整。（表 8-4-9）

表 8-4-9 护理用药指导

名称	药理作用	用法用量	注意事项	配伍禁忌
吗替麦考酚酯	①其活性代谢物麦考酚酸 (MPA) 通过抑制使DNA合成,抑制T和B淋巴细胞的增殖反应,抑制B细胞形成抗体和细胞毒T细胞的分化,对于其他细胞则仅有轻度的抑制作用 ②口服后6~12小时出现MPA的药物浓度高峰,进食影响MPA吸收。97%MPA与血浆蛋白结合在肝脏代谢并大部分由尿液中排出,少量未代谢的MPA亦经肾排泄。半衰期11~18小时	①用于器官移植:空腹口服,成人每日1.5~2.0g;小儿10~30mg/kg,分2次服,首剂应在器官移植后72小时内服用;静脉注射主要用于口服不能耐受者,每次注射时间多于2小时 ②用于自身免疫病:成人每日1.5~2.0g,维持量0.25~0.5g,2次/d,空腹服用	①妊娠期和哺乳期妇女禁用 ②有严重慢性肾功能损害者(肾小球滤过率<25ml/1.73m²),用量不宜超过1g/次,2次/d ③进食可降低本药的血浆峰值近40%,故应空腹服药	不可与抑制肾功能的药物同用
环孢素	①主要抑制T细胞功能,抑制淋巴细胞在抗原或分裂原刺激下的分化、增殖,抑制其分泌细胞因子如白介素-2 (IL-2) 及干扰素 (IFN)等,抑制NK细胞的杀伤活力。此外,环孢素还增加T细胞中转化生长因子B(TGF-B)的表达,亦与其免疫抑制作用有关,本药亦可影响B淋巴细胞功能,抑制某些非T细胞依赖性抗原刺激的抗体反应。本药对血细胞生成和吞噬细胞功能影响较小,较少引起骨髓抑制 ②口服后吸收慢而不完全,生物利用度20%~50%,血药浓度达峰时间为3.5小时,与血浆蛋白结合率为90%。大部分从胆汁经粪便排出。主要在肝中被CYP3A代谢,至少有15种代谢物在人的胆汁、粪便、血液、尿液中分离出来,有明显的肝肠循环。半衰期为6~30小时。	①器官移植 口服:于移植前12小时起每日服用8~10mg/kg,维持至术后1~2周,根据血药浓度减至每日2~6mg/kg的维持剂量,如与其他免疫抑制剂合用,则起始剂量应为每日3~6mg/kg,分2次服 静脉滴注:仅用于不能口服的患者,于移植前4~12小时每日给予3~5mg/kg,以5%葡萄糖或生理盐水稀释成1:20至1:100的浓度于2~6小时内缓慢滴注 ②自身免疫性疾病:口服,初始剂量为每日2.5~5mg/kg,分2次服;症状缓解后改为最小有效量维持,但成人不应超过每日5mg/kg,儿童不应超过6mg/kg	①妊娠期及哺乳期妇女慎用 ②用药期间应注意监测血药浓度(血环孢素谷值),控制在50~300ng/ml,以免因血药浓度过高导致肾毒性或血药浓度过低导致排斥反应;亦需监测血常规、肝功能、肾功能。 ③本药吸收较缓慢,故服用过量药物可在2小时内服用催吐或洗胃。经肾排泄毒性则应对症处理,体内药物消除后症状可消失。透析和药用炭清除血液灌流均不能有效清除本药物	①与肾上腺皮质激素、环磷酰胺、硫唑嘌呤等其他免疫抑制药合用时,可降低机体抵抗力,增加感染概率 ②与抑制CYP3A活性的吡嗪激素、雄激素、西咪替丁、雷尼替丁、地尔硫卓、尼卡地平、柳氮磺吡啶、大环内酯类抗生素(红霉素、克拉霉素、交沙霉素、麦迪霉素、醋酸麦迪霉素)、酮康唑、氟康唑、伊曲康唑、唑诺酮类抗生素、依托拍舌片、美法仑、考来烯胺、甲氯普胺或葡萄柚汁合用时,可增高血药浓度,增加肝肾毒性

续表

名称	药理作用	用法用量	注意事项	配伍禁忌
泼尼松	①具有抗炎、抗过敏、抗风湿和免疫抑制作用，能抑制结缔组织的增生，降低毛细血管壁和细胞膜的通透性，减少炎性渗出，并能抑制组胺及其他毒性物质的形成与释放；促进蛋白质分解转变为糖，减少葡萄糖的利用，使血糖及肝糖原都增加，同时增加胃糖分泌，增进食欲。当严重中毒性感染时，与大量抗菌药物配合使用，有良好的降温、抗炎、抗休克及促进症状缓解作用。其抗钠潴留及排钾作用比可的松小，抗炎及抗过敏作用较强，不良反应较少 ②本品生物学上无活性，须在肝中转变为泼尼松龙而发挥药理作用，生理 $t_{1/2}$ 为 60 分钟	防止器官移植排斥反应，口服，一般在术前 1~2 日开始每日 100mg，术后 1 周改为每日 60mg，以后逐渐减量。	①已长期应用本药的患者，在手术时及术后 3~4 日内常须酌情增用量，以防皮质功能不足。一般外科患者应尽量不用，以免影响口的愈合 ②本品及可的松均需经肝脏代谢转化为泼尼松龙或氢化可的松才有效，故肝功能不全者不宜应用 ③因其盐皮质激素活性很弱，故不适用于原发性肾上腺皮质功能不全者 ④肾上腺皮质激素常规注意事项：严格掌握适应证，防止滥用；尽量短时间内使用最低有效剂量；同时给予促皮质激素，防止本品易导致机体防御能力降低，应注意加以控制，病毒感染者慎用；必须长期应用本类药物时，应给予肾上腺皮质激素；应逐渐减量至停止；停药时应逐渐减退，防止肾上腺皮质功能减退；原发性肾上腺皮质功能不全者禁用，妊娠期及哺乳期妇女慎用	①可减弱口服降血糖药或胰岛素的作用 ②苯巴比妥、苯妥英钠、利福平等肝药酶诱导剂可加快皮质激素代谢，合用时需适量增加泼尼松剂量 ③与噻嗪类利尿药或两性霉素 B 合用时注意适当补钾 ④可使水杨酸盐的消除加快而降低其疗效，两药合用更易致消化性溃疡 ⑤可使口服抗凝药效果降低，合用时适当增加抗凝药剂量

续表

名称	药理作用	用法用量	注意事项	配伍禁忌
甲基强的松龙	抗炎作用较强，对钠潴留作用微弱，作用同泼尼松。甲泼尼龙醋酸酯混悬剂分解缓慢，作用持久，可供肌内、关节腔内注射。甲泼尼龙琥珀酸钠为水溶性，可供肌内注射或静脉滴注。为 $t_{1/2}$ 为 2~3 小时，治疗严重休克时应于 4 小时后重复给药	①口服：初始每日 16~24mg，分 2 次，维持量每日 4~8mg。②关节腔内及肌内注射：10~40mg/次。③静脉给药：用于危重情况作为辅助治疗时，推荐剂量是 30mg/kg，至少静脉输注 30 分钟。此剂量可于 48 小时内，每 4~6 小时重复一次。类风湿静脉注射使用 1~4 天，或每月一次，静脉注射使用 6 个月；系统性红斑狼疮为 1g/d，静脉注射使用 3 天；多发性硬化症 1g/d 静脉注射使用 3 天或 5 天；肾小球肾炎、狼疮性肾炎 1g/d 静脉注射使用 3 天，5 天或 7 天。	①全身性真菌感染患者，对本品或任何辅料成分过敏者禁用。禁止鞘内注射给药。②注射液在紫外线和荧光下易分解破坏，故应避光。其他注意事项同泼尼松	同泼尼松
他克莫司	①免疫抑制作用与环孢素相似，在体内和体外抑制淋巴细胞活性的能力分别比环孢素强 10~100 倍。可抑制 T 细胞特异性转录因子（NF-AT）的活化及白介素类（ILs）细胞因子的合成，直接抑制 B 细胞的激活，抑制移植物的抗宿主反应和迟发型超敏反应。本药肝毒性较环孢素小，且有刺激肝细胞再生的作用。②口服吸收不完全，食物可影响其吸收，服药后 1~3 小时达血药峰浓度，一般有效浓度为 5~20ng/ml。与血浆蛋白结合率为 99%。大部分在肝脏代谢，主要经胆汁及粪便排泄。半衰期较长，肝移植患者中成人和儿童分别为 12.4h 和 11.7h，肾移植成人为 15.6h	①静脉：通常于开始采用每日 0.05~0.1mg/kg（肾移植），或 0.01~0.05mg/kg（肝移植）持续静脉滴注。②口服：开始剂量为每日 0.15~0.3mg/kg，分 2 次服；再逐渐减至维持量，每日 0.1mg/kg，分 2 次服。亦可根据实际情况调整，通常低于首次免疫抑制剂量。③外用时皮肤涂布可用其他免疫抑制药疗效无效或不佳或无法耐受的中重度特应性皮炎	①妊娠及哺乳期妇女禁用②用药过程中，应监测血压、心电图、血糖、血钾、血镁、血肌酐、尿素氮、血液学参数及肝、肾功能。亦应进行血药浓度监测③聚氯乙烯可吸附本药，所用输液或输注具应用聚乙烯制品	①本药可延长环孢素的半衰期并有累加的肾毒性，故不宜与环孢素合用。②禁忌与强碱性药液配伍，本药可被其分解

续表

名称	药理作用	用法用量	注意事项	配伍禁忌
巴利昔单抗	本药为一种鼠/人嵌合的单克隆抗体($IgG_{1к}$),能定向拮抗白细胞介素-2(IL-2)的受体α链(CD25抗原),CD25抗原在抗原的激发反应中,表达于T淋巴细胞表面。激活的T淋巴细胞对IL-2受体具有极高的亲和力,本药则能特异地与激活的T淋巴细胞上的CD25抗原结合,从而阻断了使T细胞增殖的信息。本药不会造成细胞因子释放或骨髓抑制。成人在静脉推注本药20mg后30min,其血药浓度达峰值(为7~12mg/L),稳态分布容积为6~12L,消除半衰期为4~10d。12岁以下儿童中,药物的分布容积和清除速率约为成人的一半	静脉滴注,亦可一次性静脉推注(20~30min内)。成人,标准总剂量为每日40mg,分2次给予。首次20mg于移植前2小时给予,第2次20mg于移植术后4天给予。如发生移植物功能丧失等术后并发症,则应停止第2次给药。儿童,剂量减半	①仅限于对器官移植术后进行免疫抑制治疗且有经验的医师使用 ②妊娠期及哺乳期妇女不宜使用	

（6）感染预防

1）移植术后应将患者安置在清洁度较高的病房内，条件允许应使用正压层流病房；首选经验丰富的护理人员依据层级进行合理配置；严格无菌操作，注意手卫生，做到相对隔离，定向看护，防止交叉感染。

2）及时评估、判断管路保留的必要性，尽早撤除不必要的通路，严格按照临床数据进行皮肤、伤口等各方面的护理。

（7）胃肠道护理：术后早期定时观察肠鸣音，可鼻饲 5% 葡萄糖，每小时 20~30ml，观察吸收情况，拔除气管插管后，可给予半流食。术后三天为患者灌肠协助排便，防止腹胀及便秘的发生。

3. 心脏移植围手术期机械辅助的应用　心脏移植是治疗终末期心脏疾病的有效方法，在等待供体的过程中，IABP、ECMO、LVAD 等机械辅助装置成为患者的过渡支持手段，尤其是在患者发生急性心源性休克、突然出现心力衰竭的紧急情况下，为心脏移植赢得宝贵的时间。

由于供体短缺，心脏移植往往会应用边缘供体，包括体重偏小、缺血时间较长、年龄偏大等供体。边缘供体的使用大大增加了术后并发症的风险，由于患者术前肺动脉高压、供体-受体匹配程度、供体心脏的手术处理和缺血时间等因素，心脏移植术中及术后早期可能会出现移植物功能衰竭，这是心脏移植术后最严重的并发症，往往需要 ECMO、IABP 或 ECMO 联合 IABP 辅助以帮助心脏度过危险时期。具体护理同本节机械辅助的护理内容。

4. 术后康复与出院指导

（1）术后康复

1）康复期生活能力训练：下床站立、协助走动、自己走动等。

2）康复期功能锻炼：呼吸功能锻炼器、握力器、瑜伽弹力带、小型脚蹬车等。

3）所有的康复运动均应在护理人员指导下完成。有助于呼吸功能康复、加快胃肠蠕动，从而改善患者的一般情况，避免下肢静脉血栓形成等术后并发症。康复训练应循序渐进，根据患者的病情逐步增加活动量，减少多余的消耗，使其能尽早恢复自理能力，早日康复出院。

（2）出院指导

1）药物指导：按时服用药物，尤其是免疫抑制剂，熟知常用的免疫抑制剂及说明书上已标明的副作用（遵医嘱服药，监测有无副作用发生并及时对症处理。如自行停药或减药，会引起移植心脏排异，危及生命）。

2）复查指导：定期门诊复诊，① 3 个月内：每半个月复诊一次；② 1 年内：每 1 个月复诊一次；③ 1 年以上：每 2~3 个月复诊一次。

3）生活指导：建议每日监测体重及血压，每周测量一次血糖并记录，以便能够发现其变化趋势。伤口未愈合之前禁止沾水，清洁皮肤可选择温水擦浴。回家后房间要求明亮、通风，定期消毒，用消毒液擦拭物体表面通风后即可。

4）运动指导：在体力允许情况下，建议保持适度运动，增强体质。避免劳累，以免抵抗力下降，引发感染，甚至会影响心功能。如外出需要佩戴口罩，1 年内不要到人多嘈杂的地方停留。

5）饮食指导：饮食宜清淡、少油脂、高蛋白、低糖。严禁吸烟，不饮酒。终生不食用海参、西洋参等增强免疫力的食物、保健品，有可能增加排斥反应发生的风险。

参考文献

［1］杨峰, 王粮山. 成人体外膜氧合循环辅助专家共识 [J]. 中华重症医学电子杂志 (网络版), 2018, 4 (02): 114-122.

［2］龙村. 体外膜肺氧合循环支持专家共识 [J]. 中国体外循环杂志, 2014, 12 (02): 65-67.

［3］Jones-Akhtarekhavari J, Tribble T A, Zwischenberger J B. Developing an Extracorporeal Membrane Oxygenation Program [J]. Crit Care Clin, 2017, 33 (4): 767-775.

［4］Ma P, Zhang Z, Song T, et al. Combining ECMO with IABP for the treatment of critically 111 adult heart failure patients [J]. Heart Lung Circ, 2014, 23 (4): 363-368.

［5］杨柳青, 徐芬. 行体外膜肺氧合联合主动脉内球囊反搏治疗 21 例心脏移植患者术后的护理 [J]. 中国临床护理, 2017, 9 (02): 136-137.

［6］邹亮, 杜娟, 陈祖君, 等. 主动脉球囊反搏与体外膜肺氧合联合辅助救治心术后重症患者的价值 [J]. 心脏杂志, 2013, 25 (04): 418-420+426.

［7］石丽, 李庆印. 冠状动脉旁路移植术后置入主动脉内球囊反搏护理专家共识 [J]. 中华护理杂志, 2017, 52 (12): 1432-1439.

［8］Aissaoui N, Jouan J, Gourjault M, et al. Understanding Left Ventricular Assist Devices [J]. Blood Purif, 2018, 46 (4): 292-300.

［9］Emani S. Complications of Durable Left Ventricular Assist Device Therapy [J]. Crit Care Clin, 2018, 34 (3): 465-477.

第九章 血管疾病外科护理

第一节 大血管疾病外科护理

一、概述

（一）主动脉瘤

由于主动脉壁中层损伤，管壁变薄，在管腔内的高压血流冲击下，主动脉局部向外膨胀、扩张形成主动脉瘤。主动脉瘤分类如下：

1. 按部位分类 升主动脉瘤（包括主动脉根部动脉瘤和升主动脉瘤）；弓部动脉瘤；胸降主动脉瘤；腹主动脉瘤。

2. 按病理分类 真性动脉瘤；假性动脉瘤；主动脉夹层。

3. 按病因分类 动脉中层囊性坏死或退行性病变；遗传性疾病：马方综合征；动脉硬化性动脉瘤；主动脉夹层；创伤性主动脉瘤；细菌或真菌感染性动脉瘤；先天性胸主动脉瘤；其他：大动脉炎、主动脉溃疡等。

（二）主动脉夹层

由于主动脉中层囊性坏死、弹力纤维和平滑肌断裂，形成纤维化和玻璃样变性。主动脉内膜与中层的附着力下降，在内外力作用下导致内膜撕裂，血液流入内膜与中层之间，使之剥离，向周径及长径方向发展，形成主动脉夹层。主动脉夹层分型如下：

1. 按时间分型 ①急性主动脉夹层：起病时间在 2 周以内的主动脉夹层；②亚急性主动脉夹层：起病时间在 2 周至 2 个月的主动脉夹层；③慢性主动脉夹层：病程超过 2 个月以上的主动脉夹层。

2. 按部位和范围分型

（1）Debakey 分型：根据主动脉夹层累及部位分为 Ⅰ 型、Ⅱ 型、Ⅲ 型（图 9-1-1，见文末彩图）。

Ⅰ型：原发破口位于升主动脉或主动脉弓部，夹层累及升主动脉、主动脉弓部、胸主动脉、腹主动脉大部或全部，少数可累及髂动脉。

Ⅱ型：原发破口位于升主动脉，夹层累及升主动脉，少数可累及部分主动脉弓。

Ⅲ型：原发破口位于左锁骨下动脉开口远端，根据夹层累及范围又分为Ⅲa（夹层累及胸主动脉）、Ⅲb（夹层累及胸主动脉、腹主动脉大部或全部）。

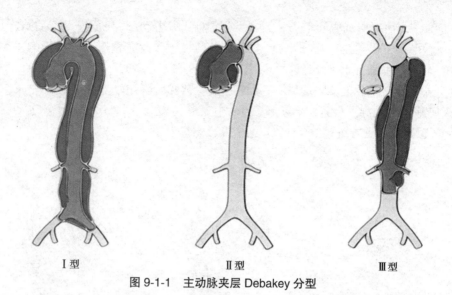

I 型   II 型   III 型

图 9-1-1 主动脉夹层 Debakey 分型

（2）Stanford 分型（图 9-1-2，见文末彩图）：

1）A 型：夹层累及升主动脉，无论远端范围如何。

2）B 型：夹层累及左锁骨下动脉开口以远的降主动脉和腹主动脉。

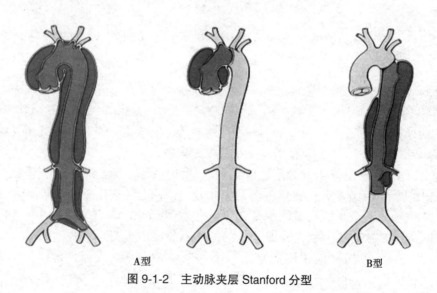

A 型   B 型

图 9-1-2 主动脉夹层 Stanford 分型

（3）阜外分型：传统的 Debakey 分型，其分型初衷是观察破口位置及累及范围并依此分型。传统的 Stanford 分型，意在强调 A 型夹层治疗的紧迫性。这两种分型方法都不能直接解决临床的治疗方案问题。

阜外医院血管外科以长期的经验累积和临床实践为基础，提出一种简明易用，同时又对临床治疗策略选择有指导意义的分型方法——"主动脉夹层阜外分型"。

1）阜外 A 型：仅局限于升主动脉的夹层，夹层中止于无名动脉近端。治疗策略：积极实施升主动脉置换术，主动脉根部受累者，根据情况一并处理（图 9-1-3，见文末彩图）。

2）阜外 B 型：夹层局限于胸降主动脉，或延伸到腹主动脉，甚至进入髂动脉，但升主动脉及主动脉弓均未受累及。治疗策略：急性和亚急性患者首选覆膜支架血管胸主动脉腔内隔绝术治疗。慢性病例择期行开放手术（图 9-1-4，见文末彩图）。

3）阜外 C 型：夹层累及主动脉弓，无论升主动脉和胸降主动脉是否受到累及。治疗策略：积极实施全主动脉弓置换，根据情况加术中象鼻支架、血管植入。累及升主动脉或主动脉根部者，根据情况一并处理（图 9-1-5，见文末彩图）。

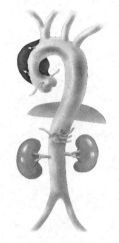 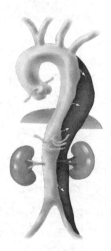 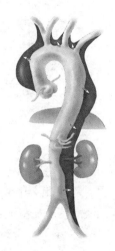

图 9-1-3　阜外 A 型主动　　　图 9-1-4　阜外 B 型主动　　　图 9-1-5　阜外 C 型主动
　　　　脉夹层　　　　　　　　　　　　脉夹层　　　　　　　　　　　　脉夹层

阜外 C 型夹层包含两个特殊亚型：

①阜外 Cp 型：夹层仅累及到主动脉弓近心侧的无名动脉和／或左颈总动脉，远心端未受累及。治疗策略：实施部分主动脉弓和次全弓置换。若年龄>60 岁或不能耐受深低温停循环，实施杂交全主动脉弓置换术（图 9-1-6，见文末彩图）。

②阜外 Cd 型：夹层仅累及到主动脉弓远心侧的左锁骨下动脉和／或左颈总动脉，近心端未累及。治疗策略：实施受累弓上动脉重建，加深低温停循环下支架血管直视植入术。若患者年龄大于 60 岁或不能耐受深低温停循环，可实施 TEVAR+LCC-LSC 搭桥或 TEVAR+INA-LCC-LSC 搭桥或去分支手术（图 9-1-7，见文末彩图）。

4）阜外 D 型：夹层局限于膈肌水平以下的腹主动脉和／或髂动脉。治疗策略：随诊观察，控制血压，内科保守治疗，必要时行腔内修复或开放手术治疗（图 9-1-8，见文末彩图）。

二、治疗原则

（一）保守治疗

对于稳定的阜外 D 型主动脉夹层和瘤体直径＜5cm 的胸降主动脉及腹主动脉瘤，可通过药物控制血压、心率等措施予以保守治疗。但须随诊观察，定期复查主动脉 CT，必要时行主动脉腔内修复或开放手术治疗。

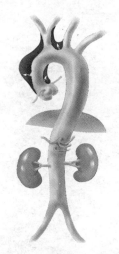

图 9-1-6　阜外 Cp 型主
动脉夹层

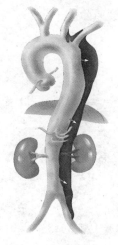

图 9-1-7　阜外 Cd 型主
动脉夹层

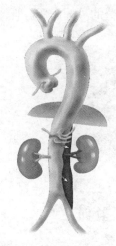

图 9-1-8　阜外 D 型主动
脉夹层

（二）手术治疗

1. 主动脉根部手术治疗

（1）Bentall 手术：术式由心脏外科专家 Bentall 和 DeBono 于 1968 年首次报道。手术将主动脉瓣、主动脉窦及部分升主动脉进行了替换，并将双侧冠状动脉的开口原位吻合在人工血管侧面，也称带瓣主动脉人工血管替换 + 双侧冠脉开口移植术。Bentall 手术适用于主动脉根部明显扩张（包括临床主动脉瓣环扩张、主动脉窦部扩张、窦管交界扩张），冠状动脉开口明显移位，主动脉瓣无法成形的病例。

（2）Wheat's 手术：该术式是 Wheat 等心脏外科专家于 1964 年首先设计完成，故称 Wheat's 手术。Wheat's 手术替换了患者病变的动脉瓣和升主动脉，而保留了主动脉窦部，也称保留主动脉窦的主动脉瓣 + 升主动脉替换术（图 9-1-9）。与 Bentall 手术的不同之处在于保留了左、右冠状动脉开口及其周围的主动脉窦壁。Wheat's 手术适用于主动脉窦无明显病变，但无法保留主动脉瓣，且升主动脉明显扩张的患者。

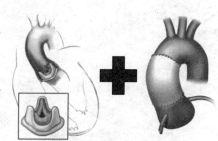

图 9-1-9　保留主动脉窦的主动脉瓣 + 升
主动脉替换术

（3）David 手术：1992 年，加拿大心脏外科专家 David 提出保留主动脉瓣的主动脉根部替换术，即 David 手术。David 手术保留主动脉瓣（主动脉瓣成形）的同时，尽量维持主动脉窦的正常形态（图 9-1-10）。根据主动脉窦成形方法的不同采用不同术式，常用术式有 David Ⅰ 型和 David Ⅱ 型手术。David 手术适用于主动脉瓣结构无明显异常，但主动脉窦部明显扩张，双侧冠脉开口明显移位的患者。

2. 主动脉弓部手术治疗

（1）全主动脉弓人工血管置换并支架象鼻手术：全主动脉弓人工血管置换并支架象鼻手术主要适用于累及主动脉弓降部的主动脉瘤或主动脉夹层。术中一般采用深低温停循环的体外循环方法，切除病变的主动脉弓，应用四分支人工血管分别连接无名动脉、左颈总动脉及左锁骨下动脉，同时降主动脉植入象鼻支架。采用此种手术方式行主动脉弓替换后能够切除大部分的弓部病变血管,降低破裂风险。

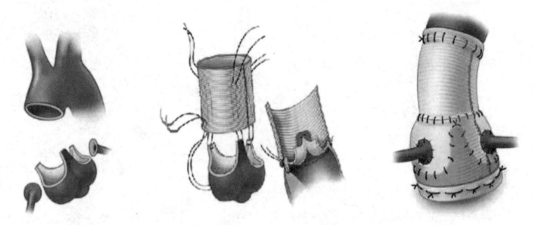

图 9-1-10　保留主动脉瓣的主动脉根部替换术

(2)杂交全主动脉弓替换术:杂交全主动脉弓替换术是指用去分支技术联合胸主动脉腔内修复术(TEVAR)治疗累及弓部的主动脉病变。术中首先使用去分支技术完成弓上动脉的重建,即利用四分支血管置换升主动脉(如升主动脉受夹层累及)或将特制的四分支血管近端端侧吻合于升主动脉(如升主动脉未受夹层累及)(图 9-1-11),再利用四分支血管远端分叉重建三支(或二支依据术前评估决定是否重建)弓上动脉,然后在 X 线透视下逆行或顺行植入主动脉覆膜支架,覆盖主动脉弓头臂血管开口,隔绝主动脉弓部病变(图 9-1-12)。相比传统方法,杂交全主动脉弓替换术术中无需深低温停循环,降低了神经系统及其他脏器损伤的发生率,适用于高龄或不能耐受深低温停循环的高危患者。

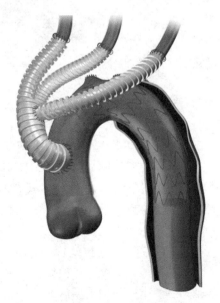

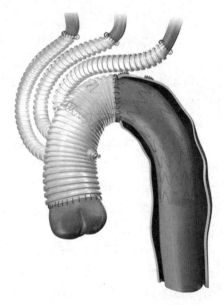

图 9-1-11　杂交全主动脉弓替换术 - 去分
支技术完成弓上动脉的重建

图 9-1-12　杂交全主动脉弓替换术 - 植
入主动脉覆膜支架

3. 胸降主动脉及胸腹主动脉手术治疗

（1）全胸腹主动脉置换术：对于胸腹主动脉瘤，当动脉瘤直径>5cm、有持续疼痛症状、重要脏器缺血，或者出现假性动脉瘤时，不能完成腔内修复，推荐行全胸腹主动脉置换。目前对于全胸腹主动脉置换常用辅助方法包括常温非体外循环支持、深低温停循环、左心转流法等，国内多应用常温非体外循环的方法。手术方法大致如下：患者右侧卧位、双腔气管插管、分段阻断、切除病变主动脉并替换人工血管，同时应用人工血管分支重建相应节段的主动脉分支血管，包括肋间动脉、腹腔干、肠系膜上动脉、左右肾动脉，双侧髂动脉。

（2）胸降主动脉及胸腹主动脉腔内覆膜支架植入术：主动脉腔内覆膜支架植入术指经皮穿刺或切开股动脉，在影像设备引导下，经血管腔内将覆膜支架系统由股动脉推送至主动脉病变部位后释放支架，对主动脉病变进行隔绝以达到治疗目的，具有微创、手术时间较短、术后恢复快等特点。对于高龄、高危患者，微创介入治疗主动脉夹层病变较传统开放手术有显著优势。主动脉腔内覆膜支架植入术针对主动脉不同部位病变，主要包括胸主动脉腔内修复手术（thoracic endovascular aortic repair，TEVAR）（图9-1-13）和腹主动脉腔内修复手术（endovascular abdominal aortic aneurysm repair，EVAR）（图9-1-14，见文末彩图）。TEVAR是针对胸主动脉病变的治疗方法，治疗疾病包括Stanford B型主动脉夹层、主动脉溃疡、胸主动脉瘤等，其中以主动脉夹层为主。EVAR是腹主动脉病变的修复方法，治疗疾病为腹主动脉瘤。当复杂病变位置过于邻近或累及主动脉重要分支血管时，需要借助辅助技术重建这些重要分支血管才能获得足够的空间锚定支架，辅助技术主要包括开窗、平行支架及分支支架技术，开窗技术可进一步分为体外开窗和体内开窗，平行支架可分为烟囱、潜望镜和潜水器技术。

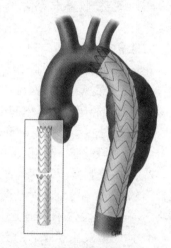

图9-1-13　胸主动脉腔内修复手术

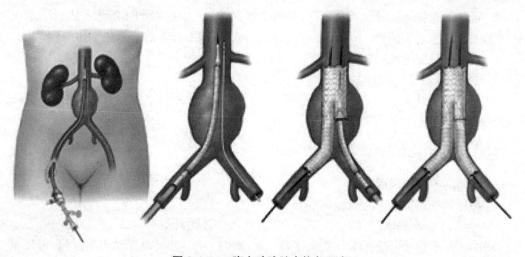

图9-1-14　腹主动脉腔内修复手术

三、术前护理

（一）术前评估

1. 既往史及家族史评估 评估患者教育背景、生活习惯,是否存在高血压、糖尿病、脑梗死、肺部疾病等病史,评估患者家族中是否有心血管疾病相关病史,如高血压、心肌梗死、猝死等。

2. 辅助检查及实验室检验结果评估 评估心电图、超声心动图、颈动脉超声、CT(主动脉、冠脉、弓上)等检查结果,实验室检查包括血常规和血型、C-反应蛋白、尿常规和便常规、血液生化、血气分析、心肌酶及心肌标志物、凝血功能检查、红细胞沉降率、脑钠肽(BNP)、乙肝等传染病筛查等。

3. 心理和社会支持状况评估 评估患者和家属对疾病、手术方案、术前配合和术后康复知识的了解及掌握程度。

4. 一般资料、基本评估、疼痛相关评估、压迫症状评估、神经系统受累、灌注不良表现、特殊检查。

（二）护理措施

1. 告知患者需绝对卧床休息,限制活动,协助完成生活护理。保持病室安静、避免刺激、减少家属探视并遵守医院相关规定。给予止咳化痰药物减轻咳嗽、咳痰症状。避免因感冒咳嗽,胸、腹腔压力增高引起循环波动,导致病情进展。

2. 疼痛是主动脉夹层的突出特征,患者由于剧烈的疼痛常表现为大汗淋漓、烦躁不安、异常恐惧、有濒死感,可遵医嘱给予吗啡等药物缓解疼痛,使患者处于平静状态。

3. 严格控制血压、心率,预防动脉夹层继续剥离和动脉瘤破裂,临床上常持续静脉泵入艾司洛尔、盐酸乌拉地尔及盐酸地尔硫䓬注射液等,同时联合应用口服药物如硝苯地平和阿替洛尔等。定时测量四肢血压并观察四肢压差变化。

4. 病变累及主动脉弓部时可出现意识障碍、偏瘫,肋间动脉受累时可出现截瘫。应注意观察患者的意识状态,瞳孔大小及对光反射,四肢肌力及指令性运动完成情况等,须连续监测并记录,有异常时及时汇报。

5. 嘱患者进食低盐、低脂、高蛋白、易消化饮食,保持大便通畅,术前指导患者床上大小便,常规使用口服通便药物,不可用力排便,防止胸腔或腹腔压力过大造成瘤体破裂。

6. 术前绝对卧床或肢体活动障碍的患者,指导患者做床上踝泵运动或被动肢体活动,预防下肢深静脉血栓。

7. 与患者及其家属沟通,做好术前宣教,鼓励患者倾诉恐惧、紧张等心理感受,积极给予心理疏导,减少患者的心理压力。

四、术后护理

（一）术后一般护理措施

1. 循环系统监护

(1)主动脉手术范围广,吻合口多,心肌阻断和体外循环时间长,可能导致术后心律失常、心肌缺血、低心输出量甚至心搏骤停等。术后应持续心电及血流动力学监测,每日做心电图,有异常及时告知医生。

(2)术前高血压、术中低温、术后疼痛、意识不清等都可使术后血压升高,引起吻合口渗血、缝线撕脱。因此术后早期必须适当控制血压,控制标准是保证每小时尿量>1ml/kg、四肢末梢暖、血中乳酸水平稳定等,常用药物有艾司洛尔、盐酸乌拉地尔、盐酸地尔硫䓬等。若术中及术后渗血多导致血容量不足,引起低血压,应及时输注血浆、白蛋白等胶体。补液的速度根据患者的心脏功能及中心静脉压来调节。若静脉压已经高于正常值范围,但血压仍处于低水平,并少尿或无尿时,考虑低心输出量或心脏压塞的可能,遵医嘱给予多巴胺、肾上腺素、去甲肾上腺素等正性肌力药物,增加心肌收缩力或及时开胸探查。

(3)患者苏醒后适当镇痛镇静,避免疼痛、恐惧等因素对血压的影响,维持血压平稳。

2. 肺部护理 手术后患者需要机械辅助呼吸。初始设置的吸入氧浓度为80%,可根据血气结果调整呼吸机参数,保持呼吸道通畅,定时吸痰,常规每日拍X线片,根据结果,积极对症处理。由于手术切口引起的疼痛和术后乏力,拔除气管插管后患者常不能有效咳痰,应积极进行雾化、体疗,必要时可经口鼻腔吸痰,帮助患者有效清理呼吸道。

3. 神经系统并发症的观察及护理

(1)患者苏醒过程中注意观察其神志、瞳孔情况,意识恢复后观察是否可以做指令性动作和自主活动的情况。

(2)对于神志不清或躁动的患者,注意观察有无颈抵抗、呛咳和感觉异常等,遵医嘱积极应用营养脑细胞的药物、给予脱水、氧疗等措施。

(3)脱离呼吸机辅助呼吸的患者要保证充分氧供,将血压控制在稍高水平,防止脑部缺血缺氧。

4. 肾功能维护 密切观察患者尿量、尿色,维持尿量每小时>1ml/kg,如患者因血容量不足导致血压降低出现尿量减少,可遵医嘱适当加快输液速度及时补充血容量。常规监测尿素氮、肌酐、尿比重等肾功能指标,出现异常,及时告知医生,遵医嘱停用肾损伤药物,调整抗生素等经肾脏代谢药物的剂量,必要时行床旁血液透析。

5. 出凝血功能监测

(1)体外循环过程中凝血因子和纤维蛋白原的消耗,以及鱼精蛋白中和肝素量不足均会导致术后出血量增加。应密切观察引流量、颜色、温度。如引流量连续3小时大于4ml/(kg·h),应及时通知医生;如引流量突然减少或停止,应警惕引流管堵塞、心脏压塞的可能。

(2)监测激活全血凝固时间(ACT)及血栓弹力图,根据结果遵医嘱补充鱼精蛋白、新鲜血浆、血小板、纤维蛋白原,必要时给予酚磺乙胺和止血芳酸等止血药物。

6. 主动脉主要分支供血的观察 术后人工血管与主动脉主要分支的连接障碍、夹层出现、血栓形成,可以引起分支血管供应器官的缺血缺氧,功能不全。因此需要随时观察患者四肢皮肤的温度、颜色,末梢动脉的搏动是否良好。每6小时监测记录四肢血压水平,并与之前进行对比,若出现差距很大的情况,通知医生查找原因。监测乳酸水平,及时及早判断组织脏器是否出现缺血。

7. 胃肠道功能的观察

(1)术后患者常规留置胃管,保持胃管通畅,观察胃液的量、颜色、性质。

(2)遵医嘱给予抑酸药、胃肠动力药以及缓泻剂等,尽早恢复胃肠道功能。

(3)每日听诊肠鸣音,若患者出现腹胀、肠鸣音减少或消失,应监测腹围,给予禁食、持续胃肠减压,必要时遵医嘱行肛管排气。

（二）不同部位主动脉瘤及主动脉夹层患者的术后特殊护理

了解不同手术方法,并根据手术涉及的范围,严密观察相关脏器功能,给予相应的术后护理措施。

1. 主动脉根部手术术后特殊护理

（1）Bentall 术后护理：①术前由于主动脉瓣反流引起左心室增大造成心功能下降,术后常需应用强心利尿药物,要注意电解质水平,及时补充钾、镁、钙离子。②持续心电监测,观察 ST 段变化及有无恶性心律失常,可做 cTnT、cTnI 检查,帮助判断冠状动脉供血是否存在异常。③术后次日晨开始监测 INR 值,根据 INR 水平给予抗凝治疗,抗凝治疗原则参照瓣膜置换术后华法林抗凝指导。

（2）David 术后护理：David 手术是保留了主动脉瓣的主动脉根部替换术。术中要进行主动脉窦部成形。若出现脉压差增大,应及时复查心脏超声评估主动脉瓣闭合情况。David 手术缝合口较多、术中止血难度大,需适当控制血压,加强胸腔引流量的观察,若出现引流量过多或引流颜色变深,应及时通知医生处理。此外,David 手术术前同样存在主动脉瓣反流、心功能下降,术后也应注意心功能的维护。

（3）Wheat's 术后护理：Wheat's 手术保留左右冠状动脉及其开口,更换了主动脉瓣。护理同主动脉瓣置换术后护理。

2. 主动脉弓部手术术后特殊护理

（1）全弓支架象鼻术术后护理

1）主动脉弓部手术涉及无名动脉、左颈总动脉、左锁骨下动脉,术后要特别观察双侧上肢的供血情况,对于术前主动脉夹层的患者,需同时监测双下肢血压。每 6 小时测量一次,记录并与之前水平对比。

2）主动脉弓部手术可能引起脑水肿或脑缺氧等弥漫性脑损伤。术后需要监测神志恢复和精神状况,以及双侧颈动脉搏动的比对,每班记录瞳孔的大小,对光反射。麻醉苏醒后观察患者的指令性活动和沟通能力,观察双侧肢体肌张力及运动的比对,防止偏瘫的发生。对苏醒延迟或伴有精神症状的患者,积极给予脱水、氧疗、营养脑细胞等措施。常用的药物有：甘露醇、甲基强的松龙、醒脑静等。当尿少或肾功能有损伤时,谨慎应用甘露醇,可以静脉滴注甘油果糖。机械通气的患者给予纯氧治疗 2 小时,每日 2~3 次。体温高时,需降低体温,尤其是头部的温度,以降低脑组织氧耗。

3）喉返神经受损的观察：观察患者有无声音嘶哑,饮水有无呛咳。

4）膈神经受损的观察：注意患者呼吸时胸廓起伏,有无呼吸困难,遵医嘱拍床旁胸部 X 线片,评估膈肌运动情况。

5）深低温停循环的患者术后连续 3 日监测生化结果。

6）主动脉夹层的内膜片可能会导致一侧或双侧肢体的血流中断,若中断时间超过 8~12 小时,术中血运重建后可引起缺血再灌注损伤,深低温停循环时间过长,都可造成肢体远端缺血缺氧,最终发生骨筋膜室综合征。术后应注意观察四肢肌张力、颜色、温度及动脉搏动情况,有无花斑及张力性水疱,定时测量肢体周径,如有异常,及时通知医生进行切开减压术治疗。缺血坏死和缺血再灌注损伤,常发生肌溶解,释放的肌红蛋白会堵塞肾小管引起肾功能损害,应密切监测尿量、尿色,若出现红棕色或褐色的尿液应及时告知医生碱化尿液,必要时进行血液透析。

(2)杂交全主动脉弓替换术术后护理：杂交全主动脉弓替换术与全主动脉弓人工血管置换并支架象鼻手术相比，创伤小，手术无需深低温停循环，术后并发症少。但因患者术前常存在脑部、肺部合并症以及肝肾功能不全，增加了术后神经系统及脏器功能损害的风险，因此，杂交全弓术后患者的监护除遵循主动脉弓部手术护理常规外，还应依据术前合并症进行有针对性的护理。

3. 胸降主动脉及胸腹主动脉手术术后特殊护理

(1)全胸腹主动脉置换术后护理

1)全胸腹主动脉置换术术中重建腹腔干、肠系膜上动脉、肾动脉的过程中会造成肝、肾、胃肠道的短时间缺血，影响脏器功能。术后早期需禁食，遵医嘱给予静脉营养支持的同时持续胃肠减压，观察胃液性质、颜色、量，听诊肠鸣音，观察腹壁张力，每6小时在固定位置测量腹围，做好记录，待肠鸣音恢复正常，评估胃肠功能，适当给予胃肠营养。术后每日监测肝、肾功能变化及乳酸水平，及时发现腹腔脏器缺血表现。

2)全胸腹手术术中低灌注以及重建肋间动脉后的再灌注损伤，均易造成急性脊髓损伤，导致截瘫。术后循环平稳，平均动脉压维持≥90mmHg，保证脊髓有效灌注，患者苏醒后及时观察患者下肢肌力、肌张力、感觉及活动等情况。必要时行脑脊液引流，减轻脊髓缺血损伤。脑脊液引流置管后绝对卧床，去枕平卧6小时，严密观察患者意识状态、瞳孔变化，注意患者有无头痛、呕吐、肢体活动障碍和颈部抵抗感。引流液收集器初始位置应高于外耳道10cm处，根据脑脊液压及引流效果调节高度。间断引流脑脊液，维持脑脊液压力10~12mmHg，避免脑脊液压力骤降引起脑疝、颅内出血、低颅压等。脑脊液性状为无色透明，引流量每小时10ml为宜，每日小于200~300ml，保证引流管通畅，防止管路扭曲、脱落，若脑脊液为血性、浑浊或引流不畅应及时通知医生，查找原因。引流液浓稠者可用少量无菌生理盐水冲洗，必要时重新置管。引流管留置时间3~5天为宜，不超过7天。拔除引流管以无菌纱布覆盖穿刺点，渗出增多时及时换药，保证伤口清洁干燥。拔管后去枕平卧6小时，注意观察患者意识状态、瞳孔变化，有无头痛、呕吐、肢体活动障碍和颈部抵抗感。

3)由于手术范围广及手术时间长，术后可能因为动脉壁脆弱、凝血功能障碍等因素导致引流液多，应及时补充血容量，以红细胞、血浆、白蛋白等胶体液为主，血浆可防止由于凝血因子缺乏导致的引流液增多，补充胶体还可防止胶体渗透压下降引起的间质水肿。补液量应参考多方面因素，心率、血压、中心静脉压、引流量、尿量及心功能等。由于术中失血量大，所以术后护理对容量的控制不同于其他心外科手术的患者，可适当增大补液量。同时补液中注意纠正电解质紊乱及酸碱平衡失调，及时补钾、补镁、补钙。

4)全胸腹术中采用胸腹联合切口，手术时间长，术中单侧肺通气，胸腔操作对肺的挤压或牵拉等机械损伤，均易引起不同程度的呼吸功能障碍。术后应采用保护性通气策略，适当延长机械通气时间，给予5~10cmH$_2$O的呼气末正压通气(PEEP)，也可通过肺复张使萎陷的肺泡充分开放，增加弥散面积，改善氧合。呼吸机辅助期间，应加强气道湿化，及时清理气道及口鼻腔分泌物，维持气管插管气囊压力在25~30cmH$_2$O之间，循环稳定后，抬高床头30°~40°，间断采取侧卧位，预防坠积性肺炎等并发症。定时做血气分析，听诊呼吸音，按需吸痰；每日进行口腔护理，加强肺部体疗，记录痰的性质、颜色、量，及时做痰培养。拔除气管插管后应指导患者做深呼吸运动，有效咳嗽，注意评估患者有无声音嘶哑、呛咳等现象。

5)胸腹主动脉置换术伤口范围大,术后建议使用胸、腹带固定,帮助患者减轻疼痛的同时促进伤口的愈合。术后伤口常会出现渗液,应及时更换敷料,保证伤口处的干燥。另一方面因手术时间长,术中采取特殊体位,术后应重点评估患者皮肤情况,使用气垫床、防压疮垫等预防措施。

(2)主动脉腔内覆膜支架植入术后护理

1)心电及血压监测:为避免术后发生支架移位、内漏、逆撕等严重并发症,需严格控制血压和心率。血压应控制在 100~120/60~70mmHg,心室率维持在 60~80 次/min。高龄、截瘫高危、合并冠心病、肾功能不全、有脑梗史的患者,应结合术前血压水平,维持收缩压在 120~140mmHg,保证重要脏器的血液灌注。常用 β 受体拮抗剂减慢心率、控制血压、降低心肌收缩力。降压效果不理想时可联合一种或多种降压药物,如钙通道阻滞剂、血管紧张素转换酶抑制剂、利尿剂、α 受体拮抗剂等。测量四肢血压,观察颈动脉及四肢动脉搏动有无变化,评估重建分支血管供血情况,如有异常,及时报告医生。

2)肾功能监测:主动脉腔内覆膜支架植入术术中需使用对比剂,会有对比剂肾病的风险,因此要每日监测肾功能,准确记录患者出入量,适当增加液体入量,每日大于 2 000ml,保持出入平衡,必要时给予利尿剂,以便对比剂的清除,减少对肾脏的损害。合并慢性肾功能不全患者,需行水化治疗。术前 12~24 小时,给予生理盐水 1~2ml/(kg·h)静脉输注,准确记录尿量,合并心功能不全的患者注意适当控制输液速度。

3)神经系统功能监测:术前疾病累及覆膜支架覆盖肋间动脉、动脉斑块脱落、围手术期低血压均可导致截瘫及脑卒中的发生。术后应严密监测神志、瞳孔大小及对光反射变化,评估患者定向力、语言功能、吞咽功能、肢体运动、四肢肌力有无障碍或减弱,及时发现异常情况,通知医生及早处理。遵医嘱应用营养神经、脱水等药物,必要时给予脑脊液引流。

4)胃肠道护理:全麻患者清醒后应尽早拔除气管插管,拔管 4~6 小时后进流质饮食,排气后可进半流食,术后 3 天未排便者应遵医嘱给予开塞露肛门注入协助排气排便,排便后逐步恢复正常饮食。遵医嘱应用抑酸、促进胃肠动力、通便等药物。术前病变累及腹腔干、肠系膜上动脉的患者,术后常规留置胃管、禁食,监测腹围、肠鸣音变化情况,腹胀时可行胃肠减压、肛管排气等治疗。血、尿淀粉酶正常,腹软,肠鸣音恢复,排气排便且便常规及便潜血检查正常后可进流食。术后 24 小时可下床活动,促进胃肠功能恢复。

5)穿刺侧肢体的观察与护理:股动脉穿刺患者给予弹力绷带加压包扎,弹力绷带上注明手术结束日期、时间,穿刺部位沙袋压迫 6 小时,弹力绷带 24 小时后撤除。患侧肢体制动 6 小时,嘱患者做"踝泵运动",预防下肢深静脉血栓形成。6 小时后可行床上轴线翻身,12 小时后可床上坐起活动,24 小时后可下床活动。肱动脉穿刺患者患侧上肢夹板固定 12 小时,制动 24 小时,避免剧烈活动,禁止测量患侧肢体血压,防止出血发生。观察伤口部位有无出血、渗血,伤口周围有无血肿,如果穿刺侧肢体腘动脉、足背动脉搏动、皮温、皮肤颜色异常,提示斑块脱落或内膜片阻塞动脉血流,应及时报告医生。

6)术后抗凝血药使用:TEVAR 术后,无需抗凝治疗;EVAR 术后,术后第 1 日起每日口服拜阿司匹林 100mg;TEVAR/EVAR+ 分支支架,术后 6 小时皮下注射低分子量肝素 0.4~0.6ml,每 12 小时一次,术后第 1 日口服拜阿司匹林 100mg,与低分子量肝素重叠 1 日,术后第 2 日起每日口服拜阿司匹林 100mg,波立维 75mg,3 个月后每日口服拜阿司匹林 100mg 一次。

五、术后康复与出院指导

（一）运动

指导患者出院后定期测量血压和心率。心率控制在 60~80 次 /min,血压控制在不超过140/90mmHg。适当运动,每日平地步行 3~5 次,累计 30 分钟左右。术后 6~8 周后再进行持续 30 分钟不间断的步行。3 个月后,可逐步循序渐进增加运动量。注意胸骨保护,术后 2~3个月内,禁止抬重物,活动中保证胸骨附近不出现牵拉的动作。咳嗽时保护胸骨,上楼时不要用手拉栏杆。运动中出现呼吸困难、胸痛、头晕、气短等症状,立刻终止运动。休息后无缓解,及时就医。

（二）呼吸

术后每日进行 20~30 分钟的腹式呼吸训练,若咳痰较多,可予体疗排痰,一般在三餐前及睡前进行。

（三）营养

术后 6 周内,保持高蛋白的饮食。每日补充优质蛋白质,每餐在肉、鱼、乳制品,大豆制品中任选 2 项以上,适量蔬菜水果,保证大便通畅,食品保证新鲜和多样性。

（四）长期监控

出院 3 个月后复查。若无特殊,复查后可在社区医院,定期检查血脂、血糖、血压等,建议每年复查一次。

（五）马方综合征患者的术后康复与出院指导

在未做过运动试验、心肺试验的情况下,不做强度大的有氧运动。尽量减少突然变化的活动,比如突然方向的变化、突然速度的变化、急停等。在活动中,避免和周围其他人及场地发生碰撞。马方综合征患者的长期运动,可维持在中等强度的有氧水平。运动时请将心率控制在 100 次 /min。确诊为马方综合征的患者,如有生育需要,应做好孕检,并建议与其有血缘关系的直系亲属行心脏常规检查和基因检测。

六、护理用药指导

1. 服用降压药物者,应学会控制和监测血压,观察服药效果,收缩压宜控制在100~130mmHg,舒张压 60~80mmHg,心率维持在 60~80 次 /min。

2. 服用强心利尿药者,应注意监测心率及电解质情况。

3. 服用抗凝剂的患者,应注意观察有无牙龈、皮肤出血等;定期复查国际标准化比值(INR),抗凝原则同瓣膜置换术。

知识拓展

1. 潜望镜技术　指利用并行支架在降主动脉远端取血达到改善左锁骨下动脉血供的一种技术,分支支架内血流的方向与主动脉内的血流方向相反。

2. 三明治技术　当使用支架腔内隔绝治疗腹主动脉瘤时,面临腹腔内主要几支内脏动脉都集中在腹主动脉瘤这段,无法使用单一腔内支架全程隔绝治疗的问题。因此,三明治技术应运而出。一般是一个主支架合并若干个小支架叠在一个主动脉腔内,如同三明治,达到隔绝主动脉病变,同时维持分支血管血供的目的。

　　3.“八爪鱼”技术　所谓“八爪鱼”技术,就是利用现有的带膜支架材料,经过巧妙的重新组合来隔绝主动脉瘤,同时利用一些小的带膜支架伸入到不同的内脏动脉中,保证不同脏器的供血,最终起到隔绝动脉瘤的同时保留内脏供血的目的。因为支架组合完成后最终的样子很像八爪鱼的触角,因此得名。

参考文献

［1］胡盛寿. 成人心脏外科学. 北京: 人民卫生出版社, 2016.

［2］张海涛. 心胸重症监护. 北京: 中国医药科技出版社, 2016.

［3］张海涛. 成人心脏外科术后治疗学. 北京: 中国科学技术出版社, 2018.

［4］张海涛. 成人心血管外科术后 ICU 诊疗常规. 北京: 中国医药科技出版社, 2016.

［5］张本, 张卫达, 王晓武, 等. “杂交手术”在 DeBakey I 型主动脉夹层治疗中的应用及价值. 南方医科大学学报, 2010, 30 (12): 1954-1955.

［6］中国医师协会心血管外科分会大血管外科专业委员会. 主动脉夹层诊断与治疗规范中国专家共识. 中华胸心血管外科杂志, 2017, 33 (11): 641.

［7］赵旭丹. 34 例全胸腹主动脉置换术后患者的呼吸道管理. 护理学报, 2018, 25 (9): 51-52.

［8］郝云霞, 李莞. 心血管病临床护理思维与实践. 北京: 人民卫生出版社, 2014.

［9］徐徐, 师恩祎. 胸腹主动脉置换术围手术期脑脊液引流的监测和护理. 中国医科大学学报, 2016, 45 (6): 558-559.

［10］张超超, 法宪恩, 黄真锋, 等. A 型主动脉夹层术后神经系统并发症的相关危险因素分析. 东南大学学报, 2017, 36 (3): 361-364.

［11］李庆印. 心血管病护理手册. 北京: 人民军医出版社, 2015.

［12］Coselli J S, LeMaire S A, Preventza O, et al. Outcomes of 3309 thoracoabdominal aortic aneurysm repairs. J Thorac Cardiovase Surg, 2016, 151 (5): 1323-1338.

［13］J Bashir M, Shaw M, Fok M, et al. Long—term outcomes in thoracoabdominal aortic aneurysm repair for chronic type B dissection. Ann Cardiothorac Surg, 2014, 3 (4): 385-392.

［14］LeMaire S A, Price M D, Green S Y, et al. Results of open thoracoabdominal aortic aneurysm repair. Ann CardiothoraeSurg, 2012, 1 (3): 286-292.

第二节　弓上动脉狭窄手术护理

一、概述

(一) 颈动脉狭窄

2015 年中国心血管病报告显示,脑卒中是目前我国城乡居民主要疾病死亡构成比中最主要的原因之一,其中缺血性卒中约占 80%,其中 25%~30% 的颈动脉狭窄与缺血性脑卒中有着密切的关系。颈动脉狭窄的主要病因是动脉粥样硬化,约占 90% 以上,其他原因包括慢性炎症性动脉炎、纤维肌性发育不良、颈动脉迂曲等。病变主要累及颈动脉分叉及颈内动脉起始部,可导致相应器官供血区的血运障碍。

依临床表现分为症状性颈动脉狭窄和无症状性颈动脉狭窄。前者可表现为对侧肢体肌力弱,感觉异常或丧失,同侧单眼盲或视觉 - 空间能力异常,以及同侧同向偏盲等;后者仅有一些非定位体征,包括头晕、头昏、反应迟钝、记忆力下降,甚至认知功能障碍等。

(二) 锁骨下动脉狭窄

锁骨下动脉粥样硬化性狭窄或闭塞可导致锁骨下动脉窃血综合征(subsclavian steal syndrom,SSS)。锁骨下动脉窃血综合征系指一侧锁骨下动脉在椎动脉开口之前严重狭窄或闭塞时,由于虹吸作用引起患侧椎动脉血流逆行,对侧椎动脉的血液被盗取,逆行充盈患侧锁骨下动脉,导致椎基底动脉缺血发作、患侧上肢缺血性症状的一类综合征。其常见病因主要为动脉粥样硬化及大动脉炎。临床症状可见短暂性脑缺血及患侧上肢缺血发作,表现为突然头晕、一过性单眼黑矇,上肢活动后加重,多伴有双上肢血压不对称、一侧面部和肢体麻木等。(图 9-2-1)

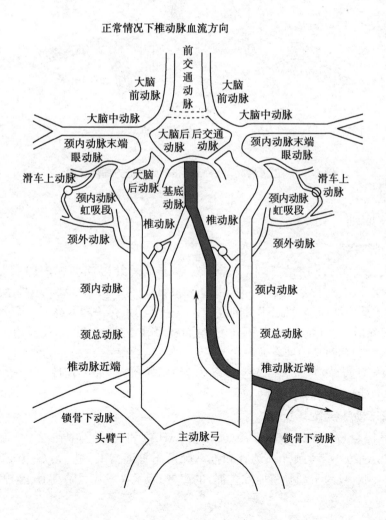

图 9-2-1

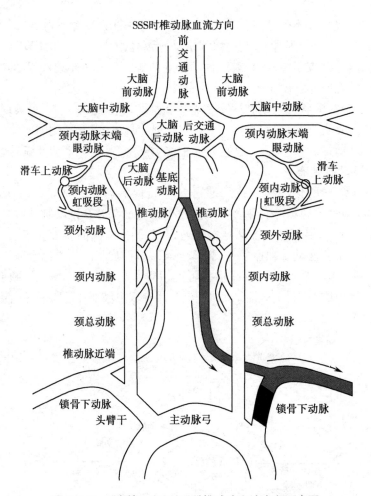

图 9-2-1　正常情况和 SSS 时椎动脉血流方向示意图

二、治疗原则

（一）颈动脉狭窄

治疗方式主要分为药物治疗和手术治疗。手术又分为颈动脉内膜剥脱术（carotid endarterectomy，CEA）和颈动脉支架成形术（carotid artery stenting，CAS），两种术式的选择则要根据各自手术适应证和禁忌证、术者的经验以及患者的意愿等因素进行综合分析。

CEA 是切除增厚的颈动脉内膜粥样硬化斑块，早在 20 世纪 90 年代开始，CEA 已被视作治疗颈动脉狭窄、预防卒中的有效方法。

CAS 是使用球囊导管、支架等器械消除或减轻颈部动脉狭窄与血栓，改善颈部血管供血区域器官血流灌注的介入治疗方法。

（二）锁骨下动脉狭窄

美国心脏协会（American Heart Association，AHA）和美国卒中协会（American Stroke Association，ASA）2011 年《颅外颈动脉和椎动脉疾病管理指南》推荐：锁骨下动脉狭窄引起后循环缺血症状（锁骨下动脉窃血综合征）的患者，手术并发症风险高时，经皮腔内血管成形并支架植入治疗是合理的。锁骨下病变导致上肢缺血的患者经皮腔内血管成形并支架植入、直接动脉重建或旁路手术是合理的。无症状的锁骨下动脉狭窄患者,当需要同侧内乳动脉进行冠状动脉搭桥时,旁路手术、锁骨下动脉成形并支架植入术是合理的。锁骨下动脉狭窄导致患者上肢血压不等、锁骨区杂音、椎动脉逆流,若无症状,不应行血管重建术,除非内乳动脉将用于冠状动脉重建。

三、术前护理

(一)术前评估

1. 基本资料 患者性别、年龄、四肢血压及活动度、双侧颈/肱/桡动脉搏动、神经系统评估、合并基础疾病、认知水平等。

2. 术前检查 主要包括血常规、尿常规、便常规、生化指标、凝血、HIV、乙肝丙肝抗体、胸片、心电图以及脑 CT 或 MRA、颈动脉超声、CT 血管造影等。

3. 心理评估 了解患者的心理变化,化解紧张情绪。

(二)护理措施

1. 血压监测 准确掌握患者的术前血压波动范围,注意测量血压时应选择健侧上肢进行测量,为术后血压管理提供准确依据。

2. 血糖、血脂监测 控制患者的血糖、血脂水平在正常范围。

3. 对比剂诱导的急性肾损伤风险评估 介入手术要注射碘对比剂用以医学成像,碘对比剂的使用可以引起急性肾损伤。为预防药物不良反应的发生,术前应对患者进行风险评估,包括:碘过敏史、肾功能不全、甲亢、药物应用等。必要时采取水化及预防用药等措施。常用水化方案是在对比剂注射之前 6~12 小时和之后 12~24 小时以 1~2ml/(kg·h)的速度静脉输注生理盐水,对心力衰竭患者减半量。

4. 预防跌倒 弓上动脉狭窄患者可能会出现不同程度的短暂性脑缺血(transient ischemia attack,TIA)发作,表现为头晕、视物模糊、黑矇等,属跌倒高风险人群,故应做好患者的风险评估和指导。有跌倒史、老年人、行动不便等高危患者,床旁应悬挂警示标识。指导患者卧位起身、坐位站起、蹲起时需缓慢,必要时借助工具,周围环境不要放置尖锐物品。

5. 心理护理 患者术前通常都存在不同程度的焦虑心理,护士应耐心与患者沟通,介绍成功手术案例,增加患者的信心,以最佳的心理状态配合手术。

(三)健康宣教

术前一天股动脉穿刺区域备皮,便于术中操作和术后绷带包扎,患者可于当晚清洁皮肤,注意防滑,避免着凉;术前 1 晚保证良好休息,患者如有入睡困难,可给予安眠药物;手术当日进食需清淡、易消化,避免豆类等易产气食物,进食八分饱;有前列腺增生或卧床排尿困难的患者,术前练习在床上排尿;耐心解答患者担心的问题,安抚患者紧张情绪。

四、术后护理

(一)弓上动脉介入术后护理

1. 一般护理 术毕协助患者平稳过床,连接监护设备,持续吸氧,向手术医生了解术中情况,查看穿刺部位,静脉输液并嘱患者少量多次饮水有助于对比剂排出,以 4~6 小时排出 800~1 000ml 尿液为宜,并留取首次尿标本送检。

2. 持续心电及血压监测　由于介入手术过程中球囊或支架刺激颈动脉窦,导致颈动脉窦压力感受器易感性增加,迷走神经张力升高,会出现颈动脉窦反应综合征。表现为心率减慢(心率 < 60 次 /min)及血压降低(收缩压<100mmHg),此时可根据患者心功能积极补充容量,必要时给予阿托品及多巴胺治疗。多巴胺对血管有一定的刺激性,使用前需要对外周静脉进行预防静脉炎的药物使用或贴膜保护,并持续观察血管炎症表现。

3. 神经系统功能监测　术后密切观察患者意识、语言表达、肢体活动等情况,如有异常应立即与医生沟通。

4. 凝血功能监测　为有效预防血栓形成和支架内再狭窄,术前术后均需抗凝治疗,给予低分子量肝素皮下注射或口服肠溶阿司匹林 100mg/d、氯吡格雷 75mg/d。用药后密切观察患者出血倾向,如牙龈出血、皮下出血点及瘀斑、黑便等现象,教会患者识别异常情况,告知患者避免进食含骨、刺及粗糙较硬的食物,定期监测实验室抗凝指标。

5. 穿刺点护理　CAS 及锁骨下动脉介入治疗患者通常穿刺股动脉,返室后护士检查伤口有无渗血、血肿,敷料有无松脱,观察足背动脉搏动、下肢皮肤温度和颜色,防止因绷带过紧导致肢端缺血甚至坏死。患者术后 6 小时内绝对平卧,保持穿刺侧肢体伸直,6 小时后可以向健侧轴线翻身,术前指导患者进行踝泵运动练习,术后督促患者完成踝泵运动,预防深静脉血栓。

6. 疼痛的护理　由于术后支架膨胀,狭窄处血管被压迫后可导致该部位疼痛,一般术后 4~6 小时发生,当患者主诉疼痛时,应耐心解释、安抚,分散其注意力,必要时遵医嘱给予止痛药物,同时加强观察,患者主诉疼痛加重时应引起重视,排除并发症并对症处理。

（二）CEA 术后护理

1. 肺部护理　CEA 全麻术后血流动力学稳定、无严重颈部血肿时尽早拔除气管插管,术后采取半卧体位,予以雾化吸氧,拍背体疗时力度不要过大,防止震动伤口引起疼痛及裂开。老年患者、长期吸烟者,术后更要重视预防肺部感染。

2. 引流管护理　妥善固定引流管,定时挤压保持引流管通畅,准确记录引流液量、颜色和性状;密切观察患者伤口局部是否有渗血或血肿,避免剧烈咳嗽,判断是否存在活动性出血。切口局部疼痛、肿胀以及吞咽困难等均是血肿发生的主要症状,应及时采取相应措施。切口渗血较少可以在切口局部沙袋加压 6~12 小时,引流量大于 100ml/h 应行手术探查。较大血肿会导致气管移位甚至发生窒息,充分引流无效时需清创止血。

（三）并发症的识别和护理

1. 高灌注综合征　弓上动脉狭窄导致脑血管长期处于低灌注状态,CAS 或 CEA 术后使原来狭窄、闭塞的血管恢复血流,血液重新分配,病灶周围组织自动调节功能丧失,超过代谢需要而导致血液过度灌注,引发脑组织肿胀。患者可出现头痛、恶心、喷射性呕吐、烦躁及短暂癫痫发作等症状。因此,术后应严格控制血压,一旦出现以上症状,可给予甘露醇、地塞米松等药物减轻脑水肿。如患者头痛加重,伴烦躁、意识障碍等症状,要高度警惕脑出血的发生,应立即行颅 CT 检查并积极对症治疗。

2. 脑卒中　脑卒中是术后早期最主要的脑部并发症。由于术中导丝穿越开通狭窄闭塞段、球囊扩张、支架支撑均可造成一定栓子及血管斑块脱落。此外,术后血管内皮损伤,血小板、纤维蛋白及红细胞易聚集在损伤部位,形成新的血栓。轻者可表现为语言障碍,对侧肢体神经功能障碍;大面积脑梗死时患者可出现头痛、呕吐、意识不清、瞳孔不等大甚至发生脑疝。术后应密切观察患者神志、语言和肢体活动情况,发现问题及时通知医生。

3. 神经损伤 颈动脉周围神经组织丰富,CEA 术中易牵拉或损伤舌下神经、迷走神经、喉返神经。患者有口角下垂、流涎、声音嘶哑等症状时,应及时通知医生。同时评估有无舌体偏移、吞咽困难、呛咳等,必要时留置胃管鼻饲,避免误吸。

4. 腹膜后血肿 介入治疗行股动脉穿刺术后最严重的并发症,可在短时间内大量失血,严重时出现失血性休克。如出现腹胀、腹痛伴面色苍白、血压低、心率快等症状时应即刻行穿刺点及腹部超声,同时做好输血及抢救准备。

5. 碘对比剂药物不良反应 最常见的不良反应是皮肤反应,多为急性发作,轻者可能只表现为局限性的荨麻疹、瘙痒,重者可能会出现弥漫性颜面和喉头水肿、支气管痉挛和呼吸困难,发生过敏性休克或呼吸、心搏骤停。因此,护士在术后要严密观察,出现过敏反应,要及时通知医生,立即吸氧,积极药物治疗,保持静脉管路通畅,必要时配合抢救。

五、术后康复与出院指导

1. 患者出院后,伤口结痂完全脱落后可沐浴,不可自行撕掉结痂,如伤口红肿、发热,建议到医院检查;股动脉穿刺患者,术早期不可做下蹲的动作,如厕时,用手压住伤口缓慢坐下,尽量用坐便器而不是蹲便。

2. 术后第 1 个月、3 个月、6 个月、12 个月进行复查,此后每年复查一次。复查主要为常规的体检和生化检查。如患者在家中反复出现头晕、站立不稳、单侧肢体麻木等症状,应及时来院就诊。

3. 教会患者及家属测量血压、脉搏的方法,注意比较左右两侧血压差异,每日做好记录,如差异增大(差值 ≥ 20mmHg),建议患者及时到医院就诊。

4. 出院后保持良好的生活习惯,饮食清淡,食物多样化,选择适合自己的锻炼方式,循序渐进增加锻炼强度,同时改变不良生活习惯,如吸烟、饮酒等,保持心情愉快。

5. 用药指导 按时服药,不可自行停药、减药。长期服用抗凝血药的患者,学会自我观察有无出血倾向,如牙龈出血、鼻出血、身体出血点等症状,需要到医院监测抗凝指标。

参考文献

［1］王陇德. 中国脑卒中防治报告 (2015). 北京: 中国协和医科大学出版社, 2015.

［2］郭伟, 符伟国, 陈忠, 译. 卢瑟福血管外科学. 7 版. 北京: 北京大学医学出版社, 2013.

［3］李晓青. 缺血性脑血管病介入治疗: 入门与进阶. 西安: 世界图书出版西安有限公司, 2014.

［4］陈忠, 杨耀国. 颈动脉狭窄诊治指南. 中国血管外科杂志 (电子版), 2017, 9 (3): 169-175.

［5］唐骁, 郭大乔, 符伟国. 颈动脉狭窄规范化治疗争议与共识. 中国实用外科杂志, 2017, 37 (12): 1334-1339.

［6］高冬玲, 于微. 颈动脉内膜剥脱术后的护理效果分析. 临床护理, 2018, 16 (4): 258-259.

［7］邱卫红, 彭立悦, 孙建萍. 92 例颈动脉内膜剥脱术后患者的护理体会. 心肺血管病杂志, 2015, 34 (4): 307-309.

［8］刘承基, 凌锋. 脑脊髓血管外科学. 北京: 中国科学技术出版社, 2013.

［9］孟效红, 胡晓瑾. 预见性护理在预防颈动脉狭窄内膜剥脱术后并发症中的应用. 护理研究, 2017, 31 (34): 4442-4443.

［10］缪中荣.缺血性脑血管病介入治疗进展.北京:人民卫生出版社,2015.

［11］王华,符晓艳.颈动脉支架置入术常见并发症观察与护理.现代医药卫生,2016,32 (1): 125-126.

［12］陈韵岱,陈纪言,傅国胜,等.碘对比剂血管造影应用相关不良反应中国专家共识.中国介入心脏病学杂志, 2014 (6): 341-348.

第三节　肾动脉狭窄支架植入术后护理

一、概述

肾动脉狭窄(RAS)是由多种病因引起的肾动脉主干或分支狭窄或闭塞性疾病,可引起继发性高血压、缺血性肾病甚至肾功能不全和尿毒症等。常见病因主要有动脉粥样硬化(ARAS)、纤维肌性发育不良(FMD),还有多发性大动脉炎、主动脉缩窄、主动脉内斑块可造成肾动脉开口狭窄以及局部肿瘤压迫等。

二、治疗原则

1. 药物治疗　常用药物为钙通道阻滞剂、他汀类降脂药;慎用血管紧张素转换酶抑制剂和损伤肾功能药物。

2. 外科手术　腹主动脉-肾动脉旁路术、肾动脉内膜切除术、肾动脉狭窄段切除对端吻合术、自体肾移植术等。因解剖位置较深且处于腹膜后,手术创伤大,术后并发症发生率和病死率较高。

3. 介入手术　经皮肾动脉球囊成形术和支架植入术。由于介入治疗操作简单、疗效好,此种方式已经成为本病的首选治疗方法。

三、术前护理

(一) 术前评估

1. 一般资料　患者性别、年龄、家族史(有无高血压家族史)、既往史、过敏史、生活方式等。了解发病时间、检查和治疗过程以及临床表现等。

2. 临床表现　了解患者的血压水平以及波动情况。肾性高血压的患者舒张压增高比较明显,肾动脉狭窄越严重,舒张压越高,而一般降压药疗效不佳。评估患者24小时出入量,尤其是尿量的变化。

3. 辅助检查　化验电解质、肾功能、尿蛋白定量,评估有无电解质失衡及肾功能不全;监测卧立位肾素-血管紧张素-醛固酮水平,了解其对血压及肾功能的影响;眼底检查,评估是否存在眼底动脉病变;数字减影血管造影术(DSA)可以区分FMD、ARAS、肾萎缩、肾动脉细小等,可以测出肾内血流分布数值、灌注情况以及对内生肌酐的廓清功能等,从而准确地评估双肾的生理功能。

4. 心理评估　根据患者主诉、表情、肢体语言等及时察觉患者心理状态的变化,做好安抚患者的工作。

（二）护理措施

每日测血压并记录,应用药物控制血压,注意观察药物的副作用,避免药物及直立性低血压的发生。准确记录24小时出入量,肾功能不全患者遵医嘱予以水化治疗,并维持水电解质及出入量平衡,尿少时需及时处理。观察有无脑部缺血症状,如头晕、头痛、胸闷、心悸、恶心、呕吐等。同时观察是否出现腰痛,部分患者会有血尿、尿蛋白等。术前双腹股沟及会阴备皮。

（三）健康宣教

指导患者低盐低脂、多纤维饮食。手术当日正常进食,但应避免进食引起腹胀的食物(鸡蛋、牛奶、豆制品等)。保持大便通畅并指导练习床上大小便。

四、术后护理

1. 心电及血压监测　持续心电监测及24小时动态血压监测,注意观察患者血压波动情况并及时处理。

2. 凝血功能监测　有效预防血栓形成和支架内再狭窄,术后需抗凝治疗,用药后密切观察患者出血倾向,如牙龈出血、皮下出血点及瘀斑、黑便等现象,教会患者识别异常情况,告知患者避免进食含骨、刺及粗糙较硬的食物,定期监测实验室抗凝指标。

3. 穿刺侧肢体的观察与护理

（1）观察股动脉穿刺处有无血肿、渗血,检查双足背动脉搏动、下肢皮温、皮色等,若出现搏动消失、皮温异常等及时报告医生处理,以免因下肢供血不足引起坏死。术后24小时伤口无异常,可缓慢起床,观察无头晕、无力等症状方可下地活动。

（2）患者术后需要卧床24小时,术后6小时后可向健侧轴线翻身。咳嗽、打喷嚏时,用手按压穿刺点伤口,防止腹部压力增大,伤口出血。

（3）饮食护理:嘱患者少量多次饮水,以便对比剂尽快排出体外。

（4）尿量观察:准确记录尿量,以术后4~6小时尿量累积达到800ml为宜,并留取第1次尿标本送检。若少尿或无尿要及时告知医生进行心、肾功能评价。

（5）并发症的观察:术后患者卧床时间较长,如有腰痛、腹痛、腹胀等不适时应及时告知医生,排除腹膜后出血的可能性,必要时可遵医嘱给予镇痛药物。

五、术后康复与出院指导

1. 患者出院后,伤口结痂完全脱落后可沐浴,不可自行撕掉结痂,如伤口红肿、发热,建议到医院检查;股动脉穿刺患者,术后早期不可做下蹲的动作,如厕时,用手压住伤口缓慢坐下,尽量用坐便而不是蹲便。

2. 告知患者戒烟戒酒,避免病情进一步发展。

3. 用药指导　按医嘱服药,定期复查。告知患者药物的作用和副作用,如服用降压药后预防直立性低血压导致的跌倒,长期服用抗血小板药物的患者则需警惕有无出血发生。

参考文献

[1] 蒋雄京,邹玉保.肾动脉狭窄的诊断和处理中国专家共识.中国循环杂志,2017,32 (9): 835-844.

［2］de Mast Q, Beutler J J. The prevalence of atherosclerotic renal artery stenosis in risk groups: a systematic literature review. J Hypertens, 2009, 27: 1333-1340.

［3］Kwon S H, Lerman L O. Atherosclerotic renal artery stenosis: current status. Adv Chronic Kidney Dis, 2015, 22: 224-231.

［4］Hansen K J, Edwards M S, Craven T E, et al. Prevalence of renovascular disease in the elderly: a population-based study. J Vasc Surg, 2002, 36: 443-451.

［5］Gao Y, Chen G, Tian H, et al. Prevalence of hypertension in china: a cross-sectional study. PLoS One, 2013, 8: e65938.

［6］崔成爱. 肾动脉狭窄患者行肾动脉球囊成形术及支架植入术后的康复护理. 中国医药指南, 2013, 11 (3): 335-336.

［7］柳亚男. 肾动脉狭窄支架植入术后并发症的观察及护理. 解放军护理杂志, 2007 (5): 55-56.

［8］白冰冰, 王素琪, 刘文兰. 肾动脉狭窄支架植入术后护理. 护理学杂志, 2001 (9): 535-536.

第四节　下肢动脉硬化闭塞症围手术期护理

一、概述

下肢动脉硬化闭塞症（arteriosclerosis obliteran, ASO）指由于动脉硬化造成下肢动脉内膜增厚、管腔狭窄或闭塞, 病变肢体血液供应不足, 引起下肢皮温降低、疼痛、甚至发生溃疡或坏死, 间歇性跛行等临床表现的慢性进展性疾病, 常为全身性动脉硬化血管病变在下肢动脉的表现。

随着生活条件的改善、人口老龄化及血管外科诊断水平的不断提高, 下肢动脉硬化闭塞症发病率逐年增加, 且逐渐成为危害中老年人群的重要疾病。研究表明, 50 岁以上人群下肢动脉硬化闭塞的患病率随着年龄的增加显著升高, 80 岁以上人群患病率达 20% 以上。下肢动脉硬化闭塞症与高血脂、高血压、糖尿病和吸烟等危险因素密切相关, 60%~80% 的下肢动脉硬化闭塞症患者至少有一支冠状动脉病变。下肢动脉硬化闭塞症患者预后较差, 其中间歇性跛行患者 5 年病死率约 30%, 而静息痛、溃疡和坏疽的下肢缺血患者 5 年病死率达 70%。

下肢动脉硬化闭塞症的主要临床表现如下:

1. 早期症状　下肢动脉硬化闭塞症早期无间歇性跛行等典型的肢体缺血症状, 有时仅表现为下肢轻度麻木不适, 这部分患者可以通过检测踝臂指数（ankle brachial index, ABI）发现动脉功能的异常, 当 ABI<0.9 时提示有动脉狭窄的可能, 且心血管缺血性事件的风险也随之增加。

2. 间歇性跛行　下肢动脉供血不足往往会导致肌群缺血性疼痛, 症状在运动过程中尤为明显, 即出现间歇性跛行。

3. 严重下肢缺血（critical limb ischemia, CLI）　下肢出现缺血性静息痛、溃疡、坏疽等症状和体征, 病程超过 2 周, 严重程度取决于下肢缺血程度、起病时间以及有无诱发加重的因素。静息痛为在间歇性跛行基础上出现的休息时仍然持续存在的肢体缺血性疼痛。疼痛部位多位于肢端,通常发生于前足或足趾,静息痛在夜间或平卧时明显,患者需将患足置于特定位置以改善症状,如屈膝位或者将患足垂于床侧。

4. 急性下肢缺血(acute limb ischemia,ALI) 下肢动脉硬化闭塞症的起病过程一般较缓慢,但当其合并急性血栓形成或动脉栓塞时,肢体动脉灌注突然迅速减少,可出现ALI。ALI既可发生在已有下肢动脉硬化闭塞症临床表现的患者,也可发生在既往无典型症状的患者。急性肢体缺血的典型表现为"5P"症状,即疼痛(pain)、苍白(pallor)、无脉(pulselessness)、麻痹(paralysis)和感觉异常(paresthesia),也有学者将冰冷(poikilothermia)作为第六个"P"。症状的严重程度常取决于血管闭塞的位置和侧支代偿的情况。下肢动脉闭塞症的分期见表9-4-1。

表 9-4-1　经典 Fontaine 分期

分期	症状	治疗建议
I	肢体麻痹,疲劳,发凉	药物治疗
II	间歇性跛行	建议干预
III	静息痛	积极干预
IV	组织溃疡,坏疽	可能截肢

二、治疗原则

(一) 保守治疗

戒烟、药物治疗、控制基础病和功能锻炼等,适当控制病情进展。

(二) 腔内治疗

通过多样化的腔内治疗手段,将动脉血管内的斑块清除,扩张管腔,恢复远端肢体的血运,根据病变位置的不同,所使用的治疗方式也有所不同,包括球囊扩张、支架植入以及置管溶栓(表9-4-2)。置管溶栓是将溶栓导管直接插入血栓内,顶端封闭,通过侧孔,减少了药物直接入血的概率,增加血栓与药物接触面积,并且通过持续快速经导管泵入尿激酶于血管内血栓处,提高局部血药浓度,发挥持续而强有力溶栓作用。

表 9-4-2　腔内治疗方式

病变位置	治疗方式
股腘动脉	溶栓治疗
	普通球囊扩张
	药物球囊扩张
	裸支架植入术
	覆膜支架植入术
	减容技术
膝下动脉	溶栓治疗
	小球囊扩张术

（三）手术或杂交治疗

开放手术结合介入治疗的方式,行动脉内膜剥脱术,或股腘动脉人工血管搭桥术,自体大隐静脉搭桥术。手术创伤大,恢复慢,承受痛苦较大,可重复手术机会少。

三、术前护理

1. 术前评估

（1）一般资料:患者年龄、性别、工作性质、经济状况、家族史、过敏史、生活方式(吸烟、饮酒、饮食习惯、二便情况、运动状况、居住环境)、睡眠、活动、文化水平、认知水平、性格类型等。

（2）临床表现:了解患肢皮温、皮色变化,有无动脉搏动、患肢麻木、疼痛、间歇性跛行等情况。

（3）辅助检查:主要包括患者血常规、生化指标、血糖、凝血指标,ABI可对下肢动脉狭窄程度和功能作评估,通过CT、MRA得到血管影像学细节。

（4）心理状况:患者对自己的疾病是否了解,对疾病的严重程度是否缺乏思想准备及足够认识,有无焦虑、抑郁、恐慌等负面情绪。

2. 护理措施

（1）监测患者的血压、血糖、血脂水平。

（2）评估患者肢体疼痛情况,出现严重疼痛时,遵医嘱给予镇痛药物。

（3）患肢远端如已出现缺血性坏疽需加强皮肤管理。干性坏疽则嘱患者着清洁、宽松棉袜,不可泡浴患肢;湿性坏疽需协助医生每日消毒、换药,避免感染。

（4）指导患者低盐低脂饮食。

（5）指导戒烟:对有吸烟史的患者讲解吸烟的危害,嘱患者不可吸烟,且尽量远离吸烟人群,避免被动吸烟。

（6）心理疏导:消除患者紧张、焦虑等情绪,增强治疗信心,介绍成功经验。

四、术后护理

1. 下肢动脉硬化闭塞症介入术后护理

（1）心电及血压监测:术后患者返室,给予持续心电、动脉血压监测,严密监测患者生命体征变化。

（2）穿刺部位及患侧肢体的观察与护理(术者根据狭窄部位不同选择同侧股动脉或对侧股动脉穿刺)

1）注意穿刺部位有无渗血、皮下血肿及有无腹痛(警惕穿刺意外导致腹膜后出血的发生),如出现皮温降低、动脉搏动减弱、疼痛加剧等症状时,应及时报告医生。

2）观察患肢血运改善情况,患肢予保暖,如出现红、肿、热、痛现象需每12小时测量腿围记录并对比,协助医生评价有无再灌注损伤。

3）术后24小时协助医生拆除穿刺处弹力绷带、换药。

（3）引流管的护理:动脉内膜剥脱术、股腘动脉人工血管搭桥术后可能会留置引流管,妥善固定引流管,告知患者及家属在活动中避免牵拉、扭曲引流管,定期观察引流情况,如出现引流液突然增多、引流部位渗血、引流管脱落等情况,立即通知医生。

(4)饮食护理:局麻术后2小时(局麻+强化术后6小时)患者无恶心、呕吐、严重心功能不全时即鼓励患者少量多次饮水,促进体内对比剂尽快排出。进食水时嘱患者头偏向一侧避免误吸,饮食种类以易消化、高蛋白、低盐、低脂为宜,避免进食豆类制品、牛奶等易腹胀食物,多食蔬菜,以防便秘。

(5)尿量观察:嘱患者术后尽早排尿,并记录尿量,术后4~6小时内尿量不足800ml时可遵医嘱加快补液速度,若排尿困难且诱导无效时需留置导尿管。

(6)皮肤护理:术后6小时协助患者床上向健侧轴线翻身,12小时后可床上半卧位,保持床单位干燥、平整,预防压疮的发生。

(7)术后并发症的观察与护理:下肢缺血伴坏疽时术后血运重建后患肢易出现不同程度的再灌注损伤,多发生于小腿及坏疽组织周围,常表现为红肿、皮温高、皮肤肿胀,张力过高后出现水疱。此时需卧床时抬高患肢,应高于心脏水平位置。每12小时测量腿围,观察动态变化。消毒患处并及时抽出皮下渗液,亦可用硫酸镁湿敷患肢,保护皮肤的完整性预防感染。每日入量保持在2 500~3 000ml,根据检验结果适当补充白蛋白,心功能不全者予以利尿,维持出入量负平衡。出现骨筋膜室综合征时需行切开减张。

2. 下肢ASO置管溶栓术后护理 置管溶栓经导管持续泵入尿激酶、肝素提高局部血药浓度,发挥持续而强有力溶栓作用(表9-4-3)。但由于患者需要接受24~72小时的持续经导管用药,如经股动脉置管还将导致患者活动大大受限,为保证治疗的安全性及有效性,需做好以下相关护理。

(1)按动脉溶栓护理路径(见药物治疗)配制药液,准备仪器设备,包括多功能监护仪、输液泵、微量泵等。

表9-4-3 动脉溶栓药物治疗

药物名称	肝素	尿激酶
药物配制	5 000U/50ml	10万~20万U/100ml
药物浓度	100U/ml	1万~2万U/10ml
给药途径	动脉鞘管持续泵入	动脉导管持续泵入
仪器设备	微量泵	输液泵
常用量	300~1 000U/h (3~10ml/h)	1万~3万U/h (10~30ml/h)
监测项目	每2~4小时查活化部分凝血活酶时间(APTT)(维持在60~80s)	每日查血常规、尿常规、生化指标

(2)与术者确认导管植入路径及末端位置,观察治疗侧肢体远端皮温、颜色、动脉搏动变化。

(3)严格无菌操作,妥善固定导管,标识清晰,包括置管时间、药物名称。

(4)遵医嘱及时、正确调整药物剂量,维持APTT在60~80s。肝素每6小时更换,尿激酶每8小时更换。

（5）监测血压变化，保持血压稳定，预防脑出血等并发症，如出现头痛、肢体功能障碍等现象需立即通知医生，必要时行头颅 CT 检查。

（6）观察穿刺点渗血情况，必要时协助医生换药。

（7）观察患者有无牙龈、鼻腔出血及血尿、便血的发生。

（8）加强对患者及家属的宣教，预防非计划性拔管及压疮的发生。

（9）术后并发症的观察与护理同 ASO 介入术后。

（10）记护理记录、建立溶栓登记表（每 24 小时总结尿激酶累积量），如表 9-4-4 所示：

表 9-4-4　溶栓患者用药监测登记表

姓名		病案号		性别		年龄		诊断	
时间 \ 项目	APTT	更换肝素	肝素速度 /(U/h)	更换尿激酶	尿激酶速度 /(U/h)	尿激酶总量	有无渗血		

五、术后康复与出院指导

（1）术后第一日患者可下床活动，以循序渐进为原则，遵循床上坐起、双腿下垂至床边、床旁站立 3~5 分钟的顺序，均无不适后方可于床旁活动，避免直立性低血压导致跌倒。

（2）告知患者用药注意事项，按时服药，定期复查血常规、生化、凝血等指标。

（3）术后 3 个月、6 个月、12 个月、每年定期门诊随访。

（4）继续治疗糖尿病等原发基础疾病。

（5）戒烟限酒，注意患肢保暖，坚持功能锻炼。

参考文献

［1］刘昌伟. 下肢动脉硬化性闭塞症治疗指南. 中国实用外科杂志, 2008, 28 (11): 923-924.

［2］Criqui M H, Aboyans V. Epidemiology of Peripheral Artery Disease. Circ Res, 2015, 116 (9): 1509-1526.

［3］刘昌伟. 下肢动脉硬化性闭塞症治疗指南. 中国实用外科杂志, 2008, 28 (11): 923-924.

［4］王红敏. 下肢动脉硬化闭塞症腔内血管成形术护理体会. 基层医学论坛, 2012 (30): 3956-3958.

［5］刘艳丽, 王星. 下肢动脉硬化闭塞症介入治疗的围手术期护理体会. 中国卫生标准管理, 2018, 9 (9): 161-162.

［6］王秀兰, 吴翔. 探讨综合护理对下肢动脉硬化闭塞症患者疼痛的疗效观察. 护士进修杂志, 2017, 32 (15): 1390-1391.

［7］娄尧强, 徐侃, 王林君, 等. 置管溶栓术在下肢急性动脉栓塞治疗中的应用. 浙江创伤外科, 2011, 16 (1): 89-91.

第五节　静脉曲张围手术期护理

一、概述

静脉疾病约占血管外科疾病的 60%，常发生于下肢。在我国，下肢静脉疾病的患病率为 8.89%，每年新发病率为 0.5%~3.0%，其中静脉性溃疡占 1.5%。2011 年，由国际静脉联盟组织的迄今为止静脉领域最大规模的流行病学调查显示，在 50 岁左右的下肢不适人群中，慢性静脉疾病的发生率为 63.9%。中国疾病检测中心表明，11.65% 的中国人患有不同程度的静脉曲张、静脉炎、局部表皮溃烂等周围血管病。

静脉曲张是由于静脉壁薄弱、静脉瓣膜缺陷、静脉内压持久升高，进而导致静脉迂曲、扩张（图 9-5-1）。下肢静脉曲张早期少有明显症状，表现为下肢浅静脉迂曲扩张，少数患者在长时间行走或站立后自觉下肢沉重、酸胀、乏力和疼痛，并且可能出现踝部或小腿轻度肿胀，平卧位或抬高下肢时症状减轻；病程进展到后期时曲张静脉明显隆起，蜿蜒成团，下肢皮肤会因血液循环不畅而发生营养障碍，出现皮肤萎缩、脱屑、瘙痒、色素沉着、皮肤和皮下组织硬结，甚至湿疹和溃疡形成，经久不愈（图 9-5-2，见文末彩图）。静脉曲张主要发生在长期站立的人群或者从事重体力劳动的人群中，同时久坐少动、妊娠、便秘、慢性咳嗽人群中也较易发生。

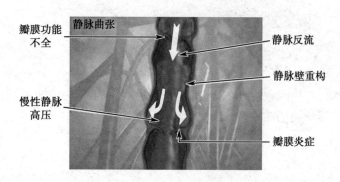

图 9-5-1　静脉曲张

炎症反应与静脉反流和压力增加密切相关，并导致静脉壁结构重构和静脉曲张

二、治疗原则

手术是治疗静脉曲张的有效方式，大隐静脉高位结扎剥脱术联合曲张静脉点状剥脱术为治疗大隐静脉曲张最主要的手术治疗方法。但应注意，深静脉血栓、股静脉瓣膜重度反流、髂静脉压迫综合征（Cokket）为此术式的禁忌证。

三、术前护理

（一）术前评估

1. 患肢有无肿胀,有无萎缩、脱屑、色素沉着、皮下组织硬结、湿疹或溃疡。

2. 及时完善深静脉超声,了解有无深静脉血栓。

3. 了解患者病史及主观感受,如有无患肢肿胀、疼痛等。

（二）护理措施

下肢明显水肿时,遵医嘱测量腿围变化并做好记录。有其他合并疾病如高血压、糖尿病者,遵医嘱予以对症治疗。指导患者学习踝泵运动(图 9-5-3)。术前一日予以会阴及患肢备皮。手术当日患者保持 5 分钟立位后由术者标记静脉曲张走向,嘱患者切勿擦洗。

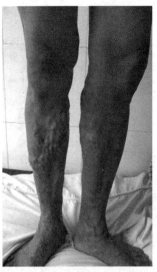

图 9-5-2 静脉曲张临床表现

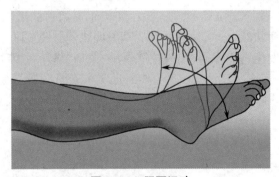

图 9-5-3 踝泵运动

（三）健康宣教

建议患者穿纯棉、宽松内衣裤。不使用刺激性洗剂,剪短指甲,皮肤瘙痒时,避免抓挠皮肤;避免久坐、久站,活动后抬高患肢;清淡饮食、戒烟酒。

四、术后护理

1. 心电及血压监测 术后返室,持续心电监测,做心电图,观察血氧饱和度变化。如患者突发呼吸困难、血氧饱和度降低提示发生肺动脉栓塞,予以吸氧的同时通知医生进一步处理。

2. 术侧肢体的观察与护理

(1)观察患肢敷料有无渗血并标注渗血范围。

(2)观察足背动脉搏动及足温变化,如搏动减弱或皮温降低,提示弹力绷带过紧,应及时告知医生进行调整;如患者主诉疼痛可遵医嘱给予镇痛药物。

(3)术后 24 小时医生松解绷带并检查伤口情况,术后 48 小时撤除绷带,测量患者脚踝最细处、小腿和大腿最粗处周径,选择合适型号的弹力袜。

(4)患者卧床时需抬高患肢(高于心脏水平)以利于静脉回流,减少肿胀及出血。

（5）鼓励术后患者尽早活动（术后 6~12 小时），预防深静脉血栓。患肢恢复知觉后指导患者进行踝泵运动，每组 10~15 次，每日 2~3 组。

五、术后康复与出院指导

1. 告知患者术后 2 周门诊复查，3 个月后复查超声。

2. 指导患者正确使用医用弹力袜，医用弹力袜应在早晨起床后穿着，夜间休息时脱下。穿医用弹力袜时，先将医用弹力袜外翻至脚踝处，从脚尖向脚跟依次套入，然后展开至踝部及小腿部。

3. 告知患者如出现发热、下肢肿胀、疼痛或有分泌物时应及时就诊。

4. 告知患者术后自我护理原则：控制体重、低脂高纤维饮食、适当运动、避免便秘、避免久坐久站、避免提重物。

参考文献

［1］中华医学会外科分会血管外科学组. 慢性下肢静脉疾病诊断与治疗中国专家共识. 中华普通外科杂志, 2014, 29 (4): 143-151.

［2］王深明, 胡作军. 中国静脉外科临床研究的现状与发展. 第二届中国现代医学研究方法暨学科交叉创新研讨会论文汇编, 2007: 23-35.

［3］陈争光. 两种外科方法治疗下肢静脉曲张 37 例的疗效比较. 中国药物与临床, 2018, 18 (5): 804-805.

［4］梁陶媛, 杨华丽, 马琳. 清单式护理对下肢静脉曲张患者术后深静脉血栓发生率的影响及效果观察. 国际检验医学杂志, 2018, 39 (Z): 375-376.

第十章　先天性心脏病外科护理

第一节　简单型先天性心脏病围手术期护理

一、概述

先天性心脏病是最常见的出生缺陷,国外资料显示发病率0.8%~1.3%,近年来我国先天性心脏病发病率呈上升趋势,各地区流行病学调查发病率0.69%~1.44%。

先天性心脏病诊断类型有多种,其中将发病率较高、较为常见的疾病(动脉导管未闭、房间隔缺损、室间隔缺损、肺动脉狭窄)归纳为简单型先天性心脏病。该类疾病可择期介入治疗,也可选择外科治疗。本节具体介绍其外科手术围手术期护理。

动脉导管是胎儿期连接肺动脉与主动脉的生理性血流通道。一般出生后即闭塞。由于各种原因造成婴儿时期的动脉导管未能正常闭合,称为动脉导管未闭(patent ductus arteriosus,PDA),依形态分为管型、漏斗型、窗型、哑铃型、动脉瘤型。

房间隔缺损(atrial septal defect,ASD)为临床上常见的先天性心脏病畸形,是原始房间隔在胚胎发育过程中出现异常,致左、右心房间残留未闭的房间孔,造成心房之间左向右分流的先天性心脏病。房间隔缺损可单独发生,也可与其他类型的心血管畸形并存。其发病率为0.67/1 000,占先天性心脏病的7%~10%。解剖分型包括:继发孔型(80%),原发孔型(10%),静脉窦型(10%)。

室间隔缺损(ventricular septal defect,VSD)是心室的间隔部分因组织缺损而引起心室水平左向右血流交通的一种先天性心脏病,可单独存在也可合并其他心脏畸形。依组织解剖学分为膜周室间隔缺损、肌部室间隔缺损、动脉干下室间隔缺损。

肺动脉狭窄发病率占先天性心脏病的8%~10%,肺动脉狭窄以单纯肺动脉瓣狭窄最为常见,约占90%,其次为漏斗部狭窄,脉动脉干及其分支狭窄则很少见,但可继发或并发瓣下狭窄,它可单独存在或作为其他心脏畸形的组成部分,如法洛四联症、卵圆孔未闭等。若跨瓣压差<30mmHg,一般不会出现明显的临床症状。

二、治疗原则

动脉导管未闭确诊后可行外科手术或介入经皮导管封堵器封堵治疗。导管结扎术:适用于导管直径1cm以下且无中度以上肺动脉高压的婴幼儿。动脉导管切断缝合术:可避免术后导管再通或结扎线切透管壁发生动脉瘤的风险。体外循环下导管闭合术：适用于合并严重肺动脉高压,年龄大的动脉导管未闭,粗大的动脉导管。

房间隔缺损确诊后(左向右分流量比>1.5,缺损直径>0.5cm,年龄>2岁)行外科手术治疗。手术方法：①直接缝合房间隔修补术；②补片房间隔修补术。

室间隔缺损经确诊后可行外科根治手术。如多发室间隔缺损、室间隔发育不良、大室间隔缺损引起的反复感染或心力衰竭可先行姑息手术(肺动脉环缩术)来限制肺血流、保护肺血管,控制肺炎和心力衰竭。

肺动脉狭窄患者如活动后有气短、心悸,或有右心衰竭及发绀表现者,或临床症状不明显,但有右心室肥大伴劳损者；休息时右心室收缩压>9.3kPa(70mmHg)；或肺动脉-右心室压差>6.7kPa(50mmHg)；肺动脉瓣口面积<0.5cm^2 需手术治疗。

三、术前护理

(一)术前评估

1. 一般评估　入院时做好一般情况及相关疾病的评估、日常生活能力评定指数量表(Barthel)、家族史、既往病史,有无合并其他免疫缺陷疾病。大龄患儿自理及表达能力评估,父母或监护人认知水平、有无焦虑等。

2. 危险因素评估　采用《住院患者压疮/跌倒/坠床等评估表》进行危险因素评分,保证安全,防止烫伤、坠床等意外事故发生。评估患儿吮奶、喂养等情况。

3. 辅助检查及实验室检查结果评估　评估超声检查、血常规、血型、血生化、凝血功能相关指标、小儿传染病、呼吸道病毒检测、CT检查等,确定心内畸形的严重程度、大小及位置。

(二)护理措施

1. 患儿入院后,每日测四次体温。患儿测体温时,要安排专人看护以免发生意外。

2. 新生儿每日固定时间测体重一次,其他患儿每周测体重一次。

3. 清洁消毒病室,保持温湿度适宜、空气清新。

4. 落实基础护理,保持患儿清洁卫生。一般患儿可洗澡,病重或卧床患儿进行床上擦浴。

5. 根据患者病情安排相应的膳食。

6. 预防便秘。每日应诱导患儿坐便盆,必要时可采取开塞露肛注或灌肠。

7. 观察患儿生命体征。如有呼吸困难、心慌气短、心衰等表现,应报告医生并严密监测。

8. 预防呼吸道感染。病室开窗通风,2次/d。通风时注意保暖,避免患儿受凉感冒。指导家长注意卫生,尽量减少探视。

9. 重视患儿心理护理。应用交谈、抚摸等方式,减少患儿生疏及恐惧感。为患儿及家属解释病情、检查、治疗经过等。积极宣教以消除患儿及家属顾虑,使其能充满信心地接受手术,并做好术后的配合。

(三)健康宣教

向家属说明,术前要注意保暖、预防感冒。对有上呼吸道感染和肺部感染者必须在控制感染后才能进行手术。请家属尽量减少探视,并控制探视者的数量。

向家属说明术前禁食水的意义,为防止手术过程中呕吐引起误吸甚至窒息,手术前一晚患儿3:00最后一次进食,5:00最后一次饮水。

四、术后护理

(一)先天性心脏病术后基础护理要点

1. 循环系统监测

(1)生命体征监测:术后常规给予心率、动脉血压、中心静脉压、左房压、血氧饱和度、体温等生命体征的监测,观察病情变化。

(2)容量评估:体外循环(CPB)术后早期,由于存在血液稀释剂组织间液的重吸收,患儿全身的体液量处于一种超负荷状态,所以原则上应适当限制液体入量并加强利尿治疗。尤其需要注意的是,儿科患者要严格控制输液的速度。

(3)血管活性药物的应用:术后需要应用血管活性药物,用于调节血压、改善心输出量和组织器官灌注。临床上应注意选择深静脉输注、防止药液外渗引起皮肤损伤。

2. 呼吸系统护理　先天性心脏病患儿术后,心功能与肺功能相互影响、制约。气管插管和呼吸支持是新生儿及婴幼儿心脏手术后重症监护的重要组成部分。

(1)术后常规呼吸机辅助治疗,监测呼吸机参数(呼吸模式、吸气压、呼气末正压、通气量、潮气量、吸入氧浓度等),每4小时监测血气分析数值,调整呼吸及参数。

(2)由于儿童呼吸系统的生理特点,以及常伴有气道软化、狭窄等并发症,临床上可积极采取无创呼吸机通气方法作为序贯治疗。

(3)呼吸道护理五步法

第一步:听诊肺部呼吸音,评估患儿的呼吸道是否有分泌物、肺不张等。

第二步:保证气道温湿化(37℃)。

第三步:选择体位,抬高床头30°~45°,每2小时翻身。对于反复肺部感染,气道发育畸形、通气不佳的患儿可采取俯卧位通气。

第四步:吸痰前应用震荡排痰仪进行体疗。

第五步:协助患儿清除气道分泌物。当痰液黏稠、咳嗽无力时,应选择鼻导管清理口鼻咽腔分泌物或气管内吸痰。

(4)呼吸机相关性肺炎(VAP)的预防:由于术前左向右分流导致患儿肺血增多,术后病情重、带机时间长,可发生反复呼吸道感染。

1)观察记录呼吸道分泌物颜色、性质、量,做好呼吸道护理。为预防感染,带呼吸机患儿常规留取痰培养并监测结果,根据胸片及痰培养的结果合理应用抗生素,待患儿清醒且呼吸循环平稳后可尽早拔除气管插管。

2)严格手卫生、口腔护理,呼吸机冷凝水做到及时倾倒防止逆流,有效预防呼吸机相关肺炎的发生。

3. 管路护理　术中常规留置中心静脉测压管、有创血压测压管、气管插管、心包、胸腔引流管、尿管、胃管等。

(1)保持清洁、无菌,防止导管相关性感染。

(2)妥善固定,保持通畅。

(3)防止堵塞、扭曲。警惕因患儿躁动或操作不当导致管路滑脱。

(4)按时更换各种管路(深静脉、动脉延长管、三通、肝素帽、换能器等)。

4. 预防出血

(1)术后镇痛、镇静,维持患儿安静,控制血压。

(2)遵医嘱应用止血药物、血制品或高浓缩成分因子,如血小板等。

(3)有效挤压引流管,保持通畅,观察引流液的颜色、性质、量,并检测凝血功能以便及时判断合理补充凝血因子。

(4)必要时再次开胸止血。

5. 常规辅助检查 ①监测血常规、血气分析、血生化、电解质、凝血功能指标检测。②监测心肌梗死标志物:BNP、肌钙蛋白。③监测感染相关标志物:降钙素原、C-反应蛋白、真菌D-葡聚糖,痰、血培养等。④床旁胸片、超声检查。

6. 营养支持 ①肠内营养支持:先天性心脏病患儿术前营养不良发生率高,术前营养状态差,存在喂养困难。术后提倡早喂养,良好的胃肠功能和进食,对预防和减少感染、提高治疗效果和患儿预后有十分重要的作用。术后常规应用胃黏膜保护剂和调节肠道菌群药物。对于不能经口进食的患儿,给予鼻胃管喂养。喂养前,需进行呼吸道护理,评估患儿有无腹胀、胃潴留等情况,并观察胃液的颜色、性质、量。有咖啡色胃液的患儿应用奥美拉唑类药物。②肠外营养支持:术后积极纠正贫血,控制感染,对于胃肠功能差者应积极使用静脉高营养,保证能量摄入,提高机体抵抗力,促进康复。

7. 维持水、电解质酸碱平衡 术后遵医嘱补充血容量,严格控制体液平衡,避免增加心脏负荷。密切观察尿量,每小时记录。定时做血气分析,监测电解质并根据结果及时补充电解质。尤其注意钾、镁、钙的变化,维持血钾在4.0mmol/L左右,血镁在0.6~1.0mmol/L,游离血钙水平1.2~1.3mmol/L;根据血气结果纠正酸碱失衡。呼吸性酸碱失衡应调节呼吸机参数以改善肺内氧合情况,代谢性酸中毒应以改善心功能、外周循环灌注为主,必要时静脉应用NaHCO$_3$纠正酸中毒。

8. 皮肤护理 ①床上放置压疮垫。②保持床单位清洁干燥无皱褶、硬物。③易受压部位放置自制水囊枕。④血流动力学稳定后遵医嘱定时为患儿进行肢体按摩,每6小时1次、每2小时翻身1次。⑤大剂量应用血管活性药时,注意观察末梢血运。

9. 疼痛评估 常用FLACC量表评分,包括表情、肢体动作、行为、哭闹、安慰性,根据评分情况遵医嘱使用药物止痛。集中操作,减少不必要的刺激。有创操作前,遵医嘱应用镇静镇痛药物。

10. 心理护理 患儿病情重离开父母时间长,易产生抑郁情绪,应多与患儿交流,给予鼓励安慰的言语,创造温馨环境,给予听音乐、讲故事、看电视、玩游戏等措施疏导患儿心理。

(二)动脉导管未闭术后护理

1. 控制血压 预防高血压危象和导管断端破裂:由于导管关闭后,体循环血量增加导致术后早期易出现反应性高血压,可静脉微量泵输入扩张血管药,拔除气管插管后可口服降压药,以保持血压稳定,密切观察用药后反应,警惕低血压。

2. 预防术后出血 观察胸腔引流液的颜色、量,当胸腔引流液颜色为鲜红色时;短时间内引流量急剧增加时[大于4ml/(h·kg)];或血红蛋白显著降低、血压难以维持时,警惕PDA出血,应积极行二次手术。术前使用前列腺素E$_1$者更容易出血。

239

3. 肺动脉高压的护理 长期的左向右分流使肺循环血量增加，肺小动脉反应性痉挛，使肺动脉压力增加。初期肺动脉高压为动力性，如果分流未能及时阻断，会导致其进一步加重。

4. 喉返神经损伤的观察 拔除气管插管后，若有声音嘶哑、饮水呛咳等喉返神经损伤症状，可遵医嘱给予激素治疗 3 天。同时应用维生素 B_1、维生素 B_{12}、谷维素等营养神经药物。饮食上尽量避免流食，防止误吸。

5. 知识扩充 差异性发绀：未闭的动脉导管是出生后连接体 - 肺循环的异常血流通路，由于主动脉压力高于肺动脉压力，从而导致主动脉向肺动脉连续左向右分流，长期的分流造成肺循环血量增加，肺小动脉反射性痉挛，甚至发生硬化阻塞等器质性改变，当肺动脉压力不断增加，等于或超过主动脉压时，可产生右向左分流，临床出现下半身发绀。

（三）房间隔缺损术后护理

大多数单纯 ASD 或不合并心力衰竭的 ASD，术后符合快通道标准，可选择手术室或安返 PICU 后数小时内拔出气管插管，恢复自主呼吸。

1. 心率 / 心律的监测 ASD 手术由于术中对窦房结的直接损伤或影响其血供，或房室结近端邻近缺损处，修补时牵拉、损伤可导致心律失常。

(1)术后常规应用激素类药物（地塞米松），以减轻心肌水肿。

(2)定时监测电解质数值，维持电解质高水平，有效预防心律失常的发生。

2. 控制入量 维持 CVP 6~8mmHg，加强利尿。

3. 残余分流监测 定期复查超声，小的残余漏无需处理，当缝线或补片撕脱所导致较大的残余分流、影响血流动力学时，准备再次手术修补。

（四）室间隔缺损术后护理

1. 监测心率 / 律的变化 密切观察患儿生命体征，心率 / 律的动态变化。房室传导阻滞以右束支传导阻滞最为多见，其次为三度房室传导阻滞。应用激素治疗以减轻心肌水肿，术中安装临时起搏器导线的使用起搏器，无起搏导线的患儿应用异丙肾上腺或山莨菪碱，警惕心搏骤停的发生。不可逆的严重的房室传导阻滞需安装永久起搏器。

2. 肺动脉高压的护理 以预防为主。严密监测 CVP 及血压的变化，听诊及超声可评估肺动脉压力，尤其在初醒或刺激性操作时。室间隔缺损（小于 5mm）术后血流动力学稳定，肺动脉压力下降满意，强心利尿后可早期拔除气管插管；室间隔缺损（大于 10mm）术前肺动脉压力高，术后下降不满意，早期需充分镇静、减少刺激；适当延长呼吸机辅助时间，充分供氧；调整呼吸机参数保持轻度过度通气状态；血 pH > 7.5、PCO_2 30~35mmHg 之间，保持内环境稳定；应用降低肺动脉压力的药物；必要时吸入一氧化氮。对已撤除呼吸机的患儿，减少刺激，加强呼吸道护理，必要时气管内吸痰。

3. 心功能的维护 VSD 修补术后，左向右分流消除，左心容量增多，因此，左心功能的维护尤为重要。术后常规应用中小剂量正性肌力药物。控制入量，加强利尿，维持 CVP 在 6~8mmHg。

4. 术后残余分流的护理 残余分流是 VSD 外科修补术后常见并发症之一，文献报道其发生率为 0.7%~33%，一般在 5% 左右。术后当天常规行超声检查，对于 0.5cm 以下的小残余分流，一般认为无重要意义，可暂不手术，定期随访，部分患儿可自行闭合。患儿残余分流大于 0.5cm，且有临床症状者，应尽早再次手术修补。

（五）肺动脉狭窄术后护理

肺动脉狭窄常见于肺动脉瓣狭窄或合并有右室流出道狭窄。肺动脉干及其分支狭窄则很少见。但可继发或者伴瓣下狭窄。根据病情选用适当的手术方法：①肺动脉瓣经胸球囊扩张术；②肺动脉交界切开术；③右室流出道跨环补片法。

1. 循环功能的维护

（1）返室后监测右室前向血流速度，当静脉压明显升高，血压降低经皮饱和度下降时，遵医嘱应用药物，吸入 NO 等措施降低肺阻力。术中保留 PDA 的患者使用 PGE_1 保持动脉导管的开放。

（2）补充人血白蛋白等胶体扩充血容量。

（3）充分镇静：患儿初醒、吸痰和搬动时，右室流出道顺应性改变前向血流减少。肺循环血流的骤然减少可诱发心脏的停跳。

（4）右室流出道梗阻解除后，右心室前向血流明显增加，应警惕肺渗出的发生。①应用呼吸机调整血气分析结果，使二氧化碳分压处于较高水平，降低吸入氧浓度。②加强利尿。

（5）观察有无胸腔积液及心包积液。

2. 呼吸道护理 术后早期机械辅助通气，可辅助血流动力学的维护。

（1）患儿术后右心室压力和肺阻力仍较高时，可以通过呼吸机参数调整二氧化碳分压和氧分压，使血气保持适当的过度通气。当右室前向血流通畅术后饱和度明显上升时，监测有肺内渗出表现，可增大 PEEP。

（2）可在撤机前试脱呼吸机，观察患儿呼吸状态和血流动力学指标，试脱机后复查胸片。

（3）撤机后根据血氧饱和度的监测指标，调解吸氧的流量，每 2 小时翻身体疗，必要时清理口鼻咽腔分泌物或气管内吸痰。

（4）肺动脉瓣经胸球囊扩张术主要应用于新生儿，术后给予新生儿一般护理常规。

3. 术后康复与出院指导 患儿术后体质虚弱，指导家长给予营养价值高、清淡易消化的乳类、瘦肉、鱼虾等食品，可适当食用水果、蔬菜，少食多餐，控制零食和饮料摄入。

术后半年内运动要适度，半年后可根据心功能恢复情况逐渐增加活动量，但避免剧烈运动。活动原则是先户内，再户外，活动量由小到大，循序渐进。

参考文献

［1］王旭. 阜外小儿心脏围术期重症监护手册. 北京：人民军医出版社，2011.

［2］丁文祥，苏肇伉. 小儿心脏外科重症监护手册. 上海：上海世界图书出版公司，2009.

［3］徐宏耀，吴信. 心脏外科监护. 北京：人民军医出版社，2007.

［4］郭家强，吴清玉. 心脏外科护理学. 北京：人民卫生出版社，2003.

［5］李坤，谌启辉. 低体重婴幼儿先天性室间隔缺损外科修补术后延迟恢复的风险因素分析. 中国胸心血管外科临床杂志，2021, 28 (1): 64-69.

［6］吴淑敏，王明伟. 5kg 以下婴儿室间隔缺损术后早期气管拔管的影响因素分析. 心肺血管病杂志，2021, 40 (9): 956-959.

［7］代方方，韩波. 室间隔缺损的治疗进展. 国际儿科学杂志，2013, 40 (4): 362-366.

[8] 王菊蓉, 郭浪. 婴幼儿室间隔缺损合并肺高压的术后护理研究. 临床护理工程, 2014, 21 (11): 1481-1482.

[9] 蔡景红. 精细化护理对房间隔缺损修补术围术期患儿治疗依从性及并发症的影响. 中国民康医学, 2021, 33 (5): 189-190.

[10] 李俊, 傅丽娟. 先天性心脏病患儿术后呼吸机相关性肺炎的护理干预. 中华现代护理杂志, 2011, 17 (24): 2913-2915.

[11] 林月玺. 先天性心脏病体外循环术后呼吸机相关性肺炎的护理研究. 吉医学林, 2021, 42 (10): 2550-2551.

[12] 庞秋贺. 集束化护理对婴幼儿先天性心脏病围术期呼吸道管理的影响. 护理实践与研究, 2021, 18 (17): 2612-2614.

第二节　复杂型先天性心脏病围手术期护理

一、概述

我国先天性心脏病患儿占活产新生儿的 7‰~8‰, 每年先天性心脏病手术 4 万余例, 其中复杂型先天性心脏病约占 20%。复杂型先天性心脏病指法洛四联症、肺动脉闭锁、右心室双出口、大动脉转位、左室发育不良、右室发育不良、完全型肺静脉异位引流、完全型心内膜垫缺损、主动脉弓中断等心血管畸形复杂的疾病。

根据复杂型先天性心脏病病理生理特点, 可分为以下几类:

(一) 左向右分流型先天性心脏病

完全型心内膜垫缺损是指胚胎期由于心内膜垫发育异常, 导致房室瓣上方的原发孔缺损或房室瓣下方的膜周室间隔缺损, 以及房室瓣环不同程度分裂的一组复杂畸形。根据心内膜垫缺损的不同程度, 临床上分为部分型房室间隔缺损、原发孔缺损和完全型房室间隔缺损。50% 以上患儿合并唐氏综合征。

(二) 梗阻型先天性心脏病

主动脉弓缩窄 (aortic coarctatio, COA) 是胸主动脉的一种先天性重度狭窄, 通常发生于主动脉 (峡部) 相当于左锁骨下动脉或动脉导管韧带远侧, 可进行外科治疗。缩窄广泛的婴儿常并存主动脉瓣二瓣化畸形、动脉导管未闭、室间隔缺损、二尖瓣异常等畸形。

主动脉弓中断 (interrvpted aortic arch, IAA) 是指主动脉弓的某一段完全缺失, 或因极度发育不良形成闭锁, 使升主动脉与降主动脉失去正常连接。几乎所有的患儿都合并大的室间隔缺损。这是一种较少见的、致命的先天性心血管畸形, 多数病例自然存活时间很短, 如果不治疗, 80% 的患儿将于出生后 1 个月内死亡。

(三) 发绀型先天性心脏病

1. 法洛四联症 (tetralogy of Fallot, TOF)　是最常见的发绀型先天性心脏病, 包括 4 种不同病变: 右心室流出道梗阻、室间隔缺损、主动脉骑跨、右心室肥厚, 其中前两者为主要病理改变。

2. 室间隔完整的肺动脉闭锁 (pulmonary atresia with intact ventricular septum, PA/IVS)　是一种少见的先天性心脏病, 指主肺动脉、肺动脉瓣及肺动脉左右分叉部这三者中一处或几处发生闭锁,常伴有不同程度的右心室、三尖瓣发育不良。室间隔完整,大动脉关系正常。

3. 肺动脉闭锁合并室间隔缺损(pulmonary atresia with ventricularseptal defect,PA/VSD)　是指肺动脉完全闭锁,右心室和肺循环之间无直接连接,肺动脉血全部来自心外分流,且存在室间隔缺损的先天性心脏病。

4. 右心室双出口(double-outlet right ventricle,DORV)　是心室 - 动脉连接异常的一类先天性心脏畸形,胚胎学上属于圆锥动脉干发育畸形,解剖上包括介于法洛四联症和完全性大动脉转位之间的一系列病变。常见类型:艾森曼格型、法洛四联症型、Taussig-Bing 型、远离型。

5. 完全性大动脉转位(transposition of great arteries,TGA)　是指房室连接关系一致,大动脉与心室连接关系不一致,主动脉起自右心室,肺动脉起自左心室,是一种较常见的发绀型复杂心脏畸形。

6. 三尖瓣下移(Ebstein 畸形)　是一种罕见的先天性心脏畸形,其发生率占先天性心脏病的 0.5%。三尖瓣下移是指部分或全部三尖瓣瓣环下移至右心室腔,同时伴有三尖瓣瓣膜及右心室结构的改变,其病理特征包括三尖瓣发育畸形、三尖瓣关闭不全、右室房化、右心房增大、右心室发育不良及合并畸形。

7. 完全性肺静脉异位引流(total anomalous pulmonary venous connection,TAPVC)　又称为肺静脉异常连接,是指全部肺静脉不与左心房直接相连,而与右心房或体循环静脉系统连接,其发病率占先天性心脏病的 1%~5%。完全性肺静脉异位引流分为四型:心上型、心内型、心下型或混合型。

(四) 其他复杂型先天性心脏病

1. 永存动脉干(persistent truncus arteriosus,PTA)　是一种单一动脉干起源于心脏,骑跨在室间隔上供应体循环、肺循环、冠状动脉的先天性畸形。根据 Van Praagh 分类法分为以下几型:Ⅰ型,有一短的肺动脉干起源于动脉干左侧;Ⅱ型,左右肺动脉分别起源于动脉干的两侧或后方;Ⅲ型,单一起源的肺动脉(通常是右肺动脉),有动脉导管或侧支血流供应对侧肺;Ⅳ型,动脉干合并主动脉弓中断。

2. 主 - 肺动脉窗(aorticpulmonary windows)　是半月瓣以上升主动脉和肺动脉之间的异常交通,是一种罕见的先天性血管畸形。1830 年 Elliotson 首次于尸检中发现。主 - 肺动脉窗在先天性心脏病中的发生率低于 1%。本病可孤立出现,也可与其他心血管畸形如动脉导管未闭、室间隔缺损等并存。Kutsche 报道约半数主 - 肺动脉窗患者伴有合并畸形。

3. 左冠状动脉起源于肺动脉(ALCAPA)　是指左冠状动脉的分布和走行正常,而异位起源于近端肺动脉干或近端右肺动脉,是严重的先天性冠状动脉畸形之一。其发病率为1/30 万个活产婴儿。此类疾病自然预后极差,如未及时诊治,90% 在 1 岁内死亡,无症状患儿可存活至成年,但仍有猝死的可能性。根据患者的临床表现,Coates 等将本病分为两型,分别为①成人型:有充分的侧支循环形成,无临床症状,一般表现出持续的心脏杂音,有轻到重度心脏增大表现,患者平均寿命 35 岁,常猝死;②婴儿型:无或较少形成侧支循环,无显著心脏杂音,有明显的心脏扩大和心肌梗死。

4. 左肺动脉起源异常　常见肺动脉吊带(pulmonary artery sling,PAS)是一种罕见的先天性心血管畸形,占所有主动脉弓畸形 3%~6%,又名迷走左肺动脉,指左肺动脉从右肺动脉起始部的后方起源绕过右主支气管,向左穿行于食管前和气管后到达左肺门,常造成气管外压迫性狭窄,有时也会造成食管狭窄。50% 的患儿还合并有其他先天性心脏病。

二、治疗原则

选择合适的手术时机是先天性心脏病手术成功并取得良好预后的关键。目前,确定手术时机有几个主要因素:

1. 先天性心脏病自身的病理特征及对血流动力学的影响程度。一般讲,畸形越复杂,对血流动力学影响越大,越应尽早手术治疗。

2. 继发性病理改变的进展情况,左向右分流型先天性心脏病,应争取在发生肺血管阻塞性改变之前进行手术矫治。发绀型、梗阻型先天性心脏病应争取在发生严重心肌肥厚、纤维变性前手术。

三、术前护理

1. 一般评估

2. 参照简单先天性心脏病术前评估。

3. 高危因素评估。

4. 术前反复呼吸道感染;肺动脉高压的程度;先天营养发育情况;有无缺氧的风险;有无术前心力衰竭的表现;肺血管发育及体肺侧支情况。

5. 辅助检查及实验室检查结果评估。

6. 结合超声、CT、心电图、胸片、造影等情况评估患儿心脏畸形复杂程度、分型、肺血管发育情况、瓣膜反流情况、气管有无畸形等。

7. 护理措施

(1)参照简单先天性心脏病护理措施。

(2)发绀型患儿防止缺氧发作:评估其有无缺氧发作史,按医嘱吸氧,避免剧烈运动和刺激以免诱发急性缺氧,适量喂水降低血液黏稠度,必要时静脉补液,防止血液过于浓缩。告知家长:哭闹、吮乳、排便、活动、感染、寒冷等均可诱发缺氧发作。静脉穿刺、抽取血标本或特殊治疗时,应在治疗室进行,便于抢救。

(3)术前心衰患儿,应遵医嘱控制入量、强心利尿。对于已经出现呼吸困难、喘憋、水肿症状的患儿可转入重症监护室,必要时机械辅助。

四、健康宣教

由于患儿病情重,家属焦虑及恐惧情绪较为明显,护士应根据每个家属的心态和接受能力,耐心倾听患者对手术的了解和想法,用通俗易懂的语言对其进行清晰和令人信服的解释,纠正其心理压力,提高心理承受能力。针对重症监护的患儿,护理人员对患者要语言亲切、态度和蔼、稳重谨慎,使患者感到真诚与温暖,力图使他们在和护理人员相处时,也和在父母身边一样得到温暖、爱抚与安全感。要设法抚慰并平定他们内心的不安和激动,营造和谐的气氛。

与家属交谈,了解家属对疾病的认知态度,对心脏手术的顾虑,根据家属知识文化水平,讲述手术的必要性、手术方法及效果、围手术期注意事项。尽力让家属以平静乐观的心态配合手术,消除恐惧焦虑和紧张心理,增强战胜疾病的信心。

五、术后护理

(一)完全型心内膜垫术后护理

完全型心内膜垫缺损患者确诊后立即考虑手术,原则上主张一期矫治术。3个月以内的婴儿合并肺炎、心力衰竭者可先行肺动脉环缩术,3~6个月后再行矫治术。

1. 防止肺动脉高压危象的发生　完全型心内膜垫缺损的患儿往往术前即合并严重的肺动脉高压,术后肺血管应激性强、对缺氧、酸中毒、肺不张、烦躁等各种原因刺激的反应激烈,使肺动脉压进一步升高,产生肺动脉高压危象。故术后对于肺动脉压下降不满意,高危患者预防肺动脉高压危象尤为重要(预防和处理肺动脉高压的护理见室缺术后护理要点)。

术后早期充分三联治疗(镇静 + 镇痛 + 肌肉松弛药),充分给氧,NO吸入,适当延长呼吸机辅助时间,保持过度通气,静脉泵入曲前列尼尔、口服西地那非、波生坦等药物,减少刺激,按需吸痰,避免烦躁、刺激,导致缺氧诱发肺动脉高压危象。如出现肺动脉高压危象循环难以维持,可床旁机体外循环机辅助或ECMO辅助。

2. 维护左心功能　严格控制入量,避免快速扩容。监测左房压,维持5~8mmHg为宜,如持续增高需结合超声心动图检查。保证循环稳定,各个器官灌注良好的前提下维持血压低水平。合并低心输出量及肺动脉高压的患者,术后早期心率维持在正常高线水平,必要时可应用临时起搏器。应用正性肌力药物,如多巴胺、多巴酚丁胺、米力农等,提高心输出量,尽量避免选择增加肺循环阻力的药物。应用血管扩张药,如米力农、硝普钠等,可减轻心脏后负荷,降低肺动脉压力。加强利尿,维持负平衡。

3. 监测心率/律的变化　密切观察患儿生命体征,心率/律的动态变化。完全性房室传导阻滞最多见于传导系局部组织创伤水肿或机械损伤,术中低温、缺氧和酸中毒影响传导功能。术后有房室传导阻滞者,使用临时起搏器选择房室顺序起搏维持心律,并应用促进房室传导的药物及心肌保护药物。床旁备起搏器电池,保证起搏器的正常工作,以免发生意外。

4. 房室瓣关闭不全的护理　术后超声提示出现中大量以上反流的患儿,每日超声心动图评估瓣膜反流程度。观察尿液颜色有无溶血现象,如出现血红蛋白尿应采取利尿、碱化尿液、给予止血药、纠正贫血等措施。房室瓣关闭不全患儿可适当延长呼吸机使用时间,严格控制入量,加强心功能的维护,充分利尿,维持血压低水平,必要时再次手术。

5. 完全型心内膜垫缺损合并唐氏综合征　完全型心内膜垫缺损合并唐氏综合征的患儿常伴肺发育不良、低氧血症及气道相关问题(气道狭窄、喉软骨软化等)。根据血气分析调整呼吸机参数,允许适当的高碳酸血症及低氧血症,必要时应用肺泡表面活性物质,对于气道狭窄、喉软骨软化的护理详见左肺动脉起源异常的术后护理。

唐氏综合征患儿常因免疫功能低下而易发生感染,因此临床工作中要严格执行无菌操作,开展基础护理要动作轻柔。护理上还要关注患儿因存在不同程度的认知障碍和感觉异常而出现的住院心理反应,可借助视觉教具和手势等肢体语言与患儿交流,缓解患儿紧张焦虑情绪。

(二)主动脉弓缩窄术后护理

主动脉弓缩窄是指主动脉在左锁骨下动脉远端和动脉导管连接附近发育异常,形成局部管腔狭窄。

主动脉缩窄患者的治疗决策取决于患者的年龄、临床表现以及病变严重程度。有临床症状者如心力衰竭、呼吸困难、面色苍白,应及时手术。无症状者:影像学提示缩窄直径<50%;缩窄前、后压力阶差>20~30mmHg 有手术指征。一般建议 2 个月左右手术最好。1 个月时窄缩处仍继续有纤维化,术后再窄发生率高,5~10 岁仍不手术者易形成永久性高血压。新生儿和小婴幼儿首选:缩窄切除、端 - 端吻合术。

1. 监测上下肢血压 上肢血压高容易造成颅内出血、吻合口出血;下肢血压过低易造成腹腔脏器供血不足。如上、下肢压差过大提示缩窄处理不满意。<2 个月的患儿,血压维持上肢不超过 95/65mmHg,下肢不低于 65/45mmHg。<1 岁者,血压维持上肢不超过110/70mmHg,下肢不低于 70/50mmHg。上下肢血压差 15mmHg 以内,说明血管再通情况良好。

维持血压平稳,防止术后高血压,血压忽高忽低可使吻合口渗血、破裂,血压高可微量泵入硝普钠、硝酸甘油。警惕血容量不足,引起血压波动。

2. 肺动脉高压的护理 以预防为主。(见室间隔缺损术后护理要点)

3. 心功能的维护 左室流出道梗阻解除后需要中小剂量的血管活性药物维护心功能,无需较快的心率来维持心输出量。

4. 胃肠道护理 主动脉弓缩窄者术后可出现腹痛、恶心、呕吐、胃肠道出血等症状,可能与术后腹部供血增加、肠系膜动脉痉挛有关。观察腹胀情况,必要时禁食 1~2 天,定时听诊肠鸣音,胃肠减压,注意观察腹部体征,警惕坏死性小肠结肠炎的发生。

5. 并发症的护理

(1)喉返神经及膈神经损伤。

(2)拔管后观察患者发声,有无声音嘶哑、呛咳等症状。激素治疗 3 天、应用营养神经药物(如维生素 B_1、维生素 B_{12}),防止误吸,造成肺部感染。(见 PDA 术后护理要点)

(3)再狭窄和再手术。

(4)可采取经皮球囊扩张,必要时再次手术。

(5)其他:观察瞳孔的变化、神志情况、足背动脉及下肢活动情况,警惕因术中主动脉阻断时间过长导致脊髓缺血而出现的截瘫。

(三)主动脉弓中断术后护理

主动脉弓中断是指主动脉弓的某个部位缺如、闭锁,使得两段管腔在解剖上完全离断,引起升主动脉和降主动脉之间的血流中断。几乎所有的患者都合并大的室间隔缺损,还有些患儿合并左心室流出道至升主动脉的不同程度的狭窄,甚至主动脉瓣二瓣化。

主动脉弓中断按其发生部位可分为 3 型:①A 型——紧靠左锁骨下动脉的远端主动脉弓。②B 型——左颈总动脉与左锁骨下动脉之间的主动脉弓。③C 型——无名动脉与左颈总动脉之间的主动脉弓。

1. 监测上下肢血压。

2. 修复过程中交感神经刺激使去甲肾上腺素释放增加,易发生早期急性高血压。(见主动脉弓缩窄术后护理要点)

3. 肺动脉高压的护理以预防为主(见室间隔缺损术后护理要点)。

4. 心功能的维护、胃肠道护理等见主动脉弓缩窄术后护理要点。

（四）法洛四联症术后护理

法洛四联症的 4 个典型特征是室间隔缺损（VSD）、右心室流出道梗阻（RVOTS）、主动脉骑跨和右心室肥厚。多数病例出生时体循环血氧饱和度满意,无需任何治疗。但低氧血症会逐步加重,当体循环血氧饱和度降至 75%~80% 时需手术干预。一期行根治手术的标准逐渐放宽,所占比例逐年加大,目前姑息手术仅限于年龄小、肺血管发育极差或合并其他严重畸形而无法一期根治的患儿。

根治术后,右室功能和前向血流的维护是关键。术前肺循环血量的减少可导致左心容积下降。心内分流和侧支循环的存在可影响左心功能,故术后也应考虑左心功能维护。

对于侧支循环丰富的患儿可选择先封堵侧支再手术根治的一站式杂交手术治疗。

1. 右心功能维护 由于术前右心室流出道梗阻,术后降低肺阻力是右心维护的关键。

（1）使用血管活性药,保证有效容量的同时加强利尿,目的增强心肌收缩力,保障有效的心输出量。

（2）CVP 是评估右心功能最直接的指标,积极补充血容量（胶体）,维持右心的容量负荷至关重要,严密监测乳酸、末梢组织灌注及尿量的情况,CVP 维持在 10mmHg 左右。

（3）术前血红蛋白高、发绀严重的患者外周血管阻力低,术后高热,会导致有效循环血容量严重不足。应用降温毯控制体温在 36~37℃,可以提高外周血管张力,降低对容量的需求,减轻心脏的负荷,必要时可使用垂体后叶素。

（4）降低肺阻力,目的减轻右室后负荷,采取术后早期充分镇静,按需吸痰,观察初醒、吸痰时和吸痰后的反应。呼吸机调整策略,对于术后右室流出道压差大,疏通不满意的患者需保持过度通气。同时应用吸入 NO 及靶向药物（曲前列尼尔、西地那非、波生坦）来降低肺动脉压力。

2. 左心功能维护 监测左房压,对于术前左室发育相对小的患者,需要维持一个较高的心率,可应用临时起搏器辅助。当左房压显著高于右房压时,需鉴别有无体肺侧支存在。

3. 出血 术前缺氧严重,侧支循环丰富,凝血功能障碍,可导致术后出血。

观察每小时引流液的颜色、量和性质,如发现引流量大于 4ml/(kg·h) 应考虑活动性出血。如胸腔引流液突然中止,可能血块堵塞引流管,对这种现象应高度重视有无心脏压塞,及时向二线医生汇报,做好二次开胸等急症手术的准备。

4. 预防心律失常 见心内膜垫术后护理。

5. 肺部渗出 法洛四联症患儿肺血管发育差,体 - 肺侧支丰富,术后快速补液,均可导致肺部渗出。临床表现为患者烦躁,心率快,呼吸浅快,血氧饱和度低,二氧化碳高,痰稀薄或粉痰甚至发展为血性痰液,胸片为渗出性改变。

（1）机械辅助通气过程中当 RAP、LAP 数值升高并伴有尿量减少时,应遵医嘱加大 PEEP 以减少肺循环血量。控制 PCO_2 在正常偏高水平,PaO_2 在正常偏低水平。

（2）循环稳定考虑撤机时,先逐步减小 PEEP 同时观察 RAP、LAP 及尿量的变化。必要时 PEEP 减至零后复查胸片。

（3）撤机后给予低流量吸氧,密切监测呼吸频率。当呼吸浅快、鼻煽、心率上升、对氧依赖、尿量减少时,考虑肺部渗出的发生。遵医嘱使用无创正压通气;加强利尿治疗。密切监测呼吸状态、血气指标、尿量、肺部渗出的改善情况,积极行气管插管,再次机械辅助通气治疗。

6. 再次手术 右室流出道术后残存梗阻,室缺残余漏引起的循环不稳定需外科手术干预。

(五)肺动脉闭锁术后护理

肺动脉闭锁是一组复杂的发绀型先天性心脏病。根据有无 VSD 分为 PA/IVS 和 PA/VSD 两大类。二者的病理解剖、病理生理、治疗方法和治疗原则存在区别,因而护理上也存在差异。

1. 肺动脉闭锁伴室间隔缺损(PA/VSD)术后护理 肺动脉闭锁伴室间隔缺损(PA/VSD)的肺循环血液由未闭的动脉导管、体 - 肺侧支和支气管动脉供应,因此术前明确肺血管及体 - 肺动脉侧支情况是选择手术方式的重要基础。对于肺血管发育差无法行根治手术者需先行姑息手术,手术疗效取决于肺动脉的发育情况。

(1)姑息手术:增加肺血流量,促进肺血管发育,待肺动脉发育达到根治标准时,再行根治术。

1)体 - 肺动脉分流术(B-T 术)术后护理(见本章第三节"体 - 肺动脉分流术术后护理")

2)姑息性右室 - 肺动脉连接术术后护理(见本章第三节"姑息性右室 - 肺动脉连接术后护理")

(2)根治手术:重建右心室和肺动脉的血流通道,消除体肺侧支动脉使肺血管完全来源于实质肺动脉。适用于左右肺动脉足够粗且均出自中央共汇,两侧肺血管发育基本对称,侧支血管易于处理者。

1)维护右心功能:术前右心室顺应性差,根治术创伤大,术后护理的重点在于右心功能的维护。①适当控制容量,遵医嘱使用正性肌力药物维护心功能。②观察 RAP、LAP 的变化,如果 RAP 增高伴血压下降,提示右心功能不全。应加深镇静,减少刺激,加大呼吸机条件、保持过度通气,吸入 NO 或使用米力农等降低肺循环阻力来减轻右心室负荷。

2)肺部渗出(见法洛四联症术后护理要点)

2. 室间隔完整的肺动脉闭锁术后护理 室间隔完整的肺动脉闭锁是一种高致死性病症,它的肺血主要来自未闭的动脉导管,因此一经明确诊断,应立即手术。大部分采取分期手术治疗。第一阶段:新生儿期行体 - 肺动脉分流术或同时行肺动脉直视切开或球囊扩张术;第二阶段:3~5 岁时建立右心室到肺动脉血流通道,闭合房间交通和心外分流。

(1)护理核心:此类患儿手术多为新生儿期手术,少部分为婴儿期手术。手术目的为打开前向血流,提供合适氧合。因而术后护理核心为氧合监测与评估以及新生儿期护理。

(2)根据患儿术前不同病理生理状态,初次手术存在不同术式。氧合监测与评估因不同术式而有所不同。

1)肺动脉球囊扩张术:维持 PO_2 50~60mmHg,SO_2 85%~90% 之间为理想状态。$PO_2>65$mmHg:限制氧流量,增加呼吸机 PEEP,加强利尿;$PO_2<50$mmHg:增加氧流量,减少呼吸机 PEEP,镇静镇痛,减轻肺动脉阻力,预防肺动脉痉挛等。

2)肺动脉球囊扩张术,保留 PDA 的患者:维持 PO_2 50~60mmHg,SO_2 85%~90% 之间为理想状态。重点观察 PDA 是否闭合,遵医嘱静脉泵入前列地尔注射液,如突然出现氧合骤降、血气酸中毒,及时报告医生,超声评估 PDA 通畅度,严重者再次行 B-T 术。

3)肺动脉球囊扩张术 +B-T 术:维持 PO_2 45~50mmHg,SO_2 75%~85% 之间为理想状态。

分流量过大表现：SO_2 升高、过度通气、脉压差大、尿少、粉稀血痰、X 线片示肺渗出；处理：增加呼吸机 PEEP，限制氧流量，加强利尿，维持 PCO_2 35~40mmHg，积极二次插管。

分流量过小或不通畅表现：SO_2 降低、pH 降低、Lac（乳酸）升高、BE 负值、尿少；处理：减少刺激、适当增加氧流量、提高血压、维持 PCO_2 30~35mmHg、抗凝。必要时重新手术。

（3）低心输出量综合征

1）常出现于新生儿期行姑息性手术后 1~3 天，因心内"环状分流"所致。如果出现血压低、心率快、尿量少、末梢皮肤温度凉，血气 pH 降低、Lac 升高、BE 负值，给予正性肌力药，补充血容量，呼吸机辅助，降低呼吸条件，增加肺血管阻力，调整无效考虑外科部分环缩分流血管。

2）右心功能维护：适当控制容量，遵医嘱使用正性肌力药物维护心功能。观察 CVP、血压的变化，如果 CVP 增高伴血压下降，提示右心功能不全。应采取加深镇静，减少刺激，增加呼吸机条件、保持过度通气，吸入 NO 或使用米力农等措施降低肺循环阻力减轻右心室负荷。

（4）对于右心室依赖型冠脉循环的患者：早期易出现低心输出量和心肌缺血，密切监测心电图，观察心电图是否有 ST 段改变。应用 α 受体激动剂、垂体后叶素等来提高动脉血压，保证冠脉灌注。遵医嘱使用硝酸甘油。

（5）新生儿护理

1）保温：室温要求 24~28℃、湿度在 50%~70%，应用新生儿暖箱，调节适宜的温湿度。

2）预防感染：做好手卫生、保护性隔离、气道的温湿化，保持气道通畅。

3）皮肤黏膜护理：皮肤清洁、脐带干燥、口腔净。皮肤出现黄染加重及时报告医生，必要时蓝光照射。

4）加强喂养，喂养后要拍嗝，防止溢奶和呕吐。

5）新生儿期易出现毛细血管渗漏综合征：表现尿少、全身水肿、低蛋白血症、腹水，遵医嘱加强利尿、补充胶体提高渗透压。

（6）后期治疗：当后期需要行根治手术时，护理原则同 PAA/VSD；当后期需要行单心室手术时，护理原则同姑息术（Glenn 手术）术后护理或 TCPC 术后护理。

（六）右心室双出口术后护理

右心室双出口按照 VSD 的位置可分为四种分型。TOF 型：室间隔缺损在主动脉瓣下，有肺动脉狭窄；Taussing-Bing 型：室间隔缺损在肺动脉瓣下，主动脉完全起自右心室；艾森曼格型：室间隔缺损在主动脉瓣下或双动脉瓣下，无肺动脉狭窄；远离型右心室双出口：室间隔缺损位于右室流入道。根据 DORV 血流变化不同，分型不同，采取不同手术方法。

1. TOF 型 术前肺动脉发育情况决定病情轻重及手术术式（见法洛四联症术后护理要点）。

2. 艾森曼格型 由于长期肺血流量增多，导致肺动脉高压。手术方式：左室 - 主动脉内隧道。术后护理核心为预防肺动脉高压危象（见室间隔缺损术后护理要点）。

3. Taussing-Bing 型 多见于两个大动脉并列关系或右位型大动脉异位的 DORV。长期高流量、高压力的血液进入肺动脉，导致肺动脉压力增高。

（1）无肺动脉狭窄，采取手术方式：左室至肺动脉内隧道 + 动脉调转 /Switch（见合并室间隔缺损的大动脉转位术后护理要点）。

（2）合并肺动脉狭窄，采取手术方式：Rastelli/DRT。

Rastelli 术后护理：建立心室内隧道连接主动脉与左室，建立外管道连接肺动脉与右室。此手术远期外管道衰败需再次手术的概率较高。

1）右心功能维护（见法洛四联症术后护理要点）。

2）积极抗凝，维持外管道通畅，超声动态评估外管道情况。

3）左心功能维护：较大年龄患儿注意侧支形成，在维持循环稳定的前提下，尽量达到负平衡。

4）术前血红蛋白高、发绀严重的患者外周血管阻力低，术后如出现高热，会导致有效循环血量严重不足。应用降温毯控制体温在 36~37℃，可以提高外周血管张力，降低对容量的需求，减轻心脏的负荷，必要时可使用垂体后叶素。

5）术后出现胸腹水、活动耐力下降、蛋白质丢失性肠病等右心功能降低的情况考虑外管道狭窄或堵塞的发生。

DRT 术后护理：将主、肺动脉根部从左右室流出道完整离断，将主动脉根部移植到疏通后的左室流出道，左右冠状动脉分别与新生主动脉根部吻合，并将肺动脉根部重建后与右室流出道连接，进而实现恢复左右室流出道的正常解剖结构和位置关系的目的。右心功能无法适应者可加做 Glenn 手术；合并侧支者可进行杂交手术或后期侧支封堵。

DRT 手术操作复杂，体外循环及关胸时间相对较长。如何保证患儿平稳度过手术后的危险期，左、右心室功能的评估及维护是关键。

①心功能维护：DRT 术后一过性右心功能不全比较常见。多与右心室肌束切除过多，右心室切口过大或供应右心室冠状动脉小分支的损伤有关。临床上常表现为中心静脉压高、心率快、血压低、尿少、肝大、呼出潮气量降低及肺阻力增加等，患儿可见眼睑或肢端水肿。除遵医嘱应用血管活性药物外，降低肺循环阻力是护理的重点。严重右心功能不良合并肺阻力增高时可考虑延迟关胸或 ECMO。由于术中左室肌束切除过多、左室容量小、冠脉牵拉扭曲，术后要严密监测左心功能的评估与监测。临床上常表现为左房压升高、同时合并血压低、乳酸高，患儿多见面色灰白、躁动等。临床上应严格限制液体入量，维持心率在 150 次 /min 以上，适当加用扩血管药物，在保证组织灌注的基础上，控制 LAP ≤ 12mmHg。药物调整不满意时应尽早考虑延迟关胸或 ECMO。

②评估冠状动脉：Taussing-Bing 型右心室双出口更易合并冠脉畸形（见大动脉转位术后护理要点）。

③低心输出量综合征：由于发绀患儿凝血因子缺乏，止血困难，有效血容量不足；长期缺氧导致外周张力低下；合并右心功能不全可加重体液向组织及第三间隙的丢失。积极纠正低心输出量是术后早期的核心任务。（见法洛四联症术后护理要点）

4. 远离型右心室双出口　远离型右心室双出口大动脉能与 VSD 建立连接的可同上术式，大动脉不能与 VSD 建立连接合并肺动脉压力高的选择做肺动脉环缩术，大动脉不能与 VSD 建立连接合并肺动脉狭窄的选择 TCPC。

（七）完全性大动脉转位术后护理

完全性大动脉转位（TGA）可分为简单 TGA 与复杂 TGA 两大类。前者指室间隔完整且不合并其他心内畸形；后者指合并大的室间隔缺损及其他心内畸形。完全性大动脉转位确诊后可行外科手术治疗，根据解剖特点、年龄选择相应术式：大动脉调转术（Switch 术）

用于出生后 3 周内的室间隔完整的 TGA 及左心室功能良好,肺动脉高压进展快的合并大 VSD 或 PDA 的 TGA;DRT 适合大动脉转位合并肺动脉狭窄的患者(见右心室双出口术后护理);左室训练术适合于左室功能退化的患者,为根治手术做准备。

1. 室间隔完整的大动脉转位　室间隔完整的大动脉转位,体循环与肺循环为两个独立的体系,互不连接,患儿仅依靠心内交通(卵圆孔未闭、房间隔缺损)或心外交通(动脉导管未闭、侧支血管)进行少量的血流混合,因此缺氧症状明显。出生后肺动脉压力逐渐下降,3 周接近正常水平,左心室开始退化,因此,患儿应该在出生后 3 周内行解剖矫治,动脉调转手术(Switch 术);如果就诊时间超过 1 个月,且超声提示有左心室退化(LAP/RAP<0.6,左心室呈香蕉样改变,室间隔左偏)则应该分期手术:一期行肺动脉环缩术,同时加做体 - 肺动脉分流术(B-T 术),以训练左心室功能,择期完成二期动脉调转 Switch 术。

(1)左心室训练术(B-T 术 +Banding 术)术后护理

1)肺动脉环缩使左室后负荷增加,注意维护左心功能。

①早期充分镇静,控制体温,降低氧耗,减少左心室做功,避免心室前后负荷过重。

②血管活性药物的应用:早期应用多巴胺、肾上腺素等增强心肌收缩力,给予米力农降低肺血管阻力及改善心室舒张功能。

③心率的观察:应用药物或临时起搏器维持较快的心率,根据不同年龄心率维持 120~160 次 /min,以锻炼左心室的收缩舒张功能。

④容量控制:补充容量不宜过快,避免左心室前负荷过重,维持 LAP 3~8mmHg,CVP 5~12mmHg。出入量保持负平衡,少尿或无尿时,积极行腹膜透析术或连续性静脉 - 静脉血液滤过,维持负平衡。

⑤每日超声评估左心室大小和左心室功能。

⑥正确识别左心室不耐受表现:心率快、血压波动、血氧饱和度降低,尿少,甚至代谢性酸中毒等情况。

经过对症处理,效果不佳或进一步加重,应考虑因肺动脉环缩过紧左室后负荷急剧增加,导致左心室不耐受。需进一步外科调整。

2)保持 B-T 管道通畅

①密切观察经皮血氧饱和度的变化,维持动脉血氧分压:40~50mmHg,血氧饱和度:75%~85%。

②补足容量:静脉补充晶体和胶体。

③术后胸腔引流量稳定后积极使用肝素抗凝,预防 B-T 管道堵塞。

④呼吸机辅助阶段:根据 B-T 管道分流情况调整呼吸机,分流量大时降低通气条件,降低吸入氧浓度,分流量小时则反之。

⑤识别 B-T 分流量过大的表现:心率快、脉压差大、血氧饱和度高、代谢性酸中毒、少尿、乳酸高、血痰。

⑥识别 B-T 分流量过小的表现:血氧饱和度骤降或持续偏低,提示 B-T 管道堵塞,危及生命,应积极行超声检查确诊。

(2)Switch 术后护理

1)维护左心功能:新生儿动脉调转术后,发育不成熟的左心室转为对体循环做功。为了适应后负荷的突然增加,机体会最大限度地发挥交感刺激作用,出现心率的适应性增快。所以,术后早期处理的重点是帮助左心室逐渐适应这一变化。

①术中安置左心房测压管,评估左心功能和容量负荷,持续监测左房压的变化,维持LAP 5~8mmHg,MAP 40~50mmHg 为宜。

②遵医嘱使用儿茶酚胺类药物:多巴胺、肾上腺素、米力农等增强心肌收缩力,减轻心脏负荷,改善左心功能。

③在左心功能未恢复之前,保障心输出量,通过较快的心率补偿心肌收缩力不足,维持心率>150 次 /min,必要时通过起搏器调控。

④严格控制出入量:早期单位时间内容量不要过快,尤其对于 LAP/RAP 接近 0.6 的患者,避免左心室前负荷过重,应在左房压的指导下平稳补充。控制血压,减轻左室后负荷。少尿或无尿时,积极行腹膜透析术,必要时可使用连续静脉 - 静脉血液滤过,但应考虑发生新生儿凝血功能紊乱的风险。

⑤控制中心体温 36~37℃,减低氧耗,减少心脏做功,四肢末梢保暖,保证外周灌注。

⑥早期充分镇静,后期视左心功能恢复情况可根据患儿对刺激的反应程度更换镇静方式。

⑦乳酸进行性升高(提示心功能差)、左房压持续增高(提示:心脏胀满)、术中或术后积极延迟关胸、药物治疗无效时应尽早考虑 ECMO 辅助,为左心功能恢复提供时间。

⑧每日床旁超声评估左心室大小及室壁的运动情况。

2)评估冠状动脉

①由于冠状动脉在术中经过移位,易造成吻合口狭窄水肿、冠脉扭曲、冠脉牵拉,均可导致心肌供血不足、心肌收缩力下降、心律失常。术后严密监测心率 / 律的变化,识别恶性心律失常:观察心电图有无高大而宽的 T 波、ST 段弓背向上等心肌缺血的征象。

②术后使用磷酸肌酸钠营养心肌,应用硝酸甘油扩张冠状动脉,预防痉挛。

③积极补充电解质,避免诱发心律失常。

④延迟关胸可有效减轻胸腔对心脏的压迫,降低因术后心肌水肿导致冠状动脉受压供血不足的风险。

⑤充分镇静,减少刺激。

⑥体位管理:术后早期取平卧位、半卧位,勿侧卧位或俯卧位,减少搬动,防止胸腔或脏器压迫心脏。

3)预防新生儿渗漏综合征:新生儿期渗漏表现为尿少、全身水肿、低蛋白血症、腹水,导致坠积性水肿、新生儿硬肿、伤口愈合差。

①由于 TGA/IVS 患儿多处于新生儿期,低温体外循环手术的打击使血管通透性增加,术后易发生毛细血管渗漏综合征,加重组织间水肿、细胞水肿及肺水肿,表现为心率增快、血压进行性下降、CVP 上升等,甚至休克。

②术后应在保证循环的前提下控制入量,防止输入过多的液体加重水肿。

③静脉持续小剂量补充人血白蛋白等胶体,提高胶体渗透压,减轻组织水肿。

④强化利尿,减轻组织水肿,少尿或无尿时,行腹膜透析术或连续静脉 - 静脉血液滤过,维持负平衡。

⑤使用激素类药物,减轻血管炎症,从而减少渗出。

⑥渗漏期,肺顺应性降低,通气阻力增高,换气效率低,易发生低氧血症,合理调整呼吸

机参数,改善低氧血症。

⑦严格无菌操作、预防感染;注意保暖、预防新生儿硬肿;避免间接加重渗漏。

⑧观察患儿瞳孔大小、对光反射、前囟饱满情况,尤其是术后72小时内,及时识别脑水肿情况。

⑨皮肤黏膜管理:新生儿皮肤薄嫩、血管丰富、皮肤肿胀,易出现压疮及破损引起感染,难以愈合,时刻保证皮肤清洁、干燥,润肤油保护皮肤,重点部位(颈下、腋下、腹股沟、肛周、骶尾部)加强关注;做好口腔护理,预防鹅口疮的发生。

⑩新生儿黄疸加重渗漏,监测间接胆红素,使用蓝光毯照射。

2. 合并 VSD 的大动脉转位手术 合并较大 VSD 或 PDA 的 TGA,如果两循环间交通口径够大,血液混合量大,缺氧会不明显,左心功能可以很好地保持,但肺动脉高压进展快,应尽早行动脉调转 Switch 术。

还有一些合并限制性室间隔缺损的患者,情况与室间隔完整的大动脉转位类似。可以参考其护理方法。

(1)肺动脉高压的护理

1)肺动脉高压危象识别:低血压、低氧。避免诱发肺动脉高压的一切因素,如低氧、低温、低血糖、疼痛、烦躁、吸痰,减少一切不必要的刺激,集中操作,按需吸痰。

2)充分镇静,延长呼吸机辅助时间:维持适度的过度换气,保持 $PaCO_2$ 30~35mmHg;充分氧供。减少刺激,按需吸痰。对于气管内吸痰或 $PaCO_2$ 变化敏感的患儿,加用小剂量肌肉松弛药可更好地控制因刺激引起的肺血管阻力的突然变化。

3)选用米力农、前列腺素、曲前列尼尔、西地那非、波生坦、一氧化氮吸入降低肺阻力。

4)积极纠正酸中毒、低氧血症、高碳酸血症,维持碱血症以降低肺阻力。

5)积极识别气胸、胸腔积液,以防胸膜腔内压和肺血管阻力的增高。

6)对于重度肺动脉高压,循环难以维持者,选择 ECMO 辅助。

(2)评估冠状动脉:术前合并冠脉畸形发生率高,术后恶性心律失常提示冠脉发生问题可能性大。(见 TGA/IVS 型护理要点)

(3)维护左心功能:因室间隔缺损,术前心内右向左分流多,对左心功能起到训练的作用,所以左心功能相对退化不严重。(见 TGA/IVS 型护理要点)

(八)三尖瓣下移术后护理

三尖瓣下移是先天性三尖瓣瓣叶移位,其病理特征还包括三尖瓣发育异常、房化心室的形成、右心室发育畸形和收缩功能受损。

通常明确诊断后,无明显发绀、心功能尚可、无三尖瓣反流者可以随访,内科积极治疗心功能和心律失常,不必积极手术。若临床上出现心力衰竭,尤其是右心室功能衰竭,心律失常不能控制,发绀严重,则考虑外科手术治疗,根据病变特点选择合适的手术方式。

1. 根治术(双心室矫治) 双心室矫治应根据三尖瓣的发育及下移程度进行瓣叶的成形或置换、瓣环的环缩、右室房化部分的折叠、房间隔修补、其他合并畸形的矫治。

(1)右心功能维护:术前房化心室大,功能右室小,导致右心功能衰竭,护理以维护右心功能为主(见法洛四联症术后护理要点)。

(2)心律失常护理

1)预防为主,术中避免损伤传导束,积极放置起搏导线。

2）术后有效控制右心前、后负荷,减少心肌水肿。

3）维持酸碱和电解质平衡。

4）应用治疗心律失常的药物,室上性心动过速常用胺碘酮、艾司洛尔;室性期前收缩使用利多卡因。

（3）三尖瓣反流:一般少量三尖瓣反流不需要进行处理;中量反流给予正性肌力药,慎重补液,减少右心室后负荷。改善心功能后反流程度会减轻,建议定期复查心脏超声;对于大量反流的患者建议再次手术。

（4）低心输出量综合征:见法洛四联症术后护理要点。

（5）人工瓣膜置换术的相关问题

1）抗凝治疗:术后服用华法林进行抗凝。

2）机械瓣终生抗凝;生物瓣抗凝 3~6 个月。

3）服用抗凝药期间密切观察有无出血倾向,定期监测 PT 及 INR 来调整抗凝药的剂量。

4）定期复查超声,评估人工瓣膜功能。

2. 一个半心室矫治　如果患者右心室小且功能较差,或者在三尖瓣成形（或置换）术后发生难以纠治的右心衰竭,可考虑在三尖瓣成形的基础上加做 Glenn 手术,即一个半心室矫治。

（1）降低肺血管阻力:为避免影响肺血流及回心血量,不使用呼气末正压（PEEP）,适当过度通气,尽早撤呼吸机。

（2）右心功能维护:此类患儿由于解剖畸形,术前普遍存在右心功能不全,术后需加强右心功能的监测。

（3）体位管理:患儿术后常规保持 30°~45° 的斜坡卧位,有利于上腔静脉回流,减轻水肿,并可使膈肌下降,增加肺通气量,增加肺血流量。

（4）抗凝护理:见 Glenn 手术术后抗凝护理。

3. 单心室矫治　如果右心室及瓣叶严重发育不全,可考虑行单心室矫治,一般 6 个月左右行 Glenn 手术,2~3 岁时行全腔静脉肺动脉连接术（TCPC）。其护理要点详见本章第三节姑息手术术后护理。

（九）完全型肺静脉异位引流术后护理

完全型肺静脉异位引流患者确诊后根据分型选择相应术式。决定 TAPVC 预后的关键因素是肺静脉回流是否梗阻、梗阻程度,房水平分流的大小及有无合并其他心脏畸形。

1. 肺动脉高压护理　术前存在肺静脉回流梗阻、肺水肿、肺小动脉中层肥厚者,约有 50% 术后出现肺动脉高压。术后早期肺血管的应激性高,如遇缺氧、酸中毒等刺激容易诱发肺动脉高压危象,因此术后控制肺动脉压是关键。护理同完全性心内膜垫术后肺动脉高压护理。

2. 左心功能维护　对于术前房间隔小的患者,左心发育相对较小,心室顺应性差,易诱发心力衰竭,因此术后维护左心功能很重要。

（1）术中常规安放左房管,维持左心房压 6~10mmHg。

（2）严格限制入量,术后当天循环稳定,晶体液入量保持在 2~3ml/（kg·h）,适当利尿,维持负平衡。

（3）维持心率为 150~170 次 /min,必要时遵医嘱静脉泵入异丙肾上腺素,0.01~0.1μg/

(kg·min),术中心率不满意者,积极安置房室顺序起搏器。

(4)遵医嘱应用正性肌力药,提高左心室收缩功能;静脉泵入多巴胺、多巴酚丁胺2~10μg/(kg·min)。必要时加用肾上腺素0.01~0.1μg/(kg·min)。

(5)积极应用降低体/肺循环阻力的药物,如米力农、硝酸甘油,适当止痛和镇静,并保持末梢肢体温暖。

3. 抗凝护理　防止吻合口血栓形成。术后当日返室4小时后胸腔引流液量小于1ml/(kg·h),静脉持续泵入肝素抗凝,定时监测APTT数值,拔除气管插管后改口服阿司匹林抗凝,与肝素重合24小时后停止肝素泵入。

(十)永存动脉干术后护理

永存动脉干是一种单一动脉干起源于心脏,骑跨在室间隔上供应体循环、肺循环、冠状动脉循环的先天畸形。分为四种类型:①有一短的肺动脉干起源于动脉干左侧;②左右肺动脉干分别起源于动脉干的两侧或后方;③单一起源的肺动脉,有动脉导管或侧支血管供应对侧肺;④动脉干合并主动脉弓中断。患儿确诊后行外科手术治疗,选择动脉重建、带瓣管道连接右心室和肺动脉或共干瓣成形或置换。

1. 预防肺动脉高压危象　见完全型心内膜垫术后护理要点。

2. 维护瓣膜功能　①控制血压低水平、控制肺动脉压、防止瓣膜反流。②超声评估瓣膜有无反流。

3. 低心输出量综合征　①保证足够的血容量,术后中心静脉压维持在12~15mmHg。②维持较快的心律,减少心脏做功,可使用起搏器调控。③遵医嘱泵入米力农、多巴酚丁胺、多巴胺等增加心肌收缩力,维护心功能。④加强利尿,改善组织水肿、胸腔积液、腹水等症状,必要时应用腹膜透析或连续静脉血液滤过治疗。⑤控制肛温在36℃左右,减少心肌耗氧,减少心脏做功。

(十一)主-肺动脉窗术后护理

主-肺动脉窗(APW)指的是主动脉和肺动脉之间有个连通,这种疾病会造成主动脉向肺动脉的血液分流,早期即可产生充血性心力衰竭,后期则发展为动力性肺动脉高压,本病一经确诊,尽早实施手术治疗。

1. 肺动脉高压的护理　降低肺血管阻力,预防肺动脉高压危象的发生(见第十章第二节"完全型心内膜垫术后护理")。

2. 心功能的维护　正性肌力药物的应用增加心肌收缩力;精确地控制和调节出入量,防止增加右心前负荷,同时输注一定量胶体保证体循环的供血。

3. 预防术后吻合口出血　观察胸腔引流液颜色、量及伤口渗血,监测凝血功能,维持正常的血小板计数和凝血功能。

4. 冠状动脉的维护　监测心电图ST段的改变和T波的动态变化;泵入硝酸甘油扩张冠脉;补充电解质,预防心律失常;集中操作,减少刺激。

(十二)左冠状动脉起源于肺动脉术后护理

ALCAPA患儿的存活情况与冠状动脉及其供应的心肌、肺血管阻力、侧支循环的建立有密切的关系,患儿心肌缺血发生后,侧支循环建立少的情况下,心功能会急剧下降,而随着年龄的增长,在侧支循环丰富的情况下,一部分患儿可以继续存活,心功能甚至可以接近正常水平,针对此类患者术后护理可依据心功能指数进行分层管理。

1. 术前评估左室射血分数大于 30% 甚至接近正常值,术后过程相对顺利。

(1)护理常规同"简单型先天性心脏病"术后护理。

(2)术后监测左心功能。

(3)监测预防心律失常。

(4)术后超声评估手术效果及心功能指数和左室大小。

(5)血流动力学稳定的情况下可尽早拔出气管插管。

2. 术前左室射血分数低于 30% 的患儿术后将经历较长的延迟恢复的过程,如合并心衰的,术后维护心功能是术后监护的核心,对于严重心衰可以考虑早期积极延迟关胸,或 ECMO 辅助度过术后危险期。

(1)护理常规同"简单型先天性心脏病"术后护理。

(2)监测及预防恶性心律失常(冠状动脉矫治手术复杂,心脏应激性高,易发生恶性心律失常)。

1)能够识别异常心律及心率,密切观察心电图是否有 ST 段改变,继发性心肌缺血。

2)静脉给予改善心肌代谢药物(左西孟旦,磷酸肌酸钠):增加心肌收缩力,促进心功能的恢复。

3)维持电解质平衡,降低发生心律失常的概率。

4)应用起搏器(安装心房或房室顺序起搏导线),根据年龄和心功能情况设置起搏器的参数目的是保证心输出量,当自主心率恢复后改为按需起搏,备好备用电池。

5)备好抢救药品及物品。

3. 术后心功能的维护(尤其是左心功能)

(1)应用血管活性药物:强心(多巴胺、多巴酚丁胺,肾上腺素);增强心肌收缩力,增加心输出量,保证供血;扩血管(硝酸甘油,硝普钠):扩张冠状动脉、降低周围血管及肺血管阻力。

(2)术后早期维持相对高的灌注压,保证术后冠脉供血,但是过高的血压又会增加左室后负荷,因此动态关注患儿的乳酸、尿量等指标维持相对合适平稳血流动力学。

(3)左房测压管的护理:左房压维持在 5~10mmHg,严禁左房测压管给药,避免液体或气体进入冠状动脉引起栓塞,术后当日左房测压管持续以含 0.04mg/ml 的肝素盐水 0.5ml/h 泵入管道,预防血栓阻塞,左房管阻塞时不可冲洗,要及时拔除,拔出后充分按压穿刺点 15~30 分钟,避免内出血造成心脏压塞。

(4)严格控制出入量,避免快速补液,保持一定的负平衡状态,减轻心脏的后负荷,必要时利用腹膜透析或者血液透析。

(5)术后心肌水肿期应用激素减轻水肿,充分镇静(芬太尼 + 咪达唑仑 + 哌库溴铵),集中操作,减少刺激。

(6)温度的调控:术后肛温 36~36.5℃;密切观察末梢循环情况,注意保暖。

(7)必要时延迟关胸或者安装 ECMO,为心肺功能的恢复提供时间,对术后继发的心力衰竭起到很好的辅助作用。

(8)每日床旁超声对心功能及二尖瓣情况进行评估。

4. 加强呼吸道护理(适当延长呼吸机辅助时间以减少心脏做功)。

(1)呼吸机辅助阶段:常规呼吸机辅助呼吸,根据病情、血气情况调整呼吸机参数,为预防肺部感染,术后早期按需吸痰,不过度体疗,术后监测咽喉痰培养、气道痰培养或自咳痰培养的结果;观察记录呼吸道分泌物颜色、性质、量,做好呼吸道湿化、根据胸片及痰培养的结果合理应用抗生素。

(2)拔管之后:病情稳定,心功能指数上升,左心室收缩和舒张改善后尽早拔除气管插管,拔管后及时评估患者肺部情况,根据呼吸五步法有针对性给予物理治疗,评估呼吸音,加强气道温湿化,定时变换体位,体疗,按需吸痰。

(3)气管切开的护理:严格无菌操作,吸痰时减小负压,动作轻柔,间断给予面罩吸氧,锻炼自主呼吸功能。

(十三)左肺动脉起源异常术后护理

左肺动脉多异常起源于右肺动脉,亦称为"肺动脉吊带"。肺动脉吊带常合并气道狭窄,术后呼吸道的不完全梗阻引起的通气障碍是其最突出的临床表现。护理上要配合医生行电子支气管镜检查,做好呼吸机辅助和撤机的呼吸道护理,防止交叉感染,保持患儿有效通气,要严密观察患儿面色及氧合情况,避免患儿过度烦躁而导致气道痉挛。

1. 按低温、体外循环术后护理常规。

2. 术后早期气道的分层管理 气道的分层管理与气道狭窄程度密切相关。

(1)轻型(偶有或无症状):尽早拔除气管插管,避免长时间呼吸机辅助加重气道反应。

(2)中型(持续呼吸道症状、但无呼吸窘迫):呼吸机辅助时间延长,持续镇静,要关注和评估患者初醒、躁动、吸痰前后等时刻的潮气量,氧合情况的变化,以避免诱发急性气道梗阻。使用激素减轻气道水肿、预防 VAP,控制感染。

(3)重型(严重呼吸道症状,呼吸窘迫):采取以上措施仍不能缓解气道梗阻,呼吸条件较高,血气结果内环境差,应借助纤维支气管镜检查了解气道的狭窄程度,外科行二次手术做气管成形。

3. 脱机策略 对于气道狭窄严重、呼吸机辅助时间长的患儿,必要时行纤维支气管镜灌洗,从而降低呼吸机条件,控制感染,可酌情脱机。在撤机后立即给予患儿 NCPAP 过渡,行序贯通气疗法,保证 NCPAP 通气效果,以缓解其喘憋、呼吸费力等症状。

4. 慎吸痰 正确判断患儿是否需要吸痰,尽量减少吸痰次数,缩短操作时间,以避免加重气道水肿及痉挛,使病情恶化。因此评估和观察呼吸状态和氧合尤为重要。

日常做好雾化吸入,减轻气道水肿;体位引流,间断俯卧位通气,促进痰液的排出。整个过程保持患儿安静,适当给予镇静,避免哭闹加重气道梗阻。

5. 防止误吸及腹胀。

6. 术后康复与出院指导。

(1)适当限制活动 6~12 个月,加强营养、提高机体免疫力。

(2)常规强心、利尿 6~12 个月,慢性心功能不全者适当延长治疗时间。

(3)术后 1 个月、3 个月、6 个月、1 年进行心电图、X 线胸片、超声心动图复查,动态观察心功能变化。

(4)预防接种:术后 6 个月可预防接种。家长可根据患儿的情况自行选择是否进行接种,如患儿感冒发热则需推迟。

参考文献

［1］曾敏, 王旭, 李守军, 等. 婴幼儿完全性房室通道矫治术后快速康复. 中国胸心血管外科临床杂志, 2010, 17 (6): 459-461.

［2］陈思行, 李霞, 鲁中原, 等. 完全性心内膜垫缺损矫治术患儿积极早期拔管的管理策略. 心血管外科杂志 (电子版), 2015 (1): 11-14.

［3］孟爱荣, 王建华, 陈燕. 房室间隔缺损合并重度肺动脉高压患者的围手术期护理. 内蒙古医学杂志, 2010, 42 (1): 118-120.

［4］杨少丽, 许婷婷, 李东成, 等. 术后早期肠内营养介入及护理在先心病患儿中的应用. 齐鲁护理杂志, 2021, 27 (4): 62-64.

［5］陈寄梅, 李守军. 先天性心脏病外科治疗中国专家共识 (六): 完全型房室间隔缺损. 中国胸心血管外科临床杂志, 2020, 27 (7): 725-731.

［6］李冬兰, 李巧香. 患儿心内直视术后监护期的心理护理及分析. 中国实用医药, 2010, 5 (28): 225-226.

［7］王旭. 阜外小儿心脏围术期重症监护手册. 北京: 人民军医出版社, 2011.

［8］丁文祥, 苏肇伉. 小儿心脏外科重症监护手册. 上海: 上海世界图书出版公司, 2009.

［9］郭家强, 吴清玉. 心脏外科护理. 北京: 人民卫生出版社, 2003.

［10］陆颖, 刘芳, 吴琳, 等. 主肺动脉窗 25 例临床分析. 中国循证儿科杂志, 2013, 8 (3): 167-168.

［11］张旌, 王菊, 施浩, 等. 先天性主动脉弓中断合并主动脉肺动脉窗一期手术治疗经验. 中国循环杂志, 2017, 32 (12): 1213-1215.

［12］肖夏, 闫玮. 完全型肺静脉异位引流矫治术后患儿心功能维护的护理. 现代临床护理, 2013, 12 (8): 29-31.

［13］杨思源. 小儿心脏病学. 北京: 人民卫生出版社, 1994.

［14］那竹惠, 陈文敏, 刘雪莲. 心血管外科专科护理服务能力与管理指引. 辽宁: 科学技术出版社, 2018.

［15］李胜利, 王旭, 杨菊先, 等. 超龄左心功能边缘合并室间隔完整的大动脉转位患儿一期 SWITCH 术后早期结果. 中国循环杂志, 2016, 31: 106.

［16］张兴. 完全性大动脉转位的治疗进展. 心血管病学进展, 2015, 36: 11.

［17］杨黎, 杜娜. 1 例新生儿大动脉调转术后并发严重毛细血管渗漏综合征的护理. 全科护理, 2015, 13: 1475.

［18］郑琳, 王旭, 潘沱, 等. 左冠状动脉起源于肺动脉矫治术后早期结果分析. 中国循环杂志, 2017, 32: 161-162.

［19］李胜利, 王旭, 曾敏, 等. 左冠状动脉起源异常根治术后早期结果. 中国循环杂志, 2015, 30: 105.

［20］姜海英, 刘倩. 一例左冠状动脉起源异常患儿的护理. 天津护理, 2017, 25 (5): 456-457.

［21］沈华, 贾兵, 陈张根, 等. 左冠状动脉异常起源于肺动脉围术期处理. 中国胸心血管外科临床杂志, 2015, 22 (2): 128-131.

［22］郝云霞, 李菀. 心血管病临床护理思维与实践. 北京: 人民卫生出版社, 2014.

［23］刘静, 崔朝妹, 李方, 等. 肺动脉吊带患儿的术后监护. 解放护理杂志, 2016, 33 (6): 62-63.

［24］黄秀华, 胡春梅, 杜娜, 等. 肺动脉吊带合并气道狭窄患儿围手术期的呼吸道护理. 护士进修杂志, 2015, 30 (17): 1614-1616.

第三节　先天性心脏病姑息手术围手术期护理

一、概述

复杂型先天性心脏病矫治手术包括姑息手术或一期根治术。近年来,随着心外科及相关技术的提高,很多复杂型先天性心脏病在婴幼儿期已能行一期根治术,但姑息手术在一些患有严重或复杂型先天性心脏病的新生儿及婴幼儿病例的治疗中,仍有不可替代的作用。对于病变严重影响血流动力学、急性严重缺氧或体质极度衰弱等不能耐受根治术或病理解剖特点不能一期行根治术的婴幼儿,姑息手术可以改善临床症状,为根治手术创造条件。目前,姑息手术多不作为最终治疗,而是在姑息手术后短期内进行二期手术,因此,姑息手术后半年或1年之内应密切随诊与复查,以便不失时机地及时行二期手术。

体 - 肺动脉分流术(Blalock-Taussing,B-T 术)应用于三尖瓣闭锁、肺动脉闭锁和不宜做一期根治术的法洛四联症等肺血少的发绀性心脏病,以及右心室、肺动脉发育不全的婴幼儿复杂型先天性心脏病。

姑息性右室 - 肺动脉连接术是指对于一些右室发育不良的 PAA、TOF 等患儿,在体外循环下疏通右室流出道,为将来的根治术创造条件。

肺动脉环缩术(pulmonary artery banding,PAB)目的是减少肺血流量,适用于一些年龄小、营养不良、反复感染或心力衰竭的肺充血型复杂型先天性心脏病患儿,如大室间隔缺损、共同动脉干、主动脉弓缩窄、房室间隔缺损等,需在根治前先行 PAB 来限制肺血流、控制肺炎和心力衰竭。

双向 Glenn 术建立于经典 Glenn 分流术的基础上,是上腔静脉与右肺动脉吻合,使上腔静脉血流向双肺。一般用于右心发育不全类疾病。

全腔静脉 - 肺动脉连接术(total cavopulmonary connection,TCPC)适用于三尖瓣闭锁、重 Ebstain 畸形、单心室。

二、治疗原则

复杂型先天性心脏病患者常因病变复杂而需分期矫治或仅能行姑息手术。手术目的包括增加肺血流、改善缺氧、促进肺血管发育、防止肺血管病及锻炼心室肌等。

体 - 肺动脉分流术行外科手术治疗:通过人工血管在锁骨下动脉和右肺动脉之间架桥,人工血管内径一般新生儿为 3.5~4mm、婴儿 5mm。

姑息性右室 - 肺动脉连接术是指行右室至肺动脉跨环补片,保留 VSD 或扩大 ASD,降低右室压、减少三尖瓣反流,促进右室发育、防止心内膜和心肌纤维化。

肺动脉环缩术是以 5mm 宽的涤纶条在主肺动脉中段束带,在保证体循环稳定的前提下,通过调整松紧使主动脉 / 肺动脉收缩压比达 2:1~3:1,保证 FiO_2 50% 左右时动脉血氧饱和度达 75% 或以术前数值为参考。

双向 Glenn 术常规在常温非体外循环下手术,对于术前重度发绀、肺血管发育差的患儿可选低温体外循环下手术。选择此术式的条件是肺血管发育较好,肺循环阻力较低。优点是减轻右心室前负荷,增加肺血流,改善缺氧症状,提高生活质量。

全腔静脉 - 肺动脉连接术(total cavopulmonary connection,TCPC)是上腔静脉、下腔静脉同时与肺动脉连接,将体循环静脉血引入肺动脉完全减轻右心负担。如肺阻力高可在上腔静脉与右心房之间开窗,有利于循环稳定。择期分期手术。

三、术前护理

(一) 术前评估

1. 一般评估　同简单型先天性心脏病评估。

2. 危险因素评估　术前有无反复呼吸道感染,患儿血氧饱和度情况。

3. 辅助检查及实验室检查结果评估　通过 CT、超声、造影评估患儿肺血管发育情况、肺血管阻力、吻合口狭窄情况。

(二) 护理措施

参照复杂型先天性心脏病术前护理措施。

(三) 健康宣教

参照复杂型先天性心脏病健康宣教。告知家属需二次手术,了解其风险。

四、术后护理

(一) 体 - 肺动脉分流术(B-T 术)术后护理

1. 评估 BT 管道　Gore-Tex 人工血管选择:体重 ≤ 5kg,选择 3.5~4 号管道;5~10kg,选择 4~5 号管道;10~20kg,选择 5~6 号管道。

术后观察及监测:在术前经皮动脉血氧饱和度的基础上,通过监测术后的血氧饱和度、血氧分压、有创血压等情况,评估肺血是否合适。维持 SO_2 75%~85%、PO_2 40~50mmHg、FiO_2 30% 左右,一般不超过 40%,拔除气管插管后适当限氧。

超声、X 线片检查。

2. 监测肺血管阻力的变化,警惕突发意外　监测血压、血氧饱和度、呼出潮气量、二氧化碳分压等变化,评估分流血量。体位改变易导致分流血管的牵拉及扭曲;各种刺激易诱发肺阻力增高。如果发现不及时,将导致心搏骤停。抢救时遵医嘱立即静脉推注肾上腺素,心脏按压给予复苏抢救药物,未缓解者床旁开胸。

3. 早期识别高危时段与人群　术后 24 小时内,患儿初醒躁动、更换体位、拍床旁胸片、通气不足或给予吸痰等强烈刺激后,均为肺血管阻力升高的高危时段。1 岁以上的患儿为高危人群,对肺血调节适应能力较差。

4. 补充血容量　保证前负荷,维持中心静脉压 5~10mmHg,严密监测末梢血氧饱和度、血压及脉压差,保证人工管道通畅,舒张压过低可影响冠状动脉和脏器的灌注。

5. 积极抗凝,保证人工血管通畅

用法:术后当日返室 4 小时后胸腔引流液量小于 0.5~1ml/(kg·h)、颜色变淡,静脉持续泵入肝素[配制方法:体重(kg) × 200U/0.9% 生理盐水,25ml]抗凝,初始剂量 1ml/h,2~4 小时后监测 APTT 数值,维持 APTT 值在 60~75 秒,稳定后可 12 小时查一次。拔除气管插管后改口服阿司匹林[体重(kg) × 3~5mg,每日 1 次]抗凝,与肝素重叠 24~48 小时。

潜在并发症：出血。抗凝后密切观察有无咖啡色胃液及血便，皮肤表面有无出血点及呼吸道黏膜出血等情况。

6. 相关并发症观察及护理

（1）分流量过大

1）临床表现：血氧饱和度>90%、低心输出量（心率快、脉压差大、少尿等）、肺渗出、泡沫痰或血痰等。

2）护理措施：降低通气条件，降低吸入氧浓度（FiO_2：21%），通过调节呼吸机 PIP 及 RR 维持 PCO_2 45~50mmHg，增加肺阻力。应用呼气末正压治疗，可加至 PEEP 4~6cmH$_2$O，减轻肺间质水肿，适当延长呼吸机的使用时间，血压控制到同龄正常血压即可。脱机后用限氧面罩或不吸氧。

（2）分流量过小

1）临床表现：发绀，血氧饱和度<70%，血压低等。

2）护理措施：充分镇静镇痛；避免刺激操作；增加通气条件，提高吸入氧浓度，通过调节 PIP 及 RR 维持 PCO_2<35mmHg，降低肺血管阻力。吸入一氧化氮，应用正性肌力药物提升血压，补充血容量；尽早抗凝，慎用止血药。术后早期，经皮氧饱和度持续下降，考虑外管道堵塞或管道扭曲过细，立即行超声检查，积极二次手术。

（二）姑息性右室 - 肺动脉连接术后护理

1. 姑息性右室 - 肺动脉连接术优点　①生理搏动性流血，适宜肺血管床及右室发育。②无舒张期窃血，利于心脏供血。③不易形成血栓（尤其采用自体心包）。④便于同期行左右肺动脉及融合部形成，两侧肺动脉过血均匀。术后可采用介入方法调整管道直径。

2. 姑息性右室 - 肺动脉连接术缺点　需要体外循环下进行，肺动脉发育临界状态者，无瓣外管道口径不易控制，大龄患儿无瓣外管道反流损伤右室。个别报道，有可能会导致肺动脉起始部狭窄。

3. 护理核心　①维持血氧饱和度：85%~90%。②维护右心功能。

4. 警惕肺渗出。

（三）肺动脉环缩术术后护理

1. 限制肺血流，保护肺血管为目的。

（1）评估观察：术后早期 SpO_2 较术前下降 10% 左右为宜，PaO_2 不应低于术前的 30%，过低提示环缩过紧。

（2）维护右心功能，降低肺血管阻力：早期适当镇静，减少刺激。通过调整呼吸机条件，维持 PCO_2 30~35mmHg。适当使用正性肌力药物，根据 CVP、BP 适当补充容量，酌情利尿，减轻心室后负荷。

（3）超声检查：肺动脉直径应环缩为原来的 1/3~1/2（或与主动脉直径相近），束带远端的肺动脉收缩压接近 30mmHg，右心室与肺动脉压差在 50mmHg。

（4）警惕并发症：缺氧、肺动脉扭曲、心肌肥厚以及环缩带移位。术后肺血流量减少，易发缺氧，应密切观察，提高吸入氧浓度，皮球加压给氧等方式保证患儿氧供充足。如症状未缓解，应经超声及临床诊断后给予二次手术拆除重新环缩。

（5）环缩术后应最好选择 6 个月内实施进一步手术治疗，避免缺氧加重、流出道梗阻等相关并发症。

2. 训练左心室功能为目的(见本章第二节"室间隔完整的大动脉转位"护理要点)

3. 二次手术 如缺氧严重,患儿不能耐受,必要时可考虑二次开胸松解环缩。

(四) 双向 Glenn 术后护理

1. 补充血容量,警惕胸腔积液 术后患儿采用45°半卧位,维持较高的血容量,利于上腔静脉回流入肺动脉。原则上呼吸机参数不设置 PEEP,防止回心血量减少,导致血压下降。监测上腔静脉压(CVP 10~15mmHg),间接反映肺动脉的压力。肺血管阻力较高的患儿,CVP 较高,警惕腔静脉压增高导致肝大、渗漏,出现胸腔积液。大量胸腔积液影响肺通气,导致肺阻力增高,循环不稳定,必须早发现早处理。

2. 降低肺血管阻力 严密监测上腔静脉压(肺动脉压),常规监测呼出潮气量及血气分析结果,适当过度通气"$PaCO_2$ 30~35mmHg",维持动脉血气偏碱状态"pH 7.5~7.6"。末梢血氧饱和度维持在 80%~90%,循环稳定尽早拔除气管插管。应用血管扩张剂,给予降低肺动脉压力的药物及 NO 吸入等措施。对于术后躁动,伤口疼痛的患儿给予镇静镇痛药物。

3. 警惕上腔静脉梗阻 警惕上腔静脉梗阻综合征,如 CVP>18mmHg 伴有颜面、双上肢及上半胸壁的肿胀、皮肤发花、暗紫等情况及时汇报处理。保持中心静脉导管通畅,上腔深静脉导管泵入扩血管药物,下腔深静脉导管泵入缩血管药物及血制品。病情平稳尽早拔除以防血栓发生。为防止吻合口狭窄及血管阻塞,术后慎用止血药物。在容量足够的情况下,可适当使用利尿剂。

4. 抗凝治疗 同 B-T 术后抗凝护理。

5. 营养支持 术后乳糜试验阳性者,小于一岁的患儿可进食不含长链脂肪酸的配方奶粉;大于一岁者可添加无脂高蛋白的半流质饮食。消化吸收差者,可静脉给予肠外营养,并适当延长胸腔引流管留置时间。

(五) 全腔静脉 - 肺动脉连接术(TCPC)术后护理

对全腔静脉 - 肺动脉连接术(TCPC)患儿术前、术中及术后等各项指标进行综合评估,术后进行分层管理。

1. 低风险的患儿应具备的指标:①年龄 4~15 岁;②窦性心律;③肺循环阻力<4dynes·s/cm^5;④肺动脉发育良好,肺动脉指数(Nakata index)指数>250;⑤肺动脉压力<18mmHg;⑥右心房容量正常;⑦左心室功能正常,EF>0.6;⑧房室瓣功能正常;⑨腔静脉回流正常。这类手术后患儿早期脱机,快速康复。

护理要点:

(1)术后采用 U 形体位,增加回心血量,增加肺动脉的灌注。

(2)术后有效镇痛,使用呼吸机时保证过度通气,有利于降低肺动脉压力。

(3)术后呼吸机设置,不用呼气末正压(PEEP)以免加大肺血流阻力,鼓励患儿自主呼吸,尽早拔出气管插管及恢复主动活动,消除胸腔内正压对肺血流的影响,避免各类呼吸道并发症。

(4)一般维持中心静脉压(CVP)在 12~15mmHg,若 CVP 低,血压低,为提升维持血压,要输全血、血浆及白蛋白。

(5)监测末梢血氧饱和度>90%。

(6)严密监测血流动力学指标,术后应迅速将 CVP、血压、心率稳定于合适的水平,即尿量>2ml/(kg·h),收缩压≥80mmHg。

(7)保证上下腔 CVP 测定数值的准确性,测压前需校正"0"点,测量 CVP 的管道不能输注血液制品,影响测定数值。

(8)血管活性药物的泵入:术后早期应用多巴胺、多巴酚丁胺(小剂量)、米力农、10%葡萄糖酸钙,以维持右室功能,减轻心脏后负荷。

(9)抗凝的管理:抗凝时机,术后 4~6 小时且胸腔引流液量 ≤ 0.5~1ml/(kg·h);抗凝目标,APTT 值 60~75 秒;配制方法:体重(kg)× 200U/25ml 生理盐水,以 4U/(kg·h)开始,注意观察胸腔引流液颜色及量;拔除气管插管后华法林与肝素重合 48 小时且每日清晨根据 INR 调整使用剂量。

(10)警惕有无胸腔积液、腹腔积液,必要时进行引流,胸腔引流管保留时间尽量延长,需保证各管路通畅及妥善固定,乳糜试验(+)给予无脂高蛋白饮食。

2. 高风险的患儿常合并一些围手术期异常的病理生理指标变化,相比较而言,延长机械辅助时间反而成为治疗的重要部分,因此在术后护理方面除常规护理以外也制定了详细的针对性的护理措施。

(1)病理生理因素:①术前血红蛋白 ≥ 18g/L;②体外循环时间 ≥ 120 分钟;③术后 CVP ≥ 18mmHg;④平均动脉压力>20mmHg;⑤曾有多次减状手术;⑥未行体 - 肺静脉开窗。

(2)解剖因素:①内脏异位综合征;②肺动脉发育不良;③合并有 TAPVC 或房室瓣反流;④唯一房室瓣为三尖瓣。

(3)护理要点

1)降低肺血管阻力:①延长呼吸机辅助时间,可以更好地控制已经增高的肺血管阻力,减少肺内渗出。②镇静镇痛,减少应激反应。③做好评估,按需吸痰,把握吸痰时机,保证呼吸道畅通。④强化利尿,积极的腹膜透析和血液滤过是减低术后肺血管阻力最为关键的环节。⑤应用一氧化氮(NO)吸入及口服西地那非和波生坦有利于血管阻力的降低及早期循环的稳定。

2)心功能的维护:① CVP 的维持需要动态监测,术后要求达到能够维持满意心输出量的最低 CVP。②在需要联合应用血管活性药物的基础上,可小剂量应用去甲肾上腺素或垂体后叶素,增加外周血管张力,减少对容量的需求与心脏负荷,维持循环稳定。③ TCPC 术后 48 小时心输出量也呈现一定的心率依赖性,过慢的心率常导致心输出量的下降和渗漏的增加,可用起搏器将心室率控制在 120~150 次 /min。④对于合并的心律失常需快速识别并上报医生,进行积极的处理,选择药物进行控制或起搏器应用。⑤术后积极进行超声评估,除外吻合口血栓或者梗阻,了解血流速度。⑥超声和床旁胸片评估胸腔、腹腔积液和肺部情况,及时放置引流管,以降低胸腔内压,改善呼吸循环功能。⑦定时监测血气,及时纠正酸碱失衡或者电解质紊乱,观察乳酸的变化情况。⑧对于未实行体 - 肺静脉开窗术后呈现高 CVP、高乳酸、大量缩血管药物的依赖、24 小时高的容量需求及并发渗漏,应积极请示大夫需做心导管检查或者手术干预。⑨体温控制在 36~36.5℃之间,以减少组织和心肌氧耗。

3)抗凝的管理。

4)术后需适时评估各脏器功能,积极辅助检查,例如肝肾功能检查、DIC、头颅 CT 等,积极对症处理。

五、术后康复与出院指导

1. 告知家长合理营养,提高机体免疫力,避免感冒、肺炎。

2. 向家属及患儿解释应严格按照医嘱服用抗凝血药。

3. 告知家长若患儿出院后出现呼吸困难、胸痛或其他不适,应及时进行就医。

4. 术后 1 个月、3 个月、6 个月、12 个月各复查一次心电图、X 线胸片、超声心动,择期再行全腔或根治手术的患儿需做造影检查。

5. 指导家属记录患儿出入量的变化,观察有无少尿、颜面水肿等症状,及时就诊。

参考文献

[1] 张丽芬, 丁志兰. 21 例复杂先天性心脏病患儿行体肺分流手术的围术期护理. 全科护理, 2012, 10 (11): 2093-2094.

[2] 杨晋明, 张鸿毅, 张德重. 体肺分流术对婴幼儿复杂先天性心脏病的应用研究. 中国药物与临床, 2013, 13 (7): 906-907.

[3] 吕瑛, 孙丽颖, 闫芳, 等. 复杂先天性心脏病患儿 54 例体肺分流术后并发症分析. 疑难病杂志, 2016, 15 (1): 70-72.

[4] 王旭. 阜外小儿心脏围术期重症监护手册. 北京: 人民军医出版社, 2011.

[5] 郭宏伟, 张供, 王永梅, 等. 非体外循环下搏动性双向 Glenn 手术的临床应用. 中华胸心血管外科杂志, 2007, 23 (2): 130.

[6] 郭加强. 心脏外科护理学. 北京: 人民卫生出版社, 2003.

[7] 田静辉, 高天月. 格林术后中心静脉压力监测的护理体会. 医学信息, 2016, 29 (14): 174-175.

[8] 刘威, 刘景纷, 徐志伟, 等. 单中心 116 例一期全腔静脉肺动脉连接术的临床研究. 中国胸心血管外科临床杂志, 2016 (2): 142-146.

[9] 杨克明, 李守军, 张岩, 等. 全腔静脉- 肺动脉连接术早起临床结果. 中国胸心血管外科临床杂志, 2012, 19 (1): 15-18.

[10] 王旭, 李守军. 全腔静脉肺动脉连接术后 ICU 延迟恢复患儿风险分层管理. 中国胸心血管外科临床杂志, 2013, 3: 256-259.

[11] Lemler M S, Scott W A, Leonard S R, et al. Fenestration improves clinical outcome of the fontan procedure: a prospective, randomized study. Circulation, 2002, 105 (2): 207-212.

[12] 李霞, 李守军, 王旭, 等. 全腔静脉肺动脉连接术开窗与否的早期效果评价. 中国胸心血管外科临床杂志, 2015, 3 (09): 126-130.

[13] 郝云霞, 李菀. 心血管病临床护理思维与实践. 北京: 人民卫生出版社, 2014.

第四节　先天性心脏病介入术后护理

一、概述

先天性心脏病(congenital heart disease, CHD)介入治疗是在 X 线、超声心动图等影像学方法引导下,利用导管通过股动脉、股静脉或颈静脉等将治疗所需器械送达心脏异常处,实施封堵、扩张或栓塞的治疗方法。传统的介入治疗是在 X 线引导下完成,其创伤小、无手术瘢痕、康复快、费用低,成为一些常见先天性心脏病(如动脉导管未闭、房间隔缺损、室间隔缺损、肺动脉瓣狭窄等)的常规治疗方法。近年来,超声技术的革新使得介入治疗优势更加突显,目前已经能够安全、有效地单纯利用超声心动图引导进行介入治疗。护理人员应做好术前评估,病情观察,提供优质科学的护理措施,积极预防并发症。

二、治疗原则

先天性心脏病治疗方法包括体外循环下外科手术,以及 X 线或超声心动图引导下的介入手术,所有符合手术适应证并且没有手术禁忌的患者均可通过体外循环下外科手术治疗,其中符合介入治疗标准的患者可选择介入治疗。

左向右分流先天性心脏病:包括房间隔缺损、卵圆孔未闭、室间隔缺损、动脉导管未闭,这类患者术前需要利用超声心动图评估缺损的位置和大小,必要时行食管超声来进一步明确缺损周围的组织结构,判断是否符合手术适应证。

肺动脉瓣狭窄、主动脉瓣狭窄、主动脉弓缩窄等畸形需要根据狭窄的性质以及程度来决定是否可以通过介入治疗。超声心动图是必要的术前检查手段,部分患者还需通过 CT 或者心血管造影来确定手术方案。

先天性心脏病介入治疗包括传统的 X 线引导以及单纯超声心动图引导两种方式,原则上两种方式的手术适应证相同,对于孕妇、肿瘤、骨髓移植、肾功能不全等特殊先天性心脏病患者,可选用超声引导下的经皮介入治疗,大大拓宽了先天性心脏病介入手术的适应证。

三、术前护理

(一)术前评估
1. 一般评估　重点询问有无金属过敏史,完善术前检查。
2. 重点评估　①凝血指标、抗凝治疗、有无消化道溃疡。②小儿患者的发绀、缺氧发作情况。③血管:足背动脉,做好标记,方便术后对比。④血压:避免术后高血压导致的脑出血。

(二)护理措施
1. 做好基础护理,术前宣教。
2. 备皮、配血,左上肢建立静脉留置通路。
3. 全麻患者手术前一晚予以开塞露灌肠。
4. 遵医嘱合理使用术前药物。
5. 经皮腔内球囊肺动脉瓣成形术术前予以氧气吸入,持续监测血氧饱和度,必要时复查血气。

四、健康宣教

介绍手术相关知识,做好心理护理。告知患者术后卧床 12 小时,需床上练习大小便。做好低龄患儿家长的宣教工作,避免哭闹引起缺氧发作。

五、术后护理

(一)左向右分流先天性心脏病介入治疗术后护理
1. 患者术后应卧床 12 小时,穿刺肢体制动,避免翻身、严禁拍背。对于全麻术后躁动患儿,酌情给予小剂量镇静药物。

2. 病情观察　测量患者生命体征,触摸足背动脉搏动,做好标记。观察患者有无头痛、恶心、视物不清的症状。

3. 抗凝护理　术后当日予低分子量肝素钠皮下注射,每12小时1次,次日晨给予阿司匹林口服,应用抗凝血药,监测抗凝指标。一方面注意观察患者口腔黏膜、大便有无潜血等抗凝过量的表现,另一方面警惕抗凝不足引起的血栓。

4. 呼吸道护理　监测血氧饱和度。全麻术后患者予去枕平卧位,持续氧气吸入。口腔分泌物过多时及时清除,保持呼吸道通畅。

5. 饮食护理　全麻患者未清醒需禁食,清醒后4小时可饮用少量温水,无呕吐、呛咳可进食流食,饮食过程应缓慢;局麻患者可进食清淡易消化,避免食用产气食物(如鸡蛋、牛奶、豆浆等)。

6. 并发症观察与护理

(1)封堵器移位、脱落:多发生在术后24小时内。持续心电监测,当患者出现心悸、胸闷或房性期前收缩、室性期前收缩明显增多等表现时,应怀疑封堵器脱落,立即复查超声,必要时行外科手术取出封堵器。

(2)心律失常:是介入治疗的常见并发症之一,以房室传导阻滞多见,多与封堵器摩擦、挤压导致心内膜及心肌水肿等有关。严密监测生命体征与动态心电图,对更易出现传导阻滞的患者(年龄小,体重低,营养不良等)需加强监测。如果出现传导阻滞,可给予激素治疗减轻心肌水肿。封堵术后出现三度房室传导阻滞,尽快协助医生,行外科手术取出封堵器。

(3)血栓:多见于动脉导管未闭封堵术后。重点观察双侧肢体动脉搏动、皮温,监测血氧饱和度。

(4)头痛或偏头痛:头痛或偏头痛的发生率约为7%,疼痛的部位、性质、程度、持续时间因人而异。患者头痛伴随视物模糊应警惕微小血栓形成,予以抗凝治疗。单纯头痛患者,遵医嘱予以甘露醇脱水治疗。

(5)感染性心内膜炎:多见于机体抵抗力低的动脉导管未闭患者,测量体温,24小时复查血常规,术后当日予以抗生素治疗预防感染。如术后出现发热、乏力、肌肉关节疼痛者,及时复查心脏超声、血培养,明确诊断后尽早应用敏感抗生素治疗。

(6)心脏压塞:封堵器磨损、瓣膜反流产生大量心包积液时易发生心脏压塞。观察患者出现胸闷、气短或心率快、血压低、脉压差大等循环不稳定表现时,应警惕心脏压塞、心脏破裂等恶性情况发生。

(7)残余分流或溶血:此并发症罕见,常发生于室缺封堵术和动脉导管未闭封堵术后,由封堵术后残余分流导致溶血引起。密切观察患者体温、尿色、尿量、血红蛋白、皮肤颜色等,进行补液、碱化尿液、激素控制等处理。

(二)肺动脉瓣狭窄、主动脉瓣狭窄等介入治疗术后护理

这类患者心脏内无异物植入,护理重点在防止右室流出道痉挛。重点观察血氧饱和度、血压、末梢循环、发绀情况。持续低流量氧气吸入,患者血氧饱和度低于95%时予以面罩吸氧,必要时复查血气,予以利尿补钾治疗。此类手术不需抗凝,其他同先天性心脏病的介入术后护理。

(1)肺动脉瓣环撕裂:术中球囊型号过大或球囊稳定性不好,易造成肺动脉瓣损伤,引起瓣环撕裂,导致肺动脉瓣反流,发生率约为80%。严密观察患者有无突发疼痛、呼吸困难、不能平卧、血压降低、心率增快等表现。如确定肺动脉瓣环撕裂,应做好体外循环下修补瓣环准备。

(2)右心室流出道痉挛:多为右心室流出道处反复暴力操作引起的反应性狭窄,严重者可导致死亡。观察患者有无面色发绀、心率下降。一旦发生上述症状,遵医嘱先予以镇静处理,必要时可以应用β受体拮抗剂(如普萘洛尔)。

(3)心脏压塞:系心房、心室或肺动脉穿孔引起。多发生在术中和术后早期。心脏压塞虽然发生率低,但是会引起严重并发症。发生心脏压塞之后,轻者无明显症状,重者可立即出现胸闷胸痛、心悸、血压下降甚至呼吸困难等症状。观察患者有循环衰竭表现时,应警惕心脏压塞、心脏破裂等恶性情况,及时行心包穿刺引流术。

六、术后康复与出院指导

1. 用药指导与随访　介入封堵术后6个月内,内皮化尚未完成,封堵器表面容易形成微小血栓,需口服阿司匹林6个月,指导患者自我观察有无出血倾向(如牙龈出血、鼻出血、血尿、黑便等)或血栓表现(肺栓塞、脑栓塞等)。定期复查凝血指标和血常规,指导调整用药剂量。

2. 功能锻炼　预防封堵器脱落,6个月内应避免剧烈活动。

3. 定期检查　术后1个月、3个月、6个月复查超声、胸片、心电图。

4. 预防感染　先天性心脏病患者体质较弱,术后为避免交叉感染,少去公共场所活动,预防感冒。

5. 自我观察　出现伤口渗血,及时包扎止血;如出现恶心呕吐、食欲减退、精神差、晕厥等不适症状时应怀疑封堵器脱落,需及时就诊;肺动脉瓣狭窄球囊扩张术后有再狭窄的可能性,当出现活动耐量降低、发绀、胸痛、晕厥等表现时,需要及时就诊。

参考文献

[1]乐佳妮,张智伟.室间隔完整型肺动脉闭锁及危重型肺动脉瓣狭窄的介入治疗进展.岭南心血管病杂志,2018,24(6):720-723.

[2]潘湘斌,曹华,李红昕,等.单纯超声心动图引导经皮介入技术中国专家共识.中国循环杂志,2018,33(10):943-952.

[3]何国欢.先天性心脏病介入治疗的新技术进展研究.中外医学研究,2018,16(22):186-188.

[4]田苗,张勇,陈寄梅.成人先天性心脏病现状与未来.中国胸心血管外科临床杂志,2019,26(6):590-600.

[5]张茜燕,殷小平.偏头痛与房间隔缺损关系的研究进展.中风与神经疾病杂志,2017,34(02):186-188.

第三篇　介入手术篇

第十一章　心导管检查

第一节　概　　念

一、右心导管检查及右心室造影术

右心导管检查是经外周静脉穿刺、插管,使其前端经右心房、右心室达肺动脉,观察并测量上述部位的压力、血氧含量及血流动力学的改变。右心室造影是继右心导管检查之后,置入造影用导管将导管前端送至右心室或右心房后进行造影,以了解其结构、形态、功能及肺动脉瓣、三尖瓣膜病损程度,了解右心功能情况。

二、左心导管检查及左心室造影术

左心导管检查是经股动脉穿刺、插管,使其前端经降主动脉、主动脉弓、升主动脉达到左心室,观察并测量上述部位的压力、血氧含量及血流动力学的改变。左心室造影是继左心导管检查之后,置入造影用导管将导管前端送至左心室进行造影,以了解其结构、形态、功能及主动脉瓣、二尖瓣膜病损程度,了解左心功能情况。

第二节　用　物　准　备

1. 一次性手术包 1 套。
2. 穿刺鞘管、导丝、导管、压力传感器、压力延长管、穿刺针。
3. 多功能生理监护仪、除颤器、血气分析仪、麻醉机、吸痰装置、吸氧装置。
4. 药品　利多卡因、肝素、地塞米松、阿托品、多巴胺、硝酸甘油、对比剂等。

第三节　操作方法

1. 患者取仰卧位,予其连接心电监测仪,局部皮肤消毒,铺无菌单。

2. 右心导管检查及右心室造影　常规经皮股静脉穿刺、插管,其前端经右心房、右心室、肺动脉,然后逐步将导管撤至上下腔静脉处,测量各部位压力并记录,必要时采血行血气分析。插入造影导管,其前端至右心房、右心室、肺动脉,尾端连接高压注射器,注入对比剂,进行造影。

3. 左心导管检查及左心室造影　常规经皮股动脉穿刺、插管,其前端至左心室及升主动脉,测量左心室及主动脉压力,必要时测量左心室至主动脉压力阶差并记录。换入猪尾导管,其前端至左心室,尾端连接高压注射器,注入对比剂,进行造影。

4. 撤出导管、鞘管。压迫止血,加压包扎。

第十二章　选择性冠状动脉造影术

第一节　概　念

选择性冠状动脉造影术(selective coronary angiography,SCAG),即经外周动脉穿刺、插管,送导管前端至左、右冠状动脉开口处,通过造影准确地了解冠状动脉病变的部位、狭窄程度和远端的冠状动脉血流通畅情况。为冠心病术前、术后提供诊断依据。

第二节　用　物　准　备

1. 一次性手术包1套。
2. 动脉鞘管、穿刺针、导丝(造影导丝或超滑导丝)、造影管(共用导管或左、右冠状动脉导管)、压力传感器、三联三通、三环注射器。
3. 除颤器、麻醉机、吸痰装置、吸氧装置、临时起搏器。
4. 药品　利多卡因、肝素、硝酸甘油、地塞米松、硝苯地平、异山梨酯、多巴胺、阿托品、对比剂等。

第三节　操　作　方　法

1. 患者取仰卧位,连接心电监护仪,局部皮肤消毒,铺无菌单。
2. 常规行桡动脉或股动脉穿刺,置入动脉鞘管。
3. 连接压力监测装置,排除空气,校正零点。
4. 在X线透视下和导丝引导下将导管送至升主动脉中部,撤出导丝,排除空气后连接三联三通及三环注射器,观察压力曲线。
5. 分别插管至左冠状动脉或者右冠状动脉开口处,先确认压力曲线无异常变化,再定位后推注对比剂行造影。
6. 检查结束后,撤出导管,拔除鞘管,局部压迫止血,加压包扎。

第十三章 肺动脉漂浮导管检查

第一节 概　念

肺动脉漂浮导管（Swan-Ganz）是一种四腔肺动脉导管，是应用热稀释法通过一系列血流动力学的监测数据测量心输出量的导管。

第二节 用物准备

1. 适合型号的漂浮导管（5~7F），一次性无菌换能器。
2. 静脉穿刺包，无菌治疗巾，无菌手套，无菌消毒剂，无菌三通 2 个，心输出量监测仪。
3. 配制好的软包装无菌肝素盐水（生理盐水 500ml＋肝素 0.2ml 并外包加压袋，加压袋充气至 300mmHg，保证通路以 3ml/h 速度维持输液，避免套管前端形成凝血块）。
4. 注意必须具备多功能生理监测仪。
5. 药品　利多卡因、肝素等。

第三节 操　作　方　法

1. 患者取仰卧位，连接心电监护仪，局部皮肤消毒，铺无菌单。
2. 选择穿刺置管位置，包括锁骨下静脉、颈内静脉、股静脉及贵要静脉等。
3. 无菌条件下行经皮静脉穿刺及置管。
4. 置管的深度及准确位置　依据心导管工作站显示的压力曲线变化来判定，当导管沿腔静脉送至显示右心房波形的位置时，应向气囊孔内注入规定量的气体（通常充气 1ml，7 号导管可充气 1.5ml，5 号导管充气 0.8ml），然后在心电图及压力波形的监测下，缓缓地向前推进导管，使漂浮导管前端的气囊随血流漂入右心室、肺动脉，最后嵌顿于与气囊直径相近的肺动脉毛细血管处。注意当获得肺毛细血管楔压波形时,停止送管,并将气囊放气,此时若肺毛细血管楔压波形转变成肺动脉压波形,经再次确认即可固定导管并以无菌敷料覆盖。注意应记录置管深度及体外导管刻度。

  5. 置管操作中,随时注意观察患者的病情,遇有并发症及突发病情改变应配合医生做好应急处理。

第十四章　心内电生理检查和心导管射频消融治疗

第一节　概　　念

心内电生理检查是利用心脏电刺激技术和记录心电信号明确心律失常的发病机制及其严重程度和实施射频消融手术前应进行的详细检查。

心导管射频消融是指通过静脉或动脉血管进入心脏的电极导管输入一定的物理能量，以破坏心动过速病灶及折返途径,达到根治或控制心律失常发作的一种介入治疗方法。

第二节　用　物　准　备

1. 一次性手术包 1 套。

2. 穿刺针,带锁鞘、负极板,电生理检查电极导管,射频消融导管,按需准备房间隔穿刺针及房间隔穿刺鞘管。

3. 多导生理记录仪、程序刺激仪。

4. 药物　利多卡因、肝素、异丙肾上腺素、阿托品、多巴胺、普罗帕酮、地西泮等。

第三节　操　作　方　法

1. 局麻下穿刺锁骨下静脉或颈内静脉,插入冠状窦电极导管,左右股静脉插入电极导管分别置于高位右房、房室束、右心室。

2. 分别进行心房、心室等部位刺激,检查其窦房结功能、房室传导功能,判断心动过速发生机制。

3. 据心动过速发生机制穿刺动脉、静脉或行房间隔穿刺,置入合适的消融电极,以合适的能量进行消融。

4. 术中密切观察生命体征,遇有并发症及突发病情改变应配合医生做好应急处理。

5. 手术结束后,压迫已撤出鞘管的穿刺部位,止血后加压包扎。

第十五章　经皮腔内冠状动脉成形术

第一节　概　念

经皮腔内冠状动脉成形术（percutaneous transluminal coronary angioplasty，PTCA）是经外周动脉穿刺、插管，送入球囊导管，扩张狭窄的冠状动脉，达到血流通畅的目的。

第二节　用物准备

1. 冠状动脉造影用品 1 套。
2. Y 形接头、一次性延长管（30cm）、引导管、引导丝、球囊导管、压力泵。
3. 除颤器、麻醉机、吸痰装置、吸氧装置、临时起搏器。
4. 药品　利多卡因、肝素、硝酸甘油、地塞米松、多巴胺、阿托品、肾上腺素、硝普钠、注射用盐酸地尔硫䓬、盐酸替罗非班注射液、对比剂等。

第三节　操　作　方　法

1. 选择穿刺置管位置，常选用桡动脉或股动脉，也可选择肱动脉。
2. 局麻下行动脉穿刺置入鞘管，注入肝素 100U/kg，操作每延长 1 小时补充肝素 1 000~2 000U（10~20mg）。
3. 常规行冠状动脉造影。
4. 在 X 线透视下和导丝引导下，将引导管头端送至预扩张的冠状动脉，确认压力曲线无异常变化，再定位后造影，显示病变位置及病变特征。
5. 沿引导导丝，将球囊导管送至病变部位，用稀释的对比剂充盈球囊行扩张术。

6. 经引导管行冠状动脉造影,判定扩张效果。

7. 若穿刺部位为桡动脉,撤出鞘管,穿刺部位加压包扎。

8. 若穿刺部位为股动脉,酌情保留动脉内鞘管。压迫已撤出鞘管的穿刺部位,止血后加压包扎、沙袋压迫。

第十六章　经皮冠状动脉介入治疗

第一节　概　　念

经皮冠状动脉介入治疗（percutaneous coronary intervention，PCI）是指通过导丝将装有支架的球囊导管送入病变部位，缓慢撤出球囊导管，支架被留在原位并支撑于血管壁上，用于预防球囊扩张后急性闭塞或再狭窄。

第二节　用　物　准　备

1. 冠状动脉造影用品 1 套。
2. Y 形接头、一次性压力延长管、引导管、引导丝、球囊导管、压力泵、冠状动脉支架。
3. 除颤器、麻醉机、吸痰装置、吸氧装置、临时起搏器、主动脉内球囊反搏泵等。
4. 药品　利多卡因、肝素、硝酸甘油、地塞米松、多巴胺、阿托品、肾上腺素、硝普钠、注射用盐酸地尔硫䓬、盐酸替罗非班注射液、对比剂等。

第三节　操　作　方　法

1. 常规冠状动脉造影，明确病变血管位置、程度及范围。
2. 全身肝素化，注入肝素 100U/kg 体重，操作每延长 1 小时补充肝素 1 000~2 000U（10~20mg）。
3. 球囊达冠状动脉狭窄部位，使用充盈球囊扩张狭窄部位后撤出球囊。
4. 经引导导管、沿导丝送入支架导管，冠脉内支架中心位于病变段中心。
5. 支架植入后球囊在支架内以高压力扩张。使用压力泵将球囊回抽至负压状态，缓慢撤出球囊导管。
6. 再行冠状动脉造影，明确支架位置及膨胀情况。

7. 若穿刺部位为桡动脉,撤出鞘管,穿刺部位加压包扎。逐渐减压,常规 2 小时减压一次,一般 6~8 小时可完全松开,若手掌循环不良,如有发麻、发紫、发黑时应及时减压。

8. 若穿刺部位为股动脉,则处理方法如下:

(1)保留动脉内鞘管。4 小时后检测 APTT,撤出鞘管,压迫穿刺点,止血后加压包扎。

(2)使用血管吻合器或血管缝合器进行血管闭合止血后加压包扎。

第十七章 冠状动脉旋磨术

第一节 概 念

冠状动脉旋磨术,即利用高速旋转的带有微细钻石颗粒的旋磨头,将钙化斑块研磨成细小的颗粒,从而消除钙化斑块,增大管腔,形成光滑的表面。

第二节 用 物 准 备

1. 冠状动脉造影用品 1 套。经皮腔内冠状动脉成形术用品 1 套(备用)。
2. 直径 0.014in(1in=2.54cm)、长 180~300cm 导丝 1 根。
3. 冠状动脉斑块旋磨导管套组、旋磨仪、氮气。
4. 除颤器、麻醉机、吸痰装置、吸氧装置、临时起搏器、主动脉内球囊反搏泵、加压输液袋等。
5. 药品 利多卡因、肝素、硝酸甘油、盐酸维拉帕米、尼可地尔、对比剂、多巴胺、阿托品、肾上腺素、硝普钠、注射用盐酸地尔硫䓬、盐酸替罗非班注射液、地塞米松等。

第三节 操 作 方 法

1. 常规冠状动脉造影,明确病变血管位置、程度及范围。
2. 全身肝素化,注入肝素 100U/kg 体重,操作每延长 1 小时补充肝素 1 000~2 000U(10~20mg)。
3. 遵医嘱配制术中冠状动脉内用药 常用 0.9% 生理盐水 500ml 内加入硝酸甘油注射液 2.5mg、肝素钠 5 000U,使用加压输液袋加压至 300mmHg,协助术者接无菌输液器后排尽空气于台上备用。
4. 协助术者连接氮气及旋磨装置,在体外行高低速切换测试。

5. 术程 选用最大旋磨头适宜的引导导管,将其送至冠状动脉口。使用微导管将常规工作导丝交换为旋磨导丝,跨过狭窄病变送入血管远端。将旋磨头推送至引导导管近止血活瓣处,沿导丝送至冠状动脉病变近端,踩下脚闸,使旋磨头缓慢前进,反复数次,直至感觉阻力消失,转速不再下降为止。

6. 旋磨术前、中、后给予冠脉内用药,预防冠脉痉挛及慢血流。

7. 术中严密监测患者生命体征,提前予患者做好解释,予心理安慰。

8. 若穿刺部位为桡动脉,撤出鞘管,穿刺部位加压包扎。逐渐减压,常规 2 小时减压一次,一般 6~8 小时可完全松开,若手掌循环不良,如有发麻、发紫、发黑时应及时减压。

9. 若穿刺部位为股动脉,则处理方法如下:

(1)保留动脉内鞘管。4 小时后检测 APTT,撤出鞘管,压迫穿刺点,止血后加压包扎。

(2)使用血管吻合器或血管缝合器进行血管闭合止血后加压包扎。

第十八章 经皮腔内球囊二尖瓣成形术

第一节 概 念

经皮腔内球囊二尖瓣成形术（percutaneous transluminal balloon mitral valvuloplasty）是经外周静脉穿刺插管，通过穿刺房间隔，将二尖瓣扩张用球囊送入二尖瓣口进行扩张，达到降低左心房血流阻力的目的。

第二节 用 物 准 备

1. 穿刺针、穿刺鞘管、导丝、端侧孔导管（用于测肺动脉、左房、左室压力）、猪尾导管（用于监测动脉压）、房间隔穿刺针及房间隔穿刺鞘管、二尖瓣球囊导管套组（包括球囊、左房导丝、扩张管、延伸器、连接管、卡尺、刻度注射器）。

2. 敷料包、器械包各 1 个。

3. 除颤器、麻醉机、吸痰装置、吸氧装置、临时起搏器。

4. 药品 利多卡因、肝素、地塞米松、阿托品、多巴胺、对比剂等。

第三节 操 作 方 法

1. 常规经皮行股静脉穿刺置入鞘管，然后分别插入猪尾导管、端侧孔导管进行测压。

2. 穿刺房间隔，行左心房造影，测左房压、左室舒张末压。

3. 送引导球囊扩张导丝更换扩张器扩房间隔。

4. 撤出扩张管更换球囊导管于左房内，将球囊置于二尖瓣口。

5. 使用稀释对比剂快速充盈球囊，扩张二尖瓣口。

6. 扩张完毕，再次测量左房压、左室舒张末压后将球囊退至下腔静脉，行右心导管检查。

7. 撤出导管、鞘管，压迫止血，加压包扎。

第十九章 经皮腔内球囊肺动脉瓣成形术

第一节 概 念

经皮腔内球囊肺动脉瓣成形术(percutaneous transluminal balloon pulmonary valvuloplasty)是经周围静脉穿刺插管,将球囊导管送入狭窄的肺动脉瓣口进行扩张。达到解除或降低右室流出道阻力的目的。

第二节 用 物 准 备

1. 右心导管检查及右心室造影术用品 1 套。
2. 肺动脉瓣球囊导管(包括延长器、成形钢丝、卡尺、带刻度的 30ml 注射器)、导丝。
3. 除颤器、麻醉机、吸痰装置、吸氧装置、临时起搏器。
4. 药品 利多卡因、肝素、地塞米松、阿托品、多巴胺、对比剂等。

第三节 操 作 方 法

1. 常规右心导管检查及右心室造影。明确肺动脉瓣口及环的内径。
2. 选择直径适当的球囊导管。
3. 肝素化 按 125U/kg 自导管内注入肝素。
4. 送肺动脉导管前端至左下肺动脉远端,经导管送入导丝,前端超出导管端部,撤出导管。
5. 沿导丝送入扩张管。扩张血管穿刺口。沿导丝送入球囊导管,其中心位于狭窄部位。
6. 使用稀释对比剂充盈球囊,待球囊切迹消失后维持压力 6~10 秒,使用注射器将球囊回抽至负压状态,效果不满意可重复 2~3 次,每次间隔 3~5 分钟。
7. 撤出球囊导管,重复右心室造影、测肺动脉瓣上及瓣下压差与心输出量。
8. 拔出导管、鞘管。压迫穿刺部位,止血后加压包扎。

第二十章　动脉导管未闭封堵术

第一节　概　　念

动脉导管未闭(patent ductus arteriosus,PDA)封堵术是经右股静脉穿刺插管,通过输送器置入封堵器送至 PDA 处,堵塞左向右分流。封堵有多种方法,目前主要采用 Amplatzer 法及 coil 法。

第二节　用 物 准 备

1. 左、右心导管检查及造影用品 1 套。
2. 敷料包、器械包各 1 个。
3. 穿刺鞘、加硬导丝、PDA 封堵器及其输送系统。
4. 除颤器、麻醉机、吸痰装置、吸氧装置、临时起搏器。
5. 药品　利多卡因、肝素、地塞米松、阿托品、多巴胺、对比剂等。

第三节　操 作 方 法

1. 局麻或全麻下行股静脉、股动脉穿刺并置入鞘管。
2. 经股静脉送入端侧孔导管行右心导管检查。经股动脉鞘管内送入猪尾导管,行主动脉弓降部造影,确定动脉导管未闭的位置、大小形态。
3. 肝素化(100U/kg)。
4. 将输送器自肺动脉侧经未闭的动脉导管送入降主动脉。选择适宜的封堵器,安装于传送钢缆顶端,经输送鞘管将封堵器送至降主动脉。
5. 待封堵器固定盘完全张开后,将输送鞘管、传送导丝回撤至未闭动脉导管的主动脉侧,使其腰部完全卡于未闭的动脉导管内。
6. 10 分钟后重复主动脉弓造影,观察未闭的动脉导管封堵效果。
7. 撤出导管、鞘管。压迫穿刺部位,止血后加压包扎。

第二十一章　房间隔缺损封堵术

第一节　概　念

房间隔缺损（atrial septal defect，ASD）封堵术是经股静脉穿刺插管，置入输送器，经输送器置入封堵器送至房间隔缺损处，达到闭合房间隔缺损的目的。

第二节　用物准备

1. 常规行右心导管检查物品 1 套。
2. ASD 封堵器、输送器、加硬导丝。
3. 彩色多普勒超声心动图仪、除颤器、麻醉机、吸痰装置、吸氧装置、临时起搏器。
4. 药品　利多卡因、肝素、阿托品、多巴胺等。

第三节　操作方法

1. 局麻或全麻下行右股静脉穿刺，置鞘管。
2. 常规行右心导管检查。
3. 肝素化（100U/kg）。
4. 经端侧孔导管置入加硬导丝，沿加硬导丝送入输送鞘。
5. 选择适宜的封堵器，置于输送器内芯的前端。
6. 将带有封堵器的输送器送入左房，待封堵器的左房侧盘及腰部张开后，回撤输送器内芯，在超声监视下使左房盘与左房壁充分相贴，腰部完全卡于房间隔缺损处内。
7. 经超声证实封堵器位置合适后，松开输送器内芯将封堵器释放，撤出输送装置。
8. 术后重复右心导管检查证实疗效。
9. 撤出导管、鞘管。压迫穿刺部位，止血后加压包扎。

第二十二章 室间隔缺损封堵术

第一节 概 念

室间隔缺损(ventricular septal defect,VSD)封堵术是经股动脉和 / 或股静脉置入输送器,经输送器置入封堵器送至室间隔缺损处,达到闭合室间隔缺损的目的。

第二节 用 物 准 备

1. 左、右心导管检查及造影用品 1 套。
2. 敷料包、器械包各 1 个。
3. 加硬导丝、VSD 封堵器,输送器、网篮导丝。
4. 除颤器、麻醉机、吸痰装置、吸氧装置、临时起搏器。
5. 药品 利多卡因、肝素、地塞米松、阿托品、多巴胺、对比剂等。

第三节 操 作 方 法

1. 局麻或全麻下行股静脉、股动脉穿刺并置入鞘管。
2. 经股静脉鞘管送入端侧孔导管行右心导管检查。经股动脉鞘管内送入猪尾导管,行左室长轴斜位造影,确定室间隔缺损的位置、大小形态。然后行升主动脉造影观察有无主动脉瓣脱垂及反流。
3. 肝素化(100U/kg)。
4. 经股动脉途径送入猪尾导管沿超滑导丝经 VSD 入右心室,然后到主肺动脉。经股静脉途径送入网篮导丝至主肺动脉内将超滑导丝头端抓住,将其头端拉住,拉出主动脉,从而建立股静脉 - 右心室 -VSD- 左心室 - 股动脉轨道。
5. 沿超滑导丝将输送鞘管送入左室内。选择适宜的封堵器,安装于传送钢缆顶端,经输送鞘管将封堵器送至左室内。

6. 在 X 线透视下，先打开左室侧盘，回撤至 VSD 的左室侧，左侧伞的位置及形态满意后，继续回撤鞘管打开封堵器的右室侧盘。

7. 10 分钟后重复左室及升主动脉造影，观察室间隔缺损封堵效果。

8. 撤出导管、鞘管。压迫穿刺部位，止血后加压包扎。

第二十三章　外周血管病的介入治疗

第一节　概　　念

外周血管腔内成形术及支架植入术,即经皮穿刺股动脉或肱动脉,将球囊植入病变血管进行扩张,必要时可植入血管内支架,使狭窄血管再通。

第二节　用物准备

1. 动脉鞘管、穿刺针、造影管、压力延长管、压力传感器、三联三通、三环注射器、Y形接头、引导丝、引导管、球囊导管、压力泵、外周血管支架。
2. 敷料包、器械包各1个。
3. 除颤器、麻醉机、吸痰装置、吸氧装置、临时起搏器。
4. 药品　利多卡因、肝素、地塞米松、阿托品、多巴胺、硝普钠、肾上腺素、对比剂等。

第三节　操　作　方　法

1. 常规股动脉穿刺,送入鞘管。
2. 将引导导管送至靶血管,造影证实病变部位,再送入导丝。
3. 沿导丝送入适合型号的球囊导管至狭窄段中心,用稀释对比剂加压充盈球囊扩张,撤出球囊,依扩张后情况置入支架。
4. 在X线透视下,造影确认支架释放情况。
5. 撤出动脉鞘管,穿刺动脉分别予以缝合或封堵处理,通过造影查看动脉缝合情况,伤口加压包扎。

第二十四章　主动脉内球囊反搏植入术

第一节　概　念

主动脉内球囊反搏(intra-aortic balloon pump counterpulsation,IABP)是目前心血管疾病临床应用最广泛的机械循环辅助装置之一。1958年Harken首次描述主动脉内球囊反搏的概念,1967年Kantrowitz首次在临床应用并获得成功,至今在国内外已较普遍地应用,随着主动脉球囊反搏技术的不断更新,IABP越来越成为救治重症心脏患者的"必备武器"。在手术室、心导管室及重症监护病房均可进行IABP的植入操作。

主动脉内球囊反搏的原理是用心电或主动脉压力触发控制,心脏收缩主动脉瓣开放瞬间,气囊迅速排空,主动脉内压力骤降,心脏后负荷下降,心肌耗氧减少,每搏输出量增加;心脏舒张主动脉瓣关闭时,气囊迅速膨胀,球囊近心端舒张压升高,提高冠状动脉灌注压和血流量。

第二节　用　物　准　备

1. 主动脉球囊反搏机1台、主动脉球囊管1套、无菌治疗巾、无菌手套、无菌消毒用品、肝素盐水冲洗液、加压输液袋等。

2. 球囊的选择与准备　根据患者身高和主动脉的大致直径选择主动脉球囊管的大小,一般以球囊充气时使主动脉阻塞90%~95%较合适。球囊导管为一次性应用。根据球囊类型及充气量的多少,按照表24-2-1参数选择适合的球囊(心血管患者常用型号)。

表 24-2-1　主动脉内反搏球囊型号对照表

	普通球囊			高灌注球囊		
球囊型号(cc)	25	34	40	30	40	50
患者身高/cm	<152	152~162	162~183	<152	152~162	≥162
导管直径/F	7.5	7.5	7.5	7.5	7.5	7.5
球囊直径/mm	15	15	15	16	16	17.4
球囊长度/mm	165	221	258	178	229	258

第三节 操 作 方 法

1. 局麻下行股动脉穿刺,置入"J"形引导钢丝。

2. 使用扩张鞘预扩张后置入鞘管。

3. 将单向阀固定在体外管道上,使用配套的注射器对球囊进行负压处理。

4. 使用 3~5ml 肝素盐水冲洗导管中心腔。

5. 在透视下,将经过负压处理的球囊通过导丝引导送入目标位置。

6. 确定球囊位置后,取出导丝,从中心腔回抽 3ml 血液丢弃,立即使用肝素盐水冲洗中心腔,连接标准压力监测套件。

7. 去除体外导管末端的单向阀,将体外导管与气路延长管连接后,再连接至仪器氦气接口处。

8. 校准压力,遵医嘱调整至适宜参数后开始主动脉内球囊反搏。

9. 使用缝合线将鞘管和中心腔保护套固定在皮肤上,并妥善固定其余管路。

10. 术后严密观察患者血流动力学及末梢循环情况,嘱患者下肢保持伸直,防止导管打折。

第二十五章　心内膜心肌活检

第一节　概　　念

　　心内膜心肌活检是利用导管式活检钳,经周围血管到达右心室或左心室以夹取心内膜下心肌组织进行组织学检查的一种技术。

第二节　用　物　准　备

1. 器械类穿刺针　7F 动脉鞘管,7F 心肌活检钳。
2. 药品类　生理盐水,对比剂,2% 利多卡因,肝素,各种抢救药品。
3. 敷料包器械包　5ml 注射器 1 个,10ml 注射器 2 个,无菌针头若干。
4. 急救设备临时起搏器　除颤器,氧气,麻醉机,吸引器等。

第三节　操　作　方　法

　　1. 协助患者去枕平卧于导管床上,头偏向左侧,充分暴露颈胸部手术野,给予心电导联监测、吸氧、指导患者配合。

　　2. 协助医生进行局部消毒,铺无菌巾;协助打开手术器械,进行右颈内静脉穿刺;协助采集活检标本,并及时送检。

　　3. 术中认真听取患者主诉,如患者主诉持续胸痛,并伴有进行性加重应及时提醒医生处理。

　　4. 密切观察生命体征变化,预防并发症发生。当心电监测出现持续室速,患者出现呼吸频率、节律及深度变化,或 / 和伴有咳嗽、胸痛等症状时,要引起高度重视,及时配合医生处理。

　　5. 观察穿刺部位有无血肿及渗出。

　　6. 活检手术完成后,即可拔出鞘管,局部压迫 5~10 分钟,使用无菌敷料进行贴膜包扎。

第二十六章　经皮腔内室间隔心肌化学消融术

第一节　概　　念

经皮腔内室间隔心肌化学消融术,是用导管将95%酒精选择性地阻断梗阻性肥厚型心肌病患者冠状动脉左前降支的靶间隔支,造成可控制的室间隔心肌梗死。术后数月内可使室间隔基底部变薄和重构,使患者左室流出道压力差下降,临床症状明显改善。

第二节　用 物 准 备

1. 器械类　压力传感器、三联三通、三环注射器2套,穿刺针,动脉鞘管,带锁穿刺鞘管,造影导丝,端侧造影管,猪尾造影管,Y形接头,引导管,引导丝,OTW(over the wire)球囊,压力泵,临时起搏电极。
2. 药品类　95%酒精、吗啡、利多卡因、肝素、硝酸甘油及阿托品、多巴胺等各种抢救药品。
3. 敷料包和器械包各1套,注射器若干。
4. 多普勒超声仪1台,临时起搏器1台。
5. 急救设备　除颤器、麻醉机、吸痰装置、吸氧装置。

第三节　操 作 方 法

1. 协助患者去枕平卧于导管床上,头偏向左侧,充分暴露颈胸部、双侧腹股沟及右侧桡动脉手术野,给予心电导联监测,吸氧,指导患者配合。
2. 协助医生进行局部消毒,铺无菌巾。
3. 行颈内静脉穿刺或股静脉穿刺置入鞘管,在X线透视下,将临时起搏电极头端经右心房置入右心室,调整电极位置,连接临时起搏器调试至适宜的数据,局部缝合固定。

4. 连接双套压力监测装置,排尽空气,与大气相通,校准零点。

5. 行右侧桡动脉穿刺置入鞘管,给予适量肝素,在 X 线透视下和造影导丝引导下将猪尾导管或端侧导管送至左心室,撤出导丝,排出空气后连接第一压力套组,观察左心室压力曲线。

6. 行右侧股动脉穿刺置入鞘管,在 X 线透视下和造影导丝引导下将引导导管送至升主动脉,撤出导丝,排除空气后连接第二压力套组,观察升主动脉压力曲线,对比压力阶差。

7. 行胸外多普勒超声检查,检测左室流出道压力差,确定靶间隔支。

8. 在 X 线透视下将引导管放置至左冠状动脉开口处,先确认压力曲线无异常变化,再定位后推注对比剂造影。沿引导管送入引导导丝至靶间隔支远端。再沿引导导丝将 OTW 球囊导管送到位,用稀释的对比剂充盈球囊行扩张术,保持固定压力值,球囊保持最佳扩张状态。

9. 经静脉推注 5mg 吗啡镇痛,在 X 线透视及多普勒超声仪监测下,沿 OTW 球囊导管的中心腔缓慢推注少量 95% 酒精,压力差下降后造影观察梗死部位。至压力差下降适宜时,停止推注酒精,造影观察后撤出球囊。

10. 术中观察　认真听取患者主诉,密切观察生命体征变化,预防心律失常等并发症发生,密切注意压力差的变化,及时记录。

11. 手术结束,酌情保留临时起搏导管及股动脉内鞘管。静脉鞘管及桡动脉鞘管可即刻拔除,局部压迫止血,加压包扎。

第二十七章　经导管主动脉瓣膜置换术

第一节　概　　念

经导管主动脉瓣膜置换术(trancatheter aortic valve replacement,TAVR),又称经导管主动脉瓣膜置入术(trancatheter aortic valve implantation,TAVI),是指将组装完备的人工主动脉瓣经导管置入到病变的主动脉瓣处,在功能上完成主动脉瓣的置换。自2002年首例成功以来,TAVR已成为老年主动脉瓣狭窄患者的一线治疗手段。

第二节　用 物 准 备

1. 器械类　压力传感器、三联三通、三环注射器2套,穿刺针,动脉鞘管,带锁穿刺鞘管,造影导丝,端侧造影管,猪尾造影管(普通猪尾造影管及刻度猪尾造影管各1根),右冠造影导管,临时起搏电极,超硬导丝,导引鞘管,主动脉瓣扩张用球囊,主动脉瓣膜输送系统,主动脉瓣膜。另常规准备冠状动脉支架植入所需耗材,以备术中出现冠脉相关并发症时使用。

2. 药品类　麻醉用药(遵医嘱准备)、常规用药(常温及冰冻0.9%生理盐水、利多卡因、肝素、硝酸甘油、对比剂)、抢救用药(多巴胺、阿托品、地塞米松、肾上腺素等)。

3. 敷料包2套,介入器械包及TAVR专用器械包各1套,注射器若干。

4. 多普勒超声仪1台,临时起搏器1台,麻醉呼吸机1台。

5. 急救设备　除颤器、吸痰装置、吸氧装置、主动脉内球囊反搏泵。

第三节　操 作 方 法

1. 协助患者去枕平卧于导管床上,充分暴露颈胸部、双侧腹股沟及右侧桡动脉手术野,连接体外除颤电极片,给予心电、血压、氧饱和度监测,建立输血通路,指导患者配合。

2. 麻醉科诱导麻醉,予以喉罩置入或气管插管,麻醉机吸氧,持续药物泵入,给予深度麻醉、中心静脉压、氧饱和度等监测。

3. 协助医生进行术野消毒,铺无菌巾。

4. 行颈内静脉穿刺或股静脉穿刺置入鞘管,在 X 线透视下,将临时起搏电极头端经右心房置入右心室,调整电极位置,连接临时起搏器调试至适宜参数,局部固定。

5. 连接双套压力监测装置,排尽空气,与大气相通,校准零点。

6. 在多普勒血管超声引导下,行桡动脉和 / 或股动脉穿刺,行冠状动脉造影,明确冠脉开口位置、血管病变程度及范围,依据血管情况判定是否进行冠脉介入治疗干预。

7. 主路径动脉血管更换适宜的导引鞘,双缝合器预置,肝素 5 000U 动脉内注入,全身肝素化。5 分钟后测 ACT,ACT 范围 200~300 秒。

8. 在 X 线透视下,经造影导丝引导将造影导管送至主动脉根部,通过导丝交换,完成导丝跨越主动脉瓣口进入左心室,更换造影导管,将角度猪尾导管送至左心室,撤出导丝,连接第一压力传感器,记录左心室压。

9. 在 X 线透视下,经造影导丝引导将猪尾导管送至主动脉根部,撤出导丝,连接第二压力传感器,记录主动脉压,测量并记录跨瓣压差。

10. 特硬导丝塑形后,经造影导管送至左心室,保留导丝撤出导管。

11. 沿特硬导丝送入球囊导管至主动脉瓣口位置,通过造影定位,临时起搏器进行快速心室起搏(180 次 /min),完成心室夺获,使用 50ml 螺旋口注射器用稀释对比剂充盈球囊,待球囊切迹消失后维持压力 3~5 秒,将球囊回抽至负压状态,同时停止心室快速起搏,效果不满意可重复扩张,之后撤出球囊。

12. 将瓣膜安装在输送装置上,沿特硬导丝送至主动脉瓣口位置,通过造影或经食管超声确定位置,临时起搏器进行快速心室起搏(120 次 /min),依据瓣膜类型的不同,通过相应步骤释放瓣膜,行主动脉造影及多普勒心脏超声,明确瓣周漏及冠脉灌注情况,如有必要可行瓣膜再扩张。

13. 通过造影导管再次测量和记录左心室压、主动脉压及跨瓣压差。

14. 撤出动脉鞘管,穿刺动脉分别予以缝合或封堵处理,通过造影查看动脉缝合情况,伤口加压包扎。

15. 依据患者心律和心率的情况,临时起搏器保留或拔除。

16. 患者麻醉苏醒后,送至病区专人监护。

第四篇　外科手术篇

第二十八章 心血管外科手术器械

第一节 成人心血管外科手术基础器械

成人心血管外科手术基础器械见表 28-1-1。

表 28-1-1 成人心血管外科手术基础器械

器械名称	器械数量
扣扣钳	20
钢丝拧	1
持针器（18cm）	2
金柄持针器（20cm）	2
金柄持针器（22cm）	2
管道钳	5
肾蒂钳	1
直角钳（大）	1
直角钳（小）	1
管道剪	1
组织剪	4
会阴剪	1
钢丝剪	1
刀柄（4#）	1
刀柄（7#）	2
扁桃钳（长）	1
扁桃钳（短）	2
血管钳	10

续表

器械名称	器械数量
蚊氏钳	20
无损伤镊(22cm)	1
无损伤镊(20cm)	2
组织镊	2
胸骨牵开器	1
吸引器头	2
线引子	2
神经拉钩	1
片拉钩(宽)	1
片拉钩(窄)	1
甲状腺拉钩	1
心房拉钩	1
静脉拉钩	2
药杯	2
吸针板	1

第二节 儿科心血管外科手术基础器械

儿科心血管外科手术基础器械见表 28-2-1。

表 28-2-1 儿科心血管外科手术基础器械

器械名称	器械数量
扣扣钳	15
钢丝拧	1
持针器(18cm)	2
金柄持针器(粗 18cm)	2
金柄持针器(细 18cm)	2
管道钳	5

续表

器械名称	器械数量
肾蒂钳(小)	1
直角钳(大)	1
直角钳(小)	1
管道剪	1
组织剪	4
会阴剪	1
钢丝剪	1
刀柄(4号)	1
刀柄(7号)	2
扁桃钳(18cm)	3
血管钳	5
蚊氏钳	25
无损伤镊(20cm)	2
组织镊	2
儿科胸骨牵开器	3
吸引器头(细)	3
线引子	1
神经拉钩	1
锄头钩	1
片拉钩(窄)	1
甲状腺拉钩(小)	1
静脉拉钩(大)	1
静脉拉钩(小)	2
刮匙	1
药杯	2
吸针板	1

第三节 心血管外科精密器械

一、先天性心脏病手术精密器械（表28-3-1）

表28-3-1 先天性心脏病手术精密器械（A包）

器械名称	器械数量
升主动脉阻断钳	1
无损伤镊子	1
笔式持针器	1

二、瓣膜病手术精密器械（表28-3-2）

表28-3-2 瓣膜病手术精密器械（B包）

器械名称	器械数量
升主动脉阻断钳	1
宫颈钳	1
熊掌镊	1
医用勺	1
持针器（长）	2
测瓣器	4

三、冠心病手术精密器械（表28-3-3、表28-3-4）

表28-3-3 冠心病手术精密器械（C包）

器械名称	器械数量
升主动脉阻断钳	1
主动脉侧壁钳	1
熊掌镊	1

表 28-3-4　搭桥器械包

器械名称	器械数量
笔式持针器	3
无损伤镊（冠脉镊）	3
无损伤镊（乳内镊）	1
冠脉刀柄	1
冠状动脉剪（前向 25°）	1
冠状动脉剪（直角 90°）	1
冠状动脉剪（回头 125°）	1
静脉剪	1
钛夹钳（红）	1
血管探针（冠脉探子）	3
凹凸齿止血夹（哈巴狗阻断钳）	5
冲洗针（橄榄针头）	2
冠脉剥离子	1

四、血管外科手术精密器械（表 28-3-5、表 28-3-6）

表 28-3-5　锁插包

器械名称	器械数量
外周动脉阻断钳	3
乳突牵开器	1
无损伤镊	1
笔式持针器	1
神经拉钩	1

表 28-3-6　血管包

器械名称	器械数量
血管阻断钳	3
无损伤镊（长）	1
笔式持针器	1
钛夹钳（红）	1

第四节　血管取材手术器械

血管取材手术器械见表 28-4-1。

表 28-4-1　血管取材手术器械

器械名称	器械数量
持针器(18cm)	2
直角钳(小)	1
扁桃钳	1
血管钳	5
蚊氏钳	15
乳内牵开器	1
无损伤镊	2
组织镊	2
组织剪	1
组织剪(长 20cm)	1
眼科剪	1
眼科镊	1
刀柄(4 号)	1

第五节　应急体外循环手术器械

应急体外循环手术器械见表 28-5-1。

表 28-5-1　应急体外循环手术器械

器械名称	器械数量
肾蒂钳	1
扁桃钳	1
血管钳	5
蚊式钳	15
直角钳	1
胸骨牵开器	1

续表

器械名称	器械数量
无损伤镊	3
钢丝剪	1
线引子	1
扣扣钳	15
持针器	3
钢丝拧	1
管道钳	5
吸引器头	2
刀柄	2
剪刀	3
拉钩	2

第二十九章　常见的心脏外科手术体外循环建立方式

体外循环是利用一系列特殊人工装置将回心静脉血引流到体外,经人工方法进行气体交换,调节温度和过滤后,输回体内动脉系统的生命支持技术。体外循环装置(人工心肺机)由人工心(血泵)、人工肺(氧合器)、变温器、管道、滤器、操纵台及电子仪器等部分组成。本章主要介绍三种心脏外科手术常见的体外循环建立方式:升主动脉+上下腔静脉插管(A)、升主动脉+右心房腔静脉插管(B)、股动脉+右心房腔静脉插管(C)。

第一节　体外循环方式 A——升主动脉 + 上下腔静脉插管

升主动脉+上下腔静脉插管手术步骤及护理配合见表 29-1-1。

表 29-1-1　手术步骤及护理配合

手术步骤	护理配合
1. 切皮	23 号刀、电刀依次切开真皮、皮下组织、肌肉,会阴剪剪开剑突,片拉钩分离胸骨后间隙
2. 开胸	电动胸骨锯自剑突向上锯开胸骨,骨蜡、电凝止血,牵开器牵开胸骨
3. 切开、悬吊心包	电刀切开心包,单针涤纶牵引线悬吊 4~5 针
4. 缝主动脉插管荷包	2-0 涤纶编织线 2 针,先正针后反针,分别套阻断管、蚊式钳固定
5. 缝主动脉灌注针荷包线	2-0 涤纶编织线 1 针,套阻断管、蚊式钳固定
6. 游离主肺动脉间隔	电刀、组织剪
7. 游离上腔静脉	电刀、组织剪分离,直角钳、扁桃钳带阻断带,血管钳固定
8. 游离下腔静脉	电刀、组织剪游离,肾蒂钳、扁桃钳带阻断带,血管钳固定
9. 固定体外循环管道	扣扣钳 2 把、细纱条。左、右心吸引管、管道阻断钳 3 把、粗剪刀
10. 插主动脉插管	扁桃钳、白线绳、11 号刀、主动脉插管,排气后连接,2 把血管钳固定
11. 插上腔静脉插管	蚊式钳 2 把、白线绳、11 号刀、上腔静脉插管
12. 插下腔静脉插管 (与体外医生核对管道无误后转机)	11 号刀、下腔静脉插管
13. 固定灌注管道	血管钳 1 把固定左心管、蚊式钳 1 把固定灌注管,备灌注针头

第二节　体外循环方式 B——升主动脉 + 右心房腔静脉插管

升主动脉 + 右心房腔静脉插管手术步骤及护理配合见表 29-2-1。

表 29-2-1　手术步骤及护理配合

手术步骤	护理配合
1. 切皮	23 号刀、电刀依次切开真皮、皮下组织、肌肉,会阴剪剪开剑突,片拉钩分离胸骨后间隙
2. 开胸	电动胸骨锯自剑突向上锯开胸骨,骨蜡、电凝止血,牵开器牵开胸骨
3. 切开、悬吊心包	电刀切开心包,单针涤纶牵引线悬吊 4~5 针
4. 缝主动脉插管荷包	2-0 涤纶编织线 2 针,先正针后反针,分别套阻断管、蚊式钳固定
5. 缝主动脉灌注针荷包线	2-0 涤纶编织线 1 针,套阻断管、蚊式钳固定
6. 缝右心房插管荷包	2-0 涤纶编织线 1 针,套阻断管、蚊式钳固定
7. 固定体外循环管道	扣扣钳 2 把、细纱条。左、右心吸引管、管道阻断钳 3 把、粗剪刀
8. 插主动脉插管	扁桃钳、白线绳、11 号刀、主动脉插管,排气后连接,2 把血管钳固定
9. 插右房腔静脉插管(与体外医生核对管道无误后转机)	蚊式钳 2 把、白线绳、11 号刀、右房腔静脉插管
10. 固定灌注管道	血管钳 1 把固定左心管、蚊式钳固定灌注管,备灌注针头

第三节　体外循环方式 C——股动脉 + 右心房腔静脉插管

股动脉 + 右心房腔静脉插管手术步骤及护理配合见表 29-3-1。

表 29-3-1　手术步骤及护理配合

手术步骤	护理配合
1. 切开、游离股动脉	23 号刀、电刀依次切开真皮、皮下组织,递乳突牵开器,显露股动脉;直角钳、白线绳,游离股动脉近远两端,近心端套阻断管;侧支血管 7 号丝线结扎

续表

手术步骤	护理配合
2. 胸骨正中切口开胸	23 号刀、电刀依次切开真皮、皮下组织、肌肉,会阴剪剪开剑突,片拉钩分离胸骨后间隙,电动胸骨锯自剑突向上锯开胸骨,骨蜡、电凝止血,牵开器牵开胸骨
3. 切开、悬吊心包	电刀切开心包,单针涤纶牵引线悬吊 4~5 针
4. 缝右心房插管荷包	2-0 涤纶编织线 1 针,套阻断管、蚊式钳固定
5. 股动脉插管	血管阻断钳阻断股动脉近远端、11 号刀、组织剪横断股动脉,动脉插管,排气后连接,白线绳、血管钳固定
6. 右心房腔静脉插管 (与体外医生核对管道无误后转机)	蚊氏钳、镊子显露,11 号刀、组织剪,腔静脉插管,白线绳固定
7. 固定灌注管道	血管钳 1 把固定左心管,蚊式钳 1 把固定灌注管,备灌注针头
8. 缝左心引流管荷包	2-0 涤纶编织线双反针(长针持),套长阻断管、蚊氏钳固定
9. 插左心引流管	镊子、11 号刀、长剪刀,左心引流管

第三十章 成人心血管外科手术护理配合

第一节 主动脉瓣置换术

主动脉瓣是连接左室和主动脉的半月形瓣,位于左室流出道的终末端,分隔左室流出道和主动脉。正常的主动脉瓣由三个半月状的瓣叶组成,瓣叶可向升主动脉腔内打开。瓣叶游离缘与瓣叶主动脉附着壁之间的空腔是主动脉窦(Valsalva 窦)。左、右冠状动脉的开口分别起源于其中的两个瓣窦,因此三个瓣窦分别命名为左冠窦、右冠窦和无冠窦(后窦),而与其相连的瓣叶分别也命名为左冠瓣、右冠瓣和无冠瓣(后瓣)。主动脉瓣疾病以风湿性心脏病所致占多数,还包括先天性心脏瓣膜发育畸形和老年性瓣膜退行性变或其他原因(如感染、马方综合征、外伤等)造成的主动脉瓣疾病。主要病理改变为:主动脉瓣狭窄、主动脉瓣关闭不全。本节主要阐述应用机械瓣膜或无支架生物瓣膜进行主动脉瓣置换手术的护理配合。

1. **手术体位** 仰卧位。
2. **手术切口** 胸骨正中切口。
3. **手术器械** 成人心血管外科手术基础器械、B 包、笔式针持。
4. **手术用物** ①一次性耗材:无菌显影纱布、无菌生理盐水、手术贴膜、吸引器管、胸腔引流管、负压引流瓶、无菌外科手套、鼻导管、电刀笔、注射器、骨蜡、带针钢丝、心外膜临时起搏导线。②缝线:7 号丝线、7×17 涤纶编织线、4×12 涤纶编织线、2-0 缝合线、3-0 缝合线、5-0 缝合线、3-0 可吸收缝合线、2-0 换瓣线。③特殊物品:人工瓣膜、涤纶补片。
5. **手术步骤及护理配合**见表 30-1-1。

表 30-1-1 手术步骤及护理配合

手术步骤	护理配合
常规消毒铺单	常规配合
开胸、建立体外循环	同"体外循环方式 B"
缝左心引流管荷包线	2-0 涤纶线双头针带垫片,套阻断管,蚊式钳固定
插左心引流管	11 号刀、左心引流管

续表

手术步骤	护理配合
阻断升主动脉,灌注停跳液	血管阻断钳
切开主动脉	11 号刀、牵引线悬吊主动脉壁,蚊氏钳固定
切除病变瓣膜	11 号刀、长组织剪。如瓣膜钙化严重,备扁桃钳、咬骨钳
测量主动脉瓣环大小	相应型号测瓣器
缝合人工主动脉瓣	连续缝合:3-0 缝合线 3 针;间断缝合:2-0 换瓣线 12~15 针(夹针顺序为正针 - 正针 - 反针)
探查人工瓣膜功能	瓣膜测试器
缝合主动脉壁	5-0 缝合线带垫片 2 针连续缝合(夹针顺序为反针 - 正针)
开放升主动脉阻断钳	备心内除颤器
拔右心房静脉插管	管道阻断钳阻断右房静脉插管,11 号刀切除固定线绳,单针涤纶线缝扎
拔主动脉插管	管道阻断钳阻断主动脉插管,11 号刀切除固定线绳,递单针涤纶线缝扎
安置胸腔引流管、缝合心包	11 号刀做切口,2-0 涤纶线缝合,递扁桃钳牵引引流管
缝合心包	涤纶编织线间断缝合心包,清点手术用物
胸骨穿钢丝、关胸	递扣扣钳带钢丝。递钢丝剪、钢丝拧
缝合肌肉、缝合皮肤	2-0 缝合线缝合肌肉,3-0 可吸收缝合线缝合皮肤,连接负压引流瓶

第二节　二尖瓣成形术

二尖瓣是人体心脏中最为复杂的结构之一,主要由五种不同的结构组成,包括:瓣环、两个瓣叶(前叶和后叶)、腱索、乳头肌以及左心室。瓣环作为心脏纤维骨架结构的一部分,是心肌结缔组织区域,二尖瓣瓣叶与其相连,位于左心房和左心室的交界区。

二尖瓣狭窄(mitral stenosis,MS)是二尖瓣叶增厚,交界粘连、融合,瓣下腱索痉挛所致二尖瓣口开放幅度变小或梗阻,引起左心房血流受阻。

二尖瓣关闭不全(mitral insufficiency,MI)是指由于二尖瓣在解剖结构和 / 或功能上的异常而造成左心室内血液部分反流到左心房。最常见的病因包括二尖瓣脱垂综合征、退行性变、风湿热、心肌缺血以及感染性心内膜炎等。

1. 手术体位　仰卧位。

2. 手术切口　胸骨正中切口。

3. 手术器械　成人心血管外科手术基础器械、B 包。

4. 手术用物　①一次性耗材:无菌显影纱布、无菌生理盐水、手术贴膜、吸引器管、胸腔引流管、负压引流瓶、无菌外科手套、鼻导管、电刀笔、注射器、骨蜡、带针钢丝、心外膜临时起搏导线。②缝线：7 号丝线、7×17 涤纶编织线、4×12 涤纶编织线、2-0 缝合线、3-0 缝合线、4-0 缝合线、5-0 缝合线、3-0 可吸收缝合线、2-0 换瓣线。③特殊物品：瓣膜成形环、涤纶补片。

5. 手术步骤及护理配合见表 30-2-1。

表 30-2-1　手术步骤及护理配合

手术步骤	护理配合
常规消毒铺单	常规配合
开胸、建立体外循环	同"体外循环方式 A"
缝左心引流管荷包线	2-0 涤纶线双头针带垫片，套阻断管，蚊式钳固定
插左心引流管	11 号刀、左心引流管
切开右心房	11 号刀、右房拉钩
切开房间隔	11 号刀、长组织剪、静脉拉钩、牵引线悬吊房间隔，蚊式钳固定
清除血栓	刮匙、熊掌镊、纱布球
探查二尖瓣	直角钳、神经拉钩
瓣膜狭窄交界切开	15 号刀、长组织剪、扁桃钳
二尖瓣成形环固定	2-0 换瓣线（12~15 针）间断缝合成形环。4-0 或 5-0 缝合线缝合瓣叶
检查成形效果	打水器
缝合房间隔	2-0 缝合线连续缝合
缝合右房壁	4-0 滑线双头针带垫片连续缝合
拔下腔静脉插管	管道阻断钳阻断下腔静脉插管，拔除，4-0 缝合线缝合
拔上腔静脉插管	管道阻断钳阻断上腔静脉插管，拔除，直角钳、7 号线结扎后，单针涤纶线缝扎
拔主动脉插管	管道阻断钳阻断主动脉插管，11 号刀切除固定线，拔除
安放胸腔引流管、缝合心包	11 号刀做切口，涤纶线缝合，扁桃钳牵引引流管。涤纶线间断缝合心包（清点纱布及手术器械）
常规止血关胸	常规配合

第三节　二尖瓣置换术

1. 手术体位　仰卧位。

2. 手术切口　胸骨正中切口。

3. 手术器械　成人心血管外科手术基础器械、B 包。

4. **手术用物** ①一次性耗材：无菌显影纱布、无菌生理盐水、手术贴膜、吸引器管、胸腔引流管、负压引流瓶、无菌外科手套、鼻导管、电刀笔、注射器、骨蜡、带针钢丝、心外膜临时起搏导线。②缝线：7 号丝线、7×17 涤纶编织线、4×12 涤纶编织线、2-0 缝合线、4-0 缝合线、3-0 可吸收缝合线、2-0 换瓣线。③特殊物品：人工瓣膜、涤纶补片。

5. **手术步骤及护理配合**见表 30-3-1。

表 30-3-1　手术步骤及护理配合

手术步骤	护理配合
常规消毒铺单	常规配合
开胸建立体外循环	同二尖瓣成形手术配合
缝左心引流管荷包线	2-0 涤纶线双头针带垫片，套阻断管，蚊式钳固定
插左心引流管	11 号刀、左心引流管
切开右心房	11 号刀、右房拉钩
切开房间隔	11 号刀、长组织剪、静脉拉钩、牵引线悬吊房间隔，蚊式钳固定
切除病变瓣膜	11 号刀、宫颈钳、长组织剪
测量瓣环大小	相应型号测瓣器
缝合人工瓣膜	连续缝合：2-0 缝合线（反针）带垫片；间断缝合：2-0 换瓣线 12~15 针
探查人工瓣膜功能	瓣膜测试器
后续步骤同二尖瓣成形手术	同二尖瓣成形手术配合

第四节　心脏黏液瘤切除术

心脏黏液瘤是最常见的心脏原发肿瘤，可发生于各房、室腔，最常见于左心房，约占 75%，其次为右心房，少数位于心室，位于瓣膜者极罕见。黏液瘤绝大部分为单发性，但也有可能多发。瘤体直径可为 1~15cm，多数为 5~6cm。通常带蒂，瘤体可随心脏的收缩、舒张活动。质软而脆，容易破碎，脱落后引起周围动脉栓塞或脑血管栓塞，因此一经诊断应尽快手术治疗。

1. **手术体位**　仰卧位。

2. **手术切口**　胸骨正中切口。

3. **手术器械**　成人心血管外科手术基础器械、A 包。

4. **手术用物**　①一次性耗材：无菌显影纱布、无菌生理盐水、手术贴膜、吸引器管、胸腔引流管、负压引流瓶、无菌外科手套、鼻导管、电刀笔、注射器、骨蜡、带针钢丝、心外膜临时起搏导线。②缝线：7 号丝线、7×17 涤纶编织线、4×12 涤纶编织线、2-0 缝合线、4-0 缝合线、5-0 缝合线、3-0 可吸收缝合线。③特殊物品：涤纶补片。

5. **手术步骤及护理配合**见表 30-4-1。

表 30-4-1　手术步骤及护理配合

手术步骤	护理配合
常规消毒铺单	常规配合
开胸,建立体外循环	同"体外循环方式 A"
阻断升主动脉	血管阻断钳
切开右心房	11 号刀、心房拉钩
切开房间隔	11 号刀、组织剪
固定瘤蒂	单针牵引线悬吊,蚊式钳固定
瘤体探查	长镊子、直角钳
切除瘤体	11 号刀、长镊子、刮匙
缝合房间隔	涤纶片或自体心包片修剪至合适大小,5-0 缝合线带垫片连续缝合
开放升主动脉	备心内除颤器
后续手术步骤同二尖瓣成形术	同二尖瓣成形手术配合

第五节　改良扩大 Morrow 手术

　　梗阻性肥厚型心肌病是编码心肌肌小节蛋白的基因发生异变所致的一种常染色体显性遗传病,主要表现为向心性肥厚,心室腔变小。约 25% 的梗阻性肥厚型心肌病存在左室流出道梗阻。心肌肥厚多发生于室间隔上段即基底部或中部。本节将主要阐述改良扩大 Morrow 手术的护理配合。

　　1. 手术体位　仰卧位。

　　2. 手术切口　胸骨正中切口。

　　3. 手术器械　成人心血管外科手术基础器械、B 包、长刀柄、卡尺。

　　4. 手术用物　①一次性耗材:无菌显影纱布、无菌生理盐水、手术贴膜、吸引器管、胸腔引流管、负压引流瓶、无菌外科手套、鼻导管、电刀笔、注射器、骨蜡、带针钢丝、心外膜临时起搏导线。②缝线:7 号丝线、7×17 涤纶编织线、4×12 涤纶编织线、2-0 缝合线、4-0 缝合线、5-0 缝合线、3-0 可吸收缝合线。③特殊物品:涤纶补片。

　　5. 手术步骤及护理配合见表 30-5-1。

表 30-5-1　手术步骤及护理配合

手术步骤	护理配合
常规消毒铺单	常规配合
开胸,建立体外循环	同"体外循环方式 B"
缝左心引流管荷包线	2-0 换瓣线双反针(长针持)、长套管、蚊氏钳固定

续表

手术步骤	护理配合
插左心引流管	镊子、11 号刀、长剪刀,左心引流管
阻断升主动脉	血管阻断钳
切开主动脉	11 号刀、涤纶牵引线 3~4 针、蚊氏钳固定
切除肥厚心肌	15 号长弯刀、长组织剪、长镊子、神经拉钩、片拉钩
缝合主动脉壁	5-0 缝合线带垫片连续缝合
开放升主动脉阻断钳	备心内除颤器
停机拔管去除体外循环	管道阻断钳、11 号刀、镊子
常规止血关胸	常规配合

第六节　冠状动脉旁路移植术

冠状动脉粥样硬化性心脏病是冠状动脉壁脂肪沉着,形成黄白色的粥样硬化斑块,造成冠状动脉管腔狭窄。狭窄到 50% 以上时,相应部位的心肌供血不足而出现心肌缺血症状。目前外科采用自体血管作为移植材料,绕过狭窄或闭塞的冠状动脉,恢复缺血区域的心肌血液供应,即为冠状动脉旁路移植术。

1. 手术体位　仰卧位。

2. 手术切口　胸骨正中切口。

3. 手术器械　成人心血管外科手术基础器械、C 包、搭桥器械包、血管取材手术器械。

4. 手术用物　①一次性耗材:无菌显影纱布、无菌生理盐水、手术贴膜、无菌弹力绷带、吸引器管、胸腔引流管、负压引流瓶、无菌外科手套、鼻导管、电刀笔、注射器、骨蜡、钛夹钉、带针钢丝、心外膜临时起搏导线。②缝线:7 号丝线、7×17 涤纶编织线、4×12 涤纶编织线、2-0 缝合线、5-0 缝合线、6-0 缝合线、7-0 缝合线、3-0 可吸收缝合线。③特殊物品:桥流量测试探头。

5. 手术步骤及护理配合见表 30-6-1。

表 30-6-1　手术步骤及护理配合

手术步骤	护理配合
常规消毒铺单	常规配合
取左侧乳内动脉	乳内牵开器、精细镊子、电刀、钛夹钳及钛夹
断离乳内动脉	扁桃钳、7 号丝线、组织剪、哈巴狗阻断钳及罂粟碱盐水纱布包裹乳内动脉
切开、悬吊心包	电刀、牵引线悬吊、蚊式钳固定

续表

手术步骤	护理配合
缝主动脉荷包线	2-0荷包线,先正针后反针分别套阻断管,蚊式钳固定
缝灌注荷包线	2-0荷包线,套阻断管,蚊式钳固定
缝右房插管荷包线	2-0荷包线,套阻断管,蚊式钳固定
插主动脉管	扁桃钳、白线绳、11号刀、主动脉插管;连接插管,血管钳固定管道
插右心房插管	蚊式钳,白线绳、11号刀、右房插管
插灌注针头	灌注针头
阻断升主动脉	血管阻断钳
缝心脏牵引线,暴露病变冠脉	长牵引线悬吊,套阻断管,蚊式钳固定
游离、切开并探查冠状动脉	精细镊子、15号刀、冠状动脉刀、角度剪刀、冠状动脉探子
吻合静脉桥远端	7-0缝合线连续缝合
吻合乳内动脉	修剪乳内动脉:精细镊子、静脉剪、直角剪;7-0缝合线连续缝合
开放升主动脉	备心内除颤器
近心端吻合口	剪刀、电刀游离主动脉外膜、侧壁钳、11号刀、主动脉打孔器;5-0缝合线连续缝合
静脉桥排气	1ml注射器
测动、静脉桥流量	2mm、3mm流量探头
停机拔管去除体外循环	管道阻断钳、11号刀、镊子
常规止血关胸	常规配合

第七节　主动脉根部置换术（Bentall 手术）

Bentall 手术适用于主动脉根部明显扩张(包括临床主动脉瓣环扩张、主动脉窦部扩张、窦管交界扩张、冠状动脉移位),冠状动脉开口明显移位,主动脉瓣无法成形的病例。

1. 手术体位　仰卧位。

2. 手术切口　胸骨正中切口。

3. 手术器械　成人心血管外科手术基础器械、锁插包、血管包。

4. 手术用物　①一次性耗材:无菌显影纱布、无菌生理盐水、手术贴膜、吸引器管、胸腔引流管、负压引流瓶、无菌外科手套、鼻导管、电刀笔、电烧笔、注射器、骨蜡、带针钢丝、心外膜临时起搏导线。②缝线:7号丝线、7×17涤纶编织线、4×12涤纶编织线、2-0缝合线、3-0缝合线、5-0缝合线、3-0可吸收缝合线、2-0换瓣线。③特殊物品:人工带瓣血管、涤纶补片。

5. 手术步骤及护理配合见表30-7-1。

表 30-7-1　手术步骤及护理配合

手术步骤	护理配合
常规消毒铺单	常规配合
开胸,建立体外循环	同"体外循环方式 C"
阻断升主动脉	血管阻断钳
切开主动脉,灌注停跳液	11 号刀、组织剪、灌注头
悬吊主动脉壁	牵引线 3 针,蚊氏钳固定
切除病变瓣膜	11 号刀、长组织剪。如瓣膜钙化严重备扁桃钳、咬骨钳
测量主动脉瓣环大小	测瓣器
缝合带瓣人造血管	连续缝合:3-0 缝合线 3 针(缝针顺序为正针 - 正针 - 反针);间断缝合:2-0 换瓣 12~15 针
冠状动脉移植	电烧笔、组织剪做人造血管吻合孔,5-0 缝合线连续缝合,直角钳探查
吻合远心端人造血管	组织剪修剪人造血管远端,5-0 缝合线连续缝合
开放升主动脉阻断钳	备心内除颤器
主动脉根部与右心房建立 V 形分流	自体主动脉壁包裹人造血管,缝合至右房处,11 号刀、组织剪做分流口,5-0 缝合线连续缝合
检查无活动性出血后,停机。拔右房插管	管道阻断钳阻断右房静脉插管,11 号刀去除固定线绳,如有出血递单针涤纶线缝扎
拔股动脉插管	管道钳阻断动脉插管,11 号刀切除固定线绳。递助手血管阻断钳,拔除股动脉插管,5-0 缝合线连续缝合
常规止血关胸	常规配合

第八节　主动脉瓣置换合并升主动脉置换术

主动脉瓣置换合并升主动脉置换术(Wheat's 手术)是保留主动脉窦部的主动脉瓣和升主动脉替换术。该术式是 Wheat 等于 1964 年设计并完成的,适用于主动脉窦部无明显病变,但无法保留主动脉瓣且升主动脉扩张者。手术方法主要是切除主动脉瓣叶,保留围绕左、右冠状动脉开口处的主动脉窦壁,用人工心脏瓣膜替换病变主动脉瓣,选择合适人造血管修剪至合适形状,替换病变的升主动脉。

1. 手术体位　仰卧位。

2. 手术切口　胸骨正中切口。

3. 手术器械　成人心血管外科手术基础器械、锁插包、血管包。

4. 手术用物　①一次性耗材:无菌显影纱布、无菌生理盐水、手术贴膜、吸引器管、胸腔引流管、负压引流瓶、无菌外科手套、鼻导管、电刀笔、注射器、骨蜡、带针钢丝、心外膜临时起搏导线。②缝线：7 号丝线、7×17 涤纶编织线、4×12 涤纶编织线、2-0 缝合线、3-0 缝合线、5-0 缝合线、3-0 可吸收缝合线、2-0 换瓣线。③特殊物品：人工瓣膜、人造血管、涤纶补片。

5. 手术步骤及护理配合见表 30-8-1。

表 30-8-1　手术步骤及护理配合

手术步骤	护理配合
常规消毒铺单	常规配合
开胸，建立体外循环	同"体外循环方式 C"
阻断升主动脉	血管阻断钳
切开主动脉，灌注停跳液	11 号刀、长组织剪、灌注头；牵引线 3 针悬吊主动脉壁，蚊氏钳固定
切除病变瓣膜	长组织剪，如瓣膜钙化严重，备扁桃钳、咬骨钳
测量主动脉瓣环大小	测瓣器
缝合人工主动脉瓣	连续缝合：3-0 缝合线 3 针（缝针顺序为正针 - 正针 - 反针）；间断缝合：2-0 换瓣线 12~15 针
探查人工瓣膜功能	瓣膜测试器
缝人造血管远端吻合口	5-0 缝合线连续缝合
缝人造血管近端吻合口	5-0 缝合线连续缝合
排气，开放升主动脉阻断钳	5ml 注射器针头、备心内除颤器
后续手术步骤同 Bentall 手术	同 Bentall 手术配合

第九节　保留主动脉瓣的主动脉根部置换术

主动脉根部包括球管交界（左心室与主动脉根部的交界）、主动脉瓣、主动脉瓣环、主动脉窦及窦管交界。保留主动脉瓣的主动脉根部置换术（David 手术）再植法不用修剪人造血管，主动脉瓣架直接固定于人造血管内，再植法能够防止主动脉瓣瓣环扩张，但主动脉瓣容易与人造血管发生"碰撞"。David 手术成形法为修剪主动脉窦以及人造血管近心端，缝合后主动脉瓣不受人造血管的束缚，运动更自然。本节将分别阐述再植法与成形法的手术护理配合。

1. 手术体位　仰卧位。

2. 手术切口　胸骨正中切口。

3. 手术器械　成人心血管外科手术基础器械、卡尺、测瓣器、锁插包、血管包。

4. 手术用物　①一次性耗材：无菌显影纱布、无菌生理盐水、手术贴膜、吸引器管、胸腔引流管、负压引流瓶、无菌外科手套、鼻导管、电刀笔、电烧笔、注射器、骨蜡、带针钢丝、心外膜临时起搏导线。②缝线：7 号丝线、7×17 涤纶编织线、4×12 涤纶编织线、2-0 缝合线、3-0 缝合线、5-0 缝合线、3-0 可吸收缝合线、2-0 换瓣线。③特殊物品：人造血管、涤纶补片。

5. 手术步骤及护理配合见表 30-9-1 和表 30-9-2。

表 30-9-1　David 手术（再植法）手术步骤及护理配合

手术步骤	护理配合
常规消毒铺单	常规配合
开胸,建立体外循环	同"体外循环方式 C"
缝左心引流荷包线	2-0 换瓣线双反针、套阻断管、蚊式钳固定
插左心引流管	11 号刀、左心引流管
阻断升主动脉	血管阻断钳
切开升主动脉,灌注停跳液	11 号刀、组织剪、灌注头
切除病变主动脉壁	电刀游离、剔除扩张血管、修剪主动脉窦部。游离左、右冠状动脉开口呈纽扣状,牵引线 2 针悬吊,主动脉瓣交界用 5-0 缝合线 3 针悬吊
测量主动脉瓣膜大小	根据瓣环大小,选取匹配人造血管,无菌标记笔标记位置
近端人造血管吻合	2-0 换瓣线 6 针褥式缝合,将主动脉瓣环固定至人造血管内;5-0 缝合线 3 针带垫片连续缝合,将主动脉瓣交界及主动脉窦壁固定于人造血管内;6-0 缝合线行主动脉瓣成形
冠状动脉移植	电烧笔、组织剪做人造血管吻合孔,5-0 缝合线连续缝合,直角钳探查
远端人造血管吻合	5-0 缝合线连续缝合
排气,开放升主动脉阻断钳	5ml 注射器针头排气、备心内除颤器
后续手术步骤同 Bentall 手术	同 Bentall 手术配合

表 30-9-2　David 手术（成形法）手术步骤及护理配合

手术步骤	护理配合
常规消毒铺单	常规配合
开胸,建立体外循环	同"体外循环方式 C"
阻断升主动脉	血管阻断钳
切开升主动脉	11 号刀、长组织剪
灌注停跳液	"双头灌注管"、左冠及右冠直灌头,通过左、右冠状动脉开口对心肌进行同时灌注
切除病变组织	电刀游离、剔除扩张血管、修剪主动脉窦部。游离左、右冠状动脉开口呈纽扣状,牵引线 2 针悬吊,主动脉瓣交界用 5-0 缝合线 3 针悬吊
测量主动脉瓣膜大小	根据瓣环大小,选取匹配人造血管,直尺测量主动脉瓣瓣环高度后,用无菌标记笔在人造血管近心端相应位置标记后,组织剪按照标记将人造血管近心端修剪成扇贝状
缝合	4-0 缝合线 3 针,修剪好的人造血管与主动脉窦壁吻合;6-0 缝合线行主动脉瓣成形;对应瓣环测瓣器放置在主动脉瓣瓣环处,用 0 号高太氏缝线进行瓣环环缩

续表

手术步骤	护理配合
冠状动脉移植	电烧笔、组织剪做人造血管吻合孔,5-0 缝合线连续缝合,直角钳探查
人造血管远端吻合	5-0 缝合线连续缝合
开放升主动脉阻断钳	5ml 注射器针头排气、备心内除颤器
后续手术步骤同 Bentall 手术	同 Bentall 手术配合

第十节　全主动脉弓置换合并支架象鼻手术

主动脉夹层是指主动脉内膜和部分中层发生撕裂并沿着纵轴剥离,血液在所形成的撕裂腔(假腔)中流动,原有的主动脉腔称为真腔。真假腔之间由内膜与部分中层分隔,并有一个或数个破口相通。

主动脉夹层阜外分型,根据夹层累及的主动脉解剖部位及范围分为:

A 型:累及升主动脉,夹层终止与无名动脉近端。

B 型:夹层局限于胸降主动脉,或延伸到腹主动脉,甚至髂动脉,但升主动脉及主动脉弓均未受累及。

C 型:夹层累及主动脉弓,无论升主动脉和胸降主动脉是否受累及。其中包含两个特殊亚型:

Cp 型:夹层仅累及到主动脉弓近心侧的无名动脉和 / 或左颈总动脉,远心端未受累及。

Cd 型:夹层仅累及到主动脉弓远心侧的左锁骨下动脉和 / 或左颈总动脉,近心端未受累及。

D 型:夹层局限在膈肌以下,腹动脉受累的夹层。

本节将阐述全主动脉弓置换合并支架象鼻手术的护理配合。

1. 手术体位　仰卧位。

2. 手术切口　胸骨正中切口。

3. 手术器械　成人心血管外科手术基础器械、锁插包、血管包、B 包。

4. 手术用物　①一次性耗材:无菌显影纱布、无菌生理盐水、手术贴膜、吸引器管、胸腔引流管、负压引流瓶、无菌外科手套、鼻导管、钛夹钉、电刀笔、注射器、骨蜡、带针钢丝、心外膜临时起搏导线。②缝线:7 号丝线、7×17 涤纶编织线、4×12 涤纶编织线、2-0 缝合线、3-0 缝合线、4-0 缝合线、5-0 缝合线、3-0 可吸收缝合线。③特殊物品:人造血管、术中覆膜支架、涤纶补片。

5. 手术步骤及护理配合见表 30-10-1。

表 30-10-1　手术步骤及护理配合

手术步骤	护理配合
常规消毒铺单	常规配合
游离股、腋动脉,近远端分别套线绳、阻断管	23 号刀、头皮牵开器、组织剪、直角钳、线绳、阻断管
胸骨正中切口开胸	23 号刀、电刀、胸骨锯
游离无名静脉、头臂干动脉、左颈总动脉、左锁骨下动脉	电刀、直角钳、组织剪、线绳、蚊式钳固定
切开心包,悬吊牵引线	电刀、涤纶线 4~5 针
股、腋动脉插管,右房静脉插管	同"体外循环方式 C"
体外循环开始,降温	备冰屑
缝左心引流荷包,插左心引流管	2-0 换瓣线双反针带垫片,套阻断管、蚊式钳固定;11 号尖刀、左心引流管
阻断升主动脉	血管阻断钳
切开升主动脉,灌注停跳液,悬吊动脉壁	11 号刀、灌注管、牵引线 3 针
阻断三个分支血管	选择合适型号的血管阻断钳
横断主动脉弓	长组织剪
将术中支架输送系统置入降主动脉,释放覆膜支架形成"象鼻"	术中覆膜支架输送系统
修剪四分支人造血管主干与覆膜支架并降主动脉端-端吻合	剪刀,3-0 缝合线连续缝合
人造血管各分支排气并开放股动脉插管,恢复下肢灌注	血管钳分别夹闭人造血管各分支
人造血管 8mm 分支与左颈总动脉吻合,恢复左侧脑灌注	5-0 缝合线连续缝合,5ml 注射器针头排气,打结
人造血管 8mm 分支与左锁骨下动脉吻合	5-0 缝合线连续缝合,5ml 注射器针头排气,打结
修剪四分支人造血管近端主干与升主动脉端-端吻合	5-0 缝合线,5ml 注射器针头排气,打结
开放升主动脉阻断钳	备心内除颤器
人造血管 10mm 分支与头臂干动脉吻合	5-0 缝合线,5ml 针头排气,打结
拔除腋动脉插管,并与人造血管剩余 10mm 分支相连,复温	管道阻断钳、11 号刀、6-0 缝合线连续缝合腋动脉
检查无活动性出血后,停机,结扎人造血管 10mm 灌注分支	直角钳、7 号丝线结扎、4-0 缝合线缝扎
拔除股动脉插管	管道阻断钳、11 号刀、5-0 缝合线连续缝合
拔除右房插管	管道阻断钳、11 号刀、直角钳、7 号丝线结扎
常规止血关胸	常规配合

第十一节　胸腹降主动脉置换术

胸腹降主动脉置换术目前主要用于主动脉广泛病变,一期行升主动脉全弓支架象鼻术后,二期解决残余胸腹降主动脉病变,另外还可用于主动脉 B 型夹层伴主动脉明显扩张患者、胸腹主动脉瘤患者。本节将阐述常温下行胸腹主动脉置换术的护理配合。

1. 手术体位　右侧卧位。
2. 手术切口　胸腹联合切口。
3. 手术器械　成人心血管外科手术基础器械、胸腹自动牵开器、锁插包、血管包。
4. 手术用物　①一次性耗材:无菌显影纱布、无菌生理盐水、手术贴膜、吸引器管、胸腔引流管、负压引流瓶、无菌外科手套、鼻导管、电刀笔、电烧笔、注射器、骨蜡、带针钢丝。②缝线:4 号丝线、7 号丝线、7×17 涤纶编织线、2-0 缝合线、3-0 缝合线、4-0 缝合线、5-0 缝合线、6-0 缝合线。③特殊物品:人造血管、涤纶补片。
5. 手术步骤及护理配合见表 30-11-1。

表 30-11-1　手术步骤及护理配合

手术步骤	护理配合
常规消毒铺单	常规配合
左胸后外、左腹直肌旁胸腹联合切口	23 号刀、电刀、纱布
经第 4 肋间或第 7 肋间进胸腔,断肋弓,经腹膜后入路,显露胸腹主动脉、髂动脉	备腹腔拉钩、胸腹自动牵开器,肾蒂钳、长线绳游离各动脉分支
取四分支人造血管 10mm 分支与左髂动脉吻合,将一根动脉灌注管插入人造血管另一 10mm 分支,阻断其他分支人造血管,完成下肢动脉灌注通路	血管阻断钳、组织剪、5-0 缝合线端侧吻合
人造血管主干与主动脉弓远端吻合	血管阻断钳、组织剪、4-0 缝合线端端吻合
阻断胸降主动脉,将肋间动脉开口修剪成细长血管片,管状重建肋间动脉,与人造血管 8mm 分支端吻合	血管阻断钳、组织剪、3-0 缝合线连续缝合
剖开病变腹主动脉,游离左肾动脉,将腹腔干、肠系膜上动脉与右肾动脉游离成岛状血管片。人造血管主干与岛状血管片吻合,另一 8mm 分支血管与左肾动脉吻合	血管阻断钳、组织剪、5-0 缝合线连续缝合
阻断左髂总动脉,横断,将人造血管 10mm 分支与左总髂动脉端端吻合	血管阻断钳、组织剪、5-0 缝合线连续缝合
阻断人造血管灌注分支,与右髂总动脉端端吻合,开放,恢复全身灌注	血管阻断钳、组织剪、5-0 缝合线连续缝合
止血,关闭切口	常规关胸配合

第十二节　肺动脉内膜剥脱术

肺栓塞是指内源性或外源性栓子堵塞了肺动脉或其分支而引起肺循环受阻的临床和病理生理综合征。

1. **手术体位**　仰卧位。
2. **手术切口**　胸骨正中切口。
3. **手术器械**　成人心血管外科手术基础器械、笔式针持、精密吸引器头、B 包、血栓剥离钳。
4. **手术用物**　①一次性耗材：无菌显影纱布、无菌生理盐水、手术贴膜、吸引器管、胸腔引流管、负压引流瓶、无菌外科手套、鼻导管、电刀笔、注射器、骨蜡、带针钢丝、心外膜临时起搏导线。②缝线：7 号丝线、7×17 涤纶编织线、4×12 涤纶编织线、2-0 缝合线、3-0 缝合线、5-0 缝合线、6-0 缝合线、3-0 可吸收缝合线。③特殊物品：涤纶补片。
5. **手术步骤及护理配合**　见表 30-12-1。

表 30-12-1　手术步骤及护理配合

手术步骤	护理配合
常规消毒铺单	常规配合
开胸，建立体外循环	同 "体外循环方式 A"
缝左心引流管荷包线、插左心引流管	2-0 换瓣线双反针（长针持）、长套管蚊氏钳固定
游离左、右肺动脉及分支	组织剪、直角钳、电刀
切开主肺动脉	涤纶牵引线 2~3 针、11 号刀
清除血栓	熊掌镊、刮匙去除较大块血栓
阻断升主动脉和上下腔静脉	主动脉阻断钳、冰屑
停循环、切开右肺动脉剥离血栓	11 号刀、血栓剥离钳、吸引器
切开左肺动脉剥离血栓	11 号刀、血栓剥离钳、吸引器
清除血栓残渣及肺动脉壁上的血栓	血栓剥离钳、吸引器
复温、缝合主肺动脉和左右肺动脉	6-0 缝合线带垫片连续缝合
开放升主动脉阻断钳	备心内除颤器
停机拔管去除体外循环	管道阻断钳、11 号刀、镊子
常规止血关胸	常规配合

第十三节　原位心脏移植术

心脏移植目前主要应用于各类疾病导致的终末期心力衰竭的患者。根据心脏植入位置的不同,可将心脏移植分为原位心脏移植和异位心脏移植。原位心脏移植是指切除病变心脏,在心脏原来的位置上植入供心;异位心脏移植是指不切除原本病变心脏,将供心植入到胸腔内。异位心脏移植因为占据胸腔的空间,供心腔内容易发生凝血、心肌活检困难等明显的缺点,较少应用此方法。本节主要阐述原位心脏移植手术的护理配合。

1. 手术体位　仰卧位。
2. 手术切口　胸骨正中切口。
3. 手术器械　成人心血管外科手术基础器械、长无损伤镊、笔式针持、C 包。
4. 手术用物　①一次性耗材:无菌显影纱布、无菌生理盐水、手术贴膜、吸引器管、胸腔引流管、负压引流瓶、无菌外科手套、鼻导管、电刀笔、注射器、骨蜡、带针钢丝、心外膜临时起搏导线。②缝线:7 号丝线、7×17 涤纶编织线、4×12 涤纶编织线、2-0 缝合线、3-0 缝合线、4-0 缝合线、5-0 缝合线、3-0 可吸收缝合线。③特殊物品:涤纶补片。
5. 手术步骤及护理配合见表 30-13-1。

表 30-13-1　手术步骤及护理配合

手术步骤	护理配合
常规消毒铺单	常规配合
胸骨正中切口开胸,悬吊心包	备 23 号刀、电刀、胸骨锯、涤纶编织线
缝主动脉荷包	2-0 荷包线,2/3 长,2 针,先正针后反针,分别套管并固定
缝上腔荷包	4-0 缝合线,双头针带垫片,套管蚊式钳固定
缝下腔荷包	2-0 荷包线,2/3 长或 4-0 缝合线,双头针,套管,蚊式钳固定
游离上腔静脉	组织剪游离上腔,直角钳、扁桃钳带阻断带
游离下腔静脉	长组织剪游离下腔,肾蒂钳、扁桃钳带阻断带(或套管),血管钳固定
插主动脉插管	扁桃钳,白线绳,11 号刀;主动脉插管,排气连接后 2 把血管钳固定
插上腔静脉插管(直角上腔)	蚊式钳 1 把,白线绳,镊子,11 号刀,直角上腔插管
插下腔静脉插管	白线绳,11 号刀,下腔插管
开始体外循环	仔细核对动静脉管路
缝左心引流管荷包线	2-0 换瓣线双反针(长针持)、长套管,蚊氏钳固定
插左心引流管	长镊子、11 号刀、长扁桃(或长剪刀),左心引流管
阻断上下腔静脉	收紧上、下腔静脉的阻断带,血管钳固定
阻断升主动脉	主动脉阻断钳
切除受体心脏(病变心脏)	长镊子,长剪刀,电刀(或长电刀)

续表

手术步骤	护理配合
修剪供体心脏	长镊子,长剪刀,心脏表面覆盖大量冰屑,用于心肌保护
左房吻合	3-0 缝合线连续缝合,神经钩紧线
下腔静脉吻合	4-0 缝合线连续缝合
上腔静脉吻合	5-0 缝合线连续缝合
肺动脉吻合	5-0 缝合线连续缝合
主动脉吻合	5-0 缝合线连续缝合(或加垫片)
供体主动脉缝灌注荷包	2-0 荷包线,2/3 长,套管,蚊氏钳固定
插灌注针头,排气,开放升主动脉阻断钳	心内除颤器备用
供体右心耳处再缝荷包	2-0 荷包线,2/3 长,套管,蚊氏钳固定
将直角上腔更换为普通直上腔	11 号刀,上腔静脉插管
体外循环辅助	术中超声检查
停机拔管去除体外循环	管道阻断钳、11 号刀、镊子
常规止血关胸	常规配合

第三十一章　先天性心脏病外科手术护理配合

第一节　动脉导管未闭切断缝合术

动脉导管是胎儿赖以生存的肺动脉与主动脉之间的生理性血流通道,通常于出生后10~12小时呈功能性关闭,4周左右闭合,退化为动脉导管韧带。由于各种原因造成的动脉导管未能闭合,都称之为动脉导管未闭(PDA)。常见的手术方式有动脉导管结扎术、动脉导管切断缝合术、经心导管PDA封堵术。本节将主要阐述PDA结扎/切断缝合术的护理配合。

1. 手术体位　右侧卧位。
2. 手术切口　左侧切口。
3. 手术器械　儿科心血管外科手术基础器械、PDA阻断钳。
4. 手术用物　①一次性耗材:无菌显影纱布、无菌生理盐水、手术贴膜、吸引器管、胸腔引流管、负压引流瓶、无菌外科手套、鼻导管、电刀笔、注射器、心外膜临时起搏导线。②缝线:4号丝线、7号丝线、10号丝线、5×12涤纶编织线、4×12涤纶编织线、2-0涤纶线、5-0缝合线、4-0可吸收缝合线。③特殊物品:涤纶补片。
5. 手术步骤及护理配合见表31-1-1。

表 31-1-1　手术步骤及护理配合

手术步骤	护理配合
常规消毒铺单	常规配合
切皮,经第3、4肋间进胸	23号刀、电刀、甲状腺拉钩、胸骨牵开器
悬吊纵隔胸膜	涤纶牵引线3~4针、蚊式钳固定
游离动脉导管	精细镊子、电刀、精细剪刀、小直角钳、7号丝线
结扎/切断缝合动脉导管	结扎:精细镊子,直角钳、精细剪刀,7号/10号丝线、5-0缝合线结扎 切断缝合:精细镊子、动脉导管阻断钳、精细剪刀、5-0缝合线缝扎
放置负压引流管	2-0涤纶线缝预置线、11号刀、蚊式钳、引流管
常规止血,关闭胸骨切口	镊子、胸骨线、蚊式钳。清点纱布及手术器械
缝合肌肉	镊子、4-0可吸收线连续缝合。清点纱布及手术器械
缝合皮肤	镊子、5-0缝合线连续缝合。再次清点纱布及手术器械

第二节 房间隔缺损修补术

房间隔缺损是指心脏房间隔上存在解剖结构上的缺陷,导致心房间血液异常分流的先天性心脏畸形。正常的房间隔组织由继发隔和原发隔组成,在胚胎期,原发隔下缘与心内膜垫融合形成房间隔,原发隔向上延伸至继发隔下缘左侧,关闭卵圆孔。

临床常见的房间隔缺损分型:

(1)继发孔型:亦称中央型,由于原发隔发育欠缺所致。

(2)静脉窦型:亦称上腔型,位置接近上腔静脉与右心房连接处,多合并发右肺静脉畸形引流。

(3)原发孔型:位于房间隔下部,紧邻房室瓣,缺损呈新月状。

(4)单心房:由于房间隔完全未发育所致,多见于内脏异位综合征。

(5)冠状静脉窦型。

本节将阐述房间隔缺损修补术的手术护理配合。

1. 手术体位 仰卧位。

2. 手术切口 胸骨正中切口。

3. 手术器械 儿科心血管外科手术基础器械、儿科血管阻断钳、笔式针持、精细无损伤镊。

4. 手术用物 ①一次性耗材:无菌显影纱布、无菌生理盐水、手术贴膜、吸引器管、胸腔引流管、负压引流瓶、无菌外科手套、鼻导管、电刀笔、注射器、骨蜡、带针钢丝、心外膜临时起搏导线。②缝线:4 号丝线、7 号丝线、5×12 涤纶编织线、4×12 涤纶编织线、2-0 涤纶线、3-0 缝合线、5-0 缝合线和 4-0 可吸收缝合线。③特殊物品:涤纶补片。

5. 手术步骤及护理配合见表 31-2-1。

表 31-2-1 手术步骤及护理配合

手术步骤	护理配合
常规消毒铺单	常规配合
开胸建立体外循环	同建立体外循环步骤 A
阻断升主动脉并灌注	儿科血管阻断钳
切开右心房	精细镊子、11 号刀
探查房间隔缺损	精细镊子、小直角
修补房间隔缺损	精细镊子、涤纶补片、5-0 缝合线连续 / 间断缝合
开升主动脉	备心内除颤器
缝合右房壁	精细镊子,6-0 缝合线带垫片连续缝合
停机,拔除体外循环插管	管道阻断钳、11 号刀、镊子
安置胸腔引流管	11 号刀,2-0 涤纶线,蚊式钳
缝合心包	涤纶编织线 4~5 针
常规止血关胸	常规配合

第三节 室间隔缺损修补术

室间隔缺损是由于胚胎发育不全造成的左右心室间的异常通道,室间隔缺损可单独发生,亦可与其他心血管畸形合并存在。根据缺损的解剖位置不同,可分为四种类型:膜周型、动脉干下型、肌型、混合型。本节将阐述室间隔缺损修补术的手术护理配合。

1. 手术体位 仰卧位。
2. 手术切口 胸骨正中切口。
3. 手术器械 儿科心血管外科手术基础器械、儿科血管阻断钳、笔式针持、精细无损伤镊。
4. 手术用物 ①一次性耗材:无菌显影纱布、无菌生理盐水、手术贴膜、吸引器管、胸腔引流管、负压引流瓶、无菌外科手套、鼻导管、电刀笔、注射器、骨蜡、带针钢丝、心外膜临时起搏导线。②缝线:4 号丝线、7 号丝线、5×12 涤纶编织线、4×12 涤纶编织线、2-0 涤纶线、5-0 缝合线、6-0 缝合线和 4-0 可吸收缝合线。③特殊物品:涤纶补片。
5. 手术步骤及护理配合见表 31-3-1。

表 31-3-1 手术步骤及护理配合

手术步骤	护理配合
常规消毒铺单	常规配合
开胸,建立体外循环	同"体外循环方式 A"
阻断升主动脉并灌注	儿科血管阻断钳
切开右心房	11 号刀,精细镊子,精细剪刀
悬吊右房壁	精细镊子,涤纶牵引线 2~3 针,蚊式钳固定
探查室间隔缺损	小直角钳,精细镊子,神经钩
修补室间隔缺损	涤纶补片、5-0 或 6-0 缝合线连续 / 间断缝合
开放升主动脉	备心内除颤器
缝合右心房壁	6-0 缝合线带垫片连续缝合
停机拔除体外循环管道	管道阻断钳、11 号刀、镊子
常规止血关胸	常规配合

第四节 主动脉缩窄矫治术

主动脉缩窄是指主动脉局限狭窄、管腔缩小,造成血流量减少,病变可以很局限,也可以累及较长片段,此时称为管腔发育不良,两者可单独存在也可同时存在。主动脉缩窄最常发生于动脉导管或动脉韧带与主动脉连接的相邻部位,根据缩窄节段与动脉导管或动脉韧带的位置关系,可分为导管前型和导管后型两类。原则上一旦明确主动脉缩窄,均应尽早手术,以解除主动脉缩窄远近端血压差异,缩窄部位切除及端-端吻合术,适用于年幼儿童。

1. **手术体位** 右侧卧位。

2. **手术切口** 左后外侧切口。

3. **手术器械** 儿科心血管外科手术基础器械、儿科血管阻断钳、笔式针持、精细无损伤镊、侧壁钳。

4. **手术用物** ①一次性耗材:无菌显影纱布、无菌生理盐水、手术贴膜、吸引器管、胸腔引流管、负压引流瓶、无菌外科手套、鼻导管、电刀笔、注射器、心外膜临时起搏导线。②缝线:4号丝线、7号丝线、5×12涤纶编织线、4×12涤纶编织线、2-0涤纶线、5-0缝合线、6-0缝合线和4-0可吸收缝合线。③特殊物品:人造血管、涤纶补片。

5. **手术步骤及护理配合见表31-4-1。**

表 31-4-1 手术步骤及护理配合

手术步骤	护理配合
常规消毒铺单	常规配合
切皮、第三/四肋间进胸	23号刀、电刀、牵开器、镊子、组织剪、湿盐水纱布
游离左锁骨下动脉、主动脉弓、缩窄远端降主动脉和PDA	剪刀、电刀、直角钳、7号丝线、阻断带
结扎/切断缝合PDA	导管阻断钳、15号刀、镊子、5-0缝合线连续缝合主动脉侧断端、肺动脉侧断端
阻断主动脉缩窄近远端	儿科血管阻断钳阻断缩窄近心端、心耳钳阻断缩窄远心端
切除缩窄主动脉	11号刀、精细剪刀、精细镊子
主动脉端-端吻合	5-0或6-0缝合线连续缝合
缩窄段切开补片成形术	侧壁钳、11号刀、人造血管片、5-0或6-0缝合线连续缝合
开放阻断钳	5ml注射器针头排气
常规止血关胸	常规配合

第五节 法洛四联症根治术

法洛四联症(tetralogy of Fallot,TOF)是一种最为常见的发绀型、复杂畸形的先天性心脏病。由于先天性右心室漏斗部发育不良,漏斗间隔及壁束向左前移位,从而导致右室流出道狭窄、室间隔缺损、主动脉骑跨和右心室肥厚。

1. **手术体位**　仰卧位。
2. **手术切口**　胸骨正中切口。
3. **手术器械**　儿科心血管外科手术基础器械、儿科血管阻断钳、笔式针持、精细无损伤镊、肺动脉探子。
4. **手术用物**　①一次性耗材：无菌显影纱布、无菌生理盐水、手术贴膜、吸引器管、胸腔引流管、负压引流瓶、无菌外科手套、鼻导管、电刀笔、注射器、骨蜡、带针钢丝、心外膜临时起搏导线。②缝线：4 号丝线、7 号丝线、5×12 涤纶编织线、4×12 涤纶编织线、2-0 涤纶线、5-0 缝合线、6-0 缝合线和 4-0 可吸收缝合线。③特殊物品：生物带瓣补片、涤纶补片。
5. 手术步骤及护理配合见表 31-5-1。

表 31-5-1　手术步骤及护理配合

手术步骤	护理配合
常规消毒铺单	常规配合
开胸,建立体外循环	同"体外循环方式 A"
阻断升主动脉	血管阻断钳
切开右房,经房间隔行左心引流	镊子、11 号刀、剪刀
右室流出道、肺动脉环和主肺动脉远端缝牵引线	涤纶牵引线 3-4 针
先切开右室流出道,后切开主肺动脉	镊子、11 号刀
疏通右室流出道	组织剪刀、15 号圆刀、体重合适大小肺动脉探子
修补室间隔缺损	5-0 或 6-0 缝合线间断 / 连续缝合
肺动脉瓣及瓣环成形	a. 非跨环补片：0.6% 戊二醛处理后自体心包、笔式针持、镊子、6-0 缝合线 b. 跨环补片：生物带瓣补片、笔式针持、镊子、6-0 缝合线
缝合房间隔并排气	镊子、5-0 缝合线连续缝合
开放升主动脉	备心内除颤器
缝右房壁	镊子、剪刀、5-0 或 6-0 缝合线连续缝合
停机拔管去除体外循环	管道阻断钳、11 号刀、镊子
常规止血关胸	常规配合

第六节　右心室双出口矫治术

右心室双出口是指主动脉和肺动脉完全或主要起于形态右心室的先天性心脏病。由于病理改变和病理生理非常复杂,右心室双出口有多种手术方式选择,包括解剖矫治、功能矫治和各种姑息手术。根治手术目的是进行完全解剖修复,手术时机和方案取决于临床状况和病理解剖,通常应尽早行根治手术。

1. **手术体位** 仰卧位。

2. **手术切口** 胸骨正中切口。

3. **手术器械** 儿科心血管外科手术基础器械、儿科血管阻断钳、笔式针持、精细无损伤镊、肺动脉探子。

4. **手术用物** ①一次性耗材:无菌显影纱布、无菌生理盐水、手术贴膜、吸引器管、胸腔引流管、负压引流瓶、无菌外科手套、鼻导管、电刀笔、注射器、骨蜡、带针钢丝、心外膜临时起搏导线。②缝线:4 号丝线、7 号丝线、5×12 涤纶编织线、4×12 涤纶编织线、2-0 涤纶线、5-0 缝合线、6-0 缝合线和 4-0 可吸收缝合线。③特殊物品:涤纶补片。

5. 手术步骤及护理配合见表 31-6-1。

表 31-6-1　手术步骤及护理配合

手术步骤	护理配合
常规消毒铺单	常规配合
开胸,建立体外循环	同"体外循环方式 A"
阻断升主动脉	递血管阻断钳
切开右心房	镊子、11 号刀、剪刀
切开右心室	镊子、剪刀、蚊氏钳、涤纶牵引线 3-4 针、11 号刀
探查心内结构	镊子、肺动脉探子、静脉拉钩、直角钳
修剪心内隧道及涤纶补片	镊子、剪刀、静脉拉钩、肺动脉探子、涤纶补片
修补内通道	镊子、涤纶补片、剪刀、5-0 或 6-0 缝合线连续缝合
横断肺动脉	镊子、剪刀
缝闭肺动脉近端	镊子、剪刀、5-0 缝合线带垫片连续缝合
带瓣管道与肺动脉远端吻合	镊子、剪刀、6-0 缝合线连续缝合
修剪新的流出道开口	镊子、剪刀、肺动脉探子
带瓣管道与新生的流出道开口吻合	镊子、剪刀、6-0 缝合线连续缝合
拔除左心引流管并排气	镊子、剪刀
开放升主动脉及上、下腔静脉	备心内除颤器
缝闭右心房	镊子、剪刀、5-0 或 6-0 缝合线连续缝合
停机拔管去除体外循环	管道阻断钳、11 号刀、镊子
常规止血关胸	常规配合

第七节　完全型肺静脉异位引流矫治术

完全型肺静脉异位引流是指左、右肺静脉均未与左心房连接,而是与右心房及体循环静脉系统连接的心脏畸形,绝大多数合并房间隔缺损或卵圆孔未闭。根据肺静脉干与右心房及体循环静脉系统连接部位及途径的不同,完全型肺静脉异位引流可分为:心上型、心内型、心下型、混合型。其中以心上型最为常见,本节主要阐述心上型完全型肺静脉异位引流的护理配合。

1. 手术体位 仰卧位。

2. 手术切口 胸骨正中切口。

3. 手术器械 儿科心血管外科手术基础器械、儿科血管阻断钳、笔式针持、精细无损伤镊、动脉刀柄、精密角度剪。

4. 手术用物 ①一次性耗材:无菌显影纱布、无菌生理盐水、手术贴膜、吸引器管、胸腔引流管、负压引流瓶、无菌外科手套、鼻导管、电刀笔、冠状动脉刀、注射器、骨蜡、带针钢丝和心外膜临时起搏导线。②缝线:4号丝线、7号丝线、10号丝线、5×12涤纶编织线、4×12涤纶编织线、2-0涤纶线、5-0缝合线、6-0缝合线、7-0缝合线和4-0可吸收缝合线。③特殊物品:涤纶补片。

5. 手术步骤及护理配合见表31-7-1。

表31-7-1 手术步骤及护理配合

手术步骤	护理配合
常规消毒铺单	常规配合
开胸,建立体外循环	同"体外循环方式A"
游离上腔静脉、肺静脉共干、左心房顶部和垂直静脉	电刀、剪刀、小直角钳,7号丝线或10号丝线、套管
阻断升主动脉	血管阻断钳
切开右房壁并心内探查	11号刀、4×12涤纶编织线、蚊式钳,小直角钳
根据手术需要扩大房间隔缺损	无损伤镊、精细组织剪
切开左心房顶部及肺静脉共干	11号刀、精细组织剪。小体重患儿要准备动脉刀、角度剪
缝合左心房顶部与肺静脉共干	自体心包、6-0或7-0缝合线连续缝合
修补房间隔缺损或卵圆孔未闭	自体心包、剪刀、5-0或6-0缝合线连续缝合
开放主动脉阻断钳	备心内除颤器
缝右心房壁	5-0或6-0缝合线带垫片连续缝合
测左房压,结扎垂直静脉	7号或10号丝线
停机拔管去除体外循环	管道阻断钳、11号刀、镊子
常规止血关胸	常规配合

第八节 心内膜垫缺损矫治术

心内膜垫缺损是由于心内膜垫组织融合过程发育障碍所形成的心脏畸形,包括:部分型心内膜垫缺损即原发孔房间隔缺损合并二尖瓣裂,多数伴有二尖瓣反流;完全型心内膜垫缺损包括房室瓣下方巨大的室间隔缺损,原发性房间隔缺损以及房室瓣发育不良。本节主要阐述完全型心内膜垫缺损矫治术的护理配合。

1. 手术体位 仰卧位。
2. 手术切口 胸骨正中切口。
3. 手术器械 儿科心血管外科手术基础器械、儿科血管阻断钳、笔式针持、精细无损伤镊。
4. 手术用物 ①一次性耗材:无菌显影纱布、无菌生理盐水、手术贴膜、吸引器管、胸腔引流管、负压引流瓶、无菌外科手套、鼻导管、电刀笔、注射器、骨蜡、带针钢丝和心外膜临时起搏导线。②缝线:4 号丝线、7 号丝线、5×12 涤纶编织线、4×12 涤纶编织线、2-0 涤纶线、5-0 缝合线、6-0 缝合线和 4-0 可吸收缝合线。③特殊物品:涤纶补片。
5. 手术步骤及护理配合见表 31-8-1。

表 31-8-1 手术步骤及护理配合

手术步骤	护理配合
常规消毒铺单	常规配合
开胸,建立体外循环	同"体外循环方式 A"
阻断升主动脉,灌注停跳液	血管阻断钳
切开右心房	镊子、11 号尖刀、精细剪刀
心内探查室间隔缺损、共同房室瓣、房间隔缺损	猫耳朵拉钩、涤纶牵引线 3~4 针、小直角钳或粗神经钩探查缺损
VSD 修补	5-0 或 6-0 缝合线带垫片间断缝合
房室瓣成形	5-0 或 6-0 缝合线带垫片连续 / 间断缝合
测试房室瓣成形效果	50ml 注射器带 10 号无菌鼻导管打水、探子
ASD 修补	自体心包片、剪刀、镊子、5-0 或 6-0 缝合线带垫片连续缝合
缝合右房壁	5-0 缝合线连续缝合
停机拔管去除体外循环	管道阻断钳、11 号刀、镊子
常规止血关胸	常规配合

第九节 双向格林分流术

双向格林分流术是将部分体循环静脉血直接回流至肺动脉的一种手术,适用于肺血少、肺动脉压低和肺血管阻力低的复杂心脏畸形患者。这种手术通过提高有效肺血流量而增加体循环动脉血氧饱和度,同时减轻功能单心室的负荷,改善心肌的几何结构。它是治疗难以解剖根治或一期生理矫治的肺血减少型复杂型先天性心脏病的有效姑息手术。在非体外循环下完成该手术可避免由体外循环带来的炎性介质释放及肺损伤,利于患者的恢复。本节主要阐述非体外循环下双向格林分流术的护理配合。

1. 手术体位　仰卧位。

2. 手术切口　胸骨正中切口。

3. 手术器械　儿科心血管外科手术基础器械、儿科血管阻断钳、笔式针持、精细无损伤镊。

4. 手术用物　①一次性耗材:无菌显影纱布、无菌生理盐水、手术贴膜、吸引器管、胸腔引流管、负压引流瓶、无菌外科手套、鼻导管、电刀笔、注射器、骨蜡、带针钢丝和心外膜临时起搏导线。②缝线:4 号丝线、7 号丝线、5×12 涤纶编织线、4×12 涤纶编织线、2-0 涤纶线、5-0 缝合线、6-0 缝合线、7-0 缝合线和 4-0 可吸收缝合线。③特殊物品:涤纶补片。

5. 手术步骤及护理配合见表 31-9-1。

表 31-9-1　手术步骤及护理配合

手术步骤	护理配合
常规消毒铺单	常规配合
胸骨正中切口开胸	23 号刀、电刀、电锯
切除大部分胸腺,切开心包	电刀、无损伤镊子、根据体重选择相应涤纶牵引线 3~4 针
测肺动脉压力	镊子、测压针、测压管
充分游离上腔静脉及右肺动脉	无损伤镊子、电刀、精细组织剪、小直角钳
缝上腔静脉插管荷包及右心房插管荷包	无损伤镊子、5-0 缝合线、套管及蚊式钳
建立上腔静脉至右心房临时旁路	11 号刀、蚊式钳或组织剪、直角上腔静脉插管、线绳(右心房插管同上腔静脉插管),两根插管连接
阻断并横断上腔静脉,上腔静脉近心端缝闭	血管阻断钳、组织剪、精细镊子、5-0 或 6-0 缝合线连续缝合
阻断右肺动脉并切开与上腔静脉做端侧吻合	相应型号的心耳钳、动脉刀、角度剪、6-0 或 7-0 缝合线连续缝合
再次测量肺动脉压力	测压管、测压针
拔上腔静脉插管及右心房静脉插管	管道阻断钳阻、11 号刀(右心房静脉插管拔出步骤同上腔静脉)
常规止血关胸	常规配合

第十节　改良体 - 肺动脉分流术

改良体 - 肺动脉分流术是指在锁骨下动脉与肺动脉之间植入人造血管,使体循环血液分流入肺动脉。对于无法行一期根治术的法洛四联症、肺动脉闭锁、三尖瓣闭锁合并肺动脉狭窄等疾病可以通过改良体 - 肺动脉分流术来增加肺血流量,改善缺氧,促进肺血管及右室发育,为后期的根治手术做准备。

1. 手术体位　仰卧位。

2. 手术切口　胸骨正中切口。

3. 手术器械　儿科心血管外科手术基础器械、儿科血管阻断钳、笔式针持、精细无损伤镊、心耳钳、精密角度剪。

4. 手术用物　①一次性耗材:无菌显影纱布、无菌生理盐水、手术贴膜、吸引器管、胸腔引流管、负压引流瓶、无菌外科手套、鼻导管、电刀笔、注射器、骨蜡、带针钢丝和心外膜临时起搏导线。②缝线:4 号丝线、7 号丝线、5×12 涤纶编织线、4×12 涤纶编织线、2-0 涤纶线、5-0 缝合线、6-0 缝合线、7-0 缝合线和 4-0 可吸收缝合线。③特殊物品:人造血管、涤纶补片。

5. 手术步骤及护理配合见表 31-10-1。

表 31-10-1　手术步骤及护理配合

手术步骤	护理配合
常规消毒铺单	常规配合
胸骨正中切口开胸	23 号刀、电刀、电锯
切开心包,游离左侧或右侧锁骨下动脉	电刀、小直角钳
游离同侧肺动脉	电刀、小直角钳
端侧吻合人造血管与锁骨下动脉	相应型号的人造血管、蚊式钳、心耳钳、静脉剪刀、11 号刀、角度剪、无损伤镊子、6-0 或 7-0 缝合线连续缝合
端侧吻合人造血管与肺动脉	剪刀、血管阻断钳、心耳钳、静脉剪刀、11 号刀、角度剪、无损伤镊子、6-0 或 7-0 缝合线连续缝合
常规止血关胸	常规配合

第十一节　肺动脉闭锁根治术

肺动脉闭锁根治是指重建右心室 - 肺动脉通道,关闭心房间交通和体肺动脉分流,使体循环静脉血流完全经右心室进入肺动脉。患者右心室发育比较好的,可以应用心包、人工补片或同种动脉管道重建闭锁的肺动脉,恢复右心室 - 肺动脉供血。

1. 手术体位 仰卧位。

2. 手术切口 胸骨正中切口。

3. 手术器械 儿科心血管外科手术基础器械、儿科血管阻断钳、笔式针持、精细无损伤镊。

4. 手术用物 ①一次性耗材:无菌显影纱布、无菌生理盐水、手术贴膜、吸引器管、胸腔引流管、负压引流瓶、无菌外科手套、鼻导管、电刀笔、注射器、骨蜡、带针钢丝和心外膜临时起搏导线。②缝线:4 号丝线、7 号丝线、5×12 涤纶编织线、4×12 涤纶编织线、2-0 涤纶线、5-0 缝合线、6-0 缝合线和 4-0 可吸收缝合线。③特殊物品:人造血管、涤纶补片。

5. 手术步骤及护理配合见表 31-11-1。

表 31-11-1 手术步骤及护理配合

手术步骤	护理配合
常规消毒铺单	常规配合
开胸,建立体外循环	同 "体外循环方式 A"
阻断升主动脉	血管阻断钳
游离缝扎动脉导管	电刀、小直角钳、7 号丝线、5-0 缝合线
探查心内结构	小直角钳
修补室间隔缺损	5-0 缝合线带垫片间断缝合
疏通右室流出道	涤纶牵引线 3 针、蚊氏钳、尖刀、剪刀、探子
重建肺动脉	无损伤镊子、自体心包、人造血管同种血管管道、剪刀、蚊式钳、远端 6-0 缝合线、近端 5-0 缝合线连续缝合
缝合房间隔	镊子、剪刀、5-0 缝合线连续
开放升主动脉,上下腔静脉	备心内除颤器
缝合右心房壁	5-0 或 6-0 缝合线连续缝合
停机拔管去除体外循环	管道阻断钳、11 号刀、镊子
常规止血关胸	常规配合

第十二节 大动脉调转术

大动脉调转术是指主、肺动脉水平调转及冠状动脉移植术。完全性大动脉转位是一种复杂的先天性心脏畸形,其解剖特点是心房与心室连接一致,而心室与大血管连接不一致,即主动脉来自右心室,肺动脉来自左心室。Switch 手术是真正从解剖上矫正错位大动脉的手术方法,已成为当今纠治新生儿大动脉转位 D-TGA 的首选方法。

1. 手术体位　仰卧位。

2. 手术切口　胸骨正中切口。

3. 手术器械　儿科心血管外科手术基础器械、儿科血管阻断钳、笔式针持、精细无损伤镊、冠状动脉探子、肺动脉探子、动脉刀柄、精密角度剪、哈巴狗阻断钳。

4. 手术用物　①一次性耗材:无菌显影纱布、无菌生理盐水、手术贴膜、吸引器管、胸腔引流管、负压引流瓶、无菌外科手套、鼻导管、电刀笔、动脉刀、注射器、骨蜡、带针钢丝和心外膜临时起搏导线。②缝线:4 号丝线、7 号 /10 号丝线、5×12 涤纶编织线、4×12 涤纶编织线、2-0 涤纶线、5-0 缝合线、6-0 缝合线和 4-0 可吸收缝合线。③特殊物品:涤纶补片。

5. 手术步骤及护理配合见表 31-12-1。

表 31-12-1　手术步骤及护理配合

手术步骤	护理配合
常规消毒铺单	常规配合
开胸,建立体外循环	同 "体外循环方式 A"
充分游离主肺动脉及动脉导管	镊子、剪刀、电刀、直角钳 结扎:镊子、直角钳、7 号 /10 号丝线、剪刀
闭合动脉导管	切断缝合:镊子、血管阻断钳、剪刀、5-0 缝合线缝扎
阻断升主动脉	镊子、血管阻断钳
切开右心房	镊子、剪刀、11 号刀
探查室间隔缺损	镊子、剪刀、蚊式钳、小直角钳、神经钩、涤纶牵引线 2~3 针
修补室间隔缺损	同 VSD 修补术
横断解剖主动脉	镊子、剪刀
探查冠状动脉	镊子、冠状动脉探子
横断解剖肺动脉	镊子、剪刀、涤纶牵引线 2~3 针
游离冠状动脉并与解剖主动脉分离	镊子、冠状动脉探子、冠状动脉刀、静脉剪、角度剪
吻合冠状动脉	镊子、动脉刀、打孔器、7-0 缝合线连续缝合
吻合功能性主动脉	镊子、直角钳、哈巴狗阻断钳、5-0 或 6-0 缝合线连续缝合
修剪心包补片	镊子、心包补片、蚊式钳、剪刀
修复肺动脉并与功能性肺动脉吻合	镊子、修剪完成的心包补片、蚊式钳、肺动脉探子、5-0 或 6-0 缝合线连续缝合
缝灌注荷包	镊子、剪刀、套管、蚊式钳、5-0 缝合线连续缝合
缝房间隔缺损或卵圆孔排气	镊子、剪刀、5-0 或 6-0 缝合线连续缝合

续表

手术步骤	护理配合
开放升主动脉和上下腔静脉	备心内除颤器
缝右房壁	镊子、剪刀、5-0 或 6-0 缝合线连续缝合
拔管停机去除体外循环	管道阻断钳、11 号刀、镊子
常规止血关胸	常规配合

第十三节　Ross 手术

Ross 手术是用患者自体的肺动脉瓣,替换病变的主动脉瓣的手术。其中还包括左右冠状动脉移植以及右心室流出道的重建。正常的主动脉瓣与肺动脉瓣结构相似,可以满足体循环系统的压力需求。患者自体肺动脉带瓣管道移植于主动脉位置后,具有潜在的可生长特性,不需要抗凝,是一种有效矫治儿童和青年先天性主动脉瓣病变的手术方法。

1. 手术体位　仰卧位。

2. 手术切口　胸骨正中切口。

3. 手术器械　儿科心血管外科手术基础器械、儿科血管阻断钳、笔式针持、精细无损伤镊。

4. 手术用物　①一次性耗材:无菌显影纱布、无菌生理盐水、手术贴膜、吸引器管、胸腔引流管、负压引流瓶、无菌外科手套、鼻导管、电刀笔、动脉打孔器、注射器、骨蜡、带针钢丝和心外膜临时起搏导线。②缝线:4 号丝线、7 号丝线、5×12 涤纶编织线、4×12 涤纶编织线、2-0 涤纶线、5-0 缝合线、6-0 缝合线、7-0 缝合线和 4-0 可吸收缝合线。③特殊物品:生物带瓣管道、涤纶补片。

5. 手术步骤及护理配合见表 31-13-1。

表 31-13-1　手术步骤及护理配合

手术步骤	护理配合
常规消毒铺单	常规配合
开胸,建立体外循环	同 "体外循环方式 A"
充分游离主动脉、肺动脉	镊子、组织剪
阻断升主动脉,灌停跳液,常规保护心肌	主动脉阻断钳、镊子、冰勺、冰屑
切开主动脉,探查主动脉瓣	镊子、小直角钳
切开肺动脉	镊子、11 号刀、组织剪

续表

手术步骤	护理配合
探查肺动脉瓣	小直角钳
取下自体肺动脉瓣	组织剪、湿盐水纱布
横断主动脉并切下病变的主动脉瓣及主动脉窦	11 号刀、组织剪
游离冠状动脉	精细镊子、电刀（带保护套）、组织剪
将自体带瓣肺动脉与主动脉瓣环吻合	4-0 缝合线带垫片间断缝合
左右冠状动脉移植	打孔器、精细镊子、7-0 缝合线连续缝合
新生主动脉瓣远心端与主动脉远端吻合	5-0 或 6-0 缝合线连续缝合
生物带瓣管道分别与肺动脉远端和右心室连接	生物带瓣管道用大量盐水冲洗 3 遍，5-0 或 6-0 缝合线连续缝合
开放升主动脉阻断钳	备心内除颤器
停机拔管去除体外循环	管道阻断钳、11 号刀、镊子
常规止血关胸	常规配合

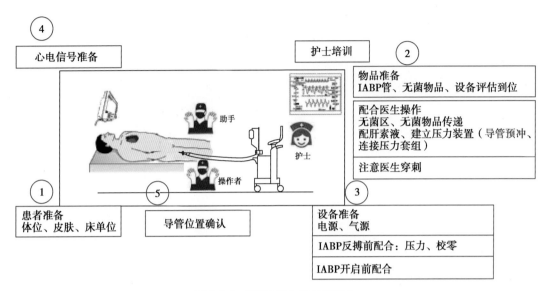

图 8-4-2　IABP 置入的护理配合

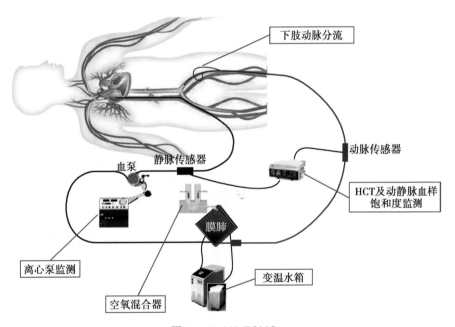

图 8-4-5　VA-ECMO

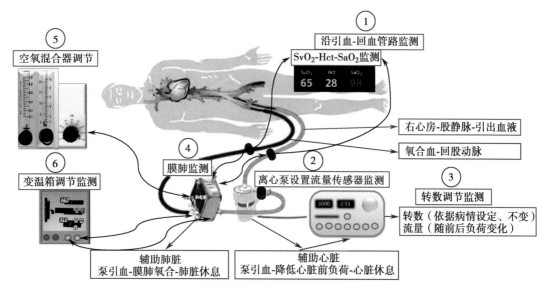

图 8-4-6　VA-ECMO 辅助管路监测点

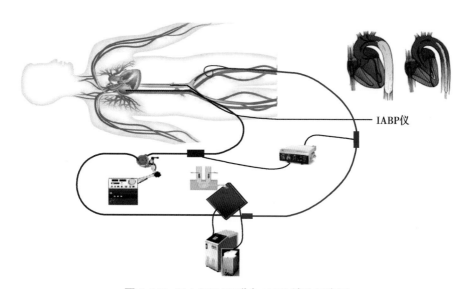

图 8-4-7　V-A ECMO 联合 IABP 辅助示意图

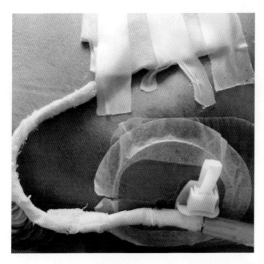

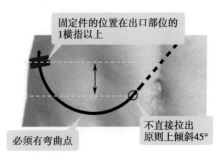

固定件的位置在出口部位的1横指以上

必须有弯曲点

不直接拉出原则上倾斜45°

图 8-4-9　驱动线缆固定

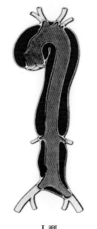

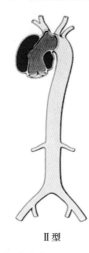

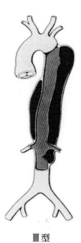

Ⅰ型　　　　　　　　　Ⅱ型　　　　　　　　　Ⅲ型

图 9-1-1　主动脉夹层 Debakey 分型

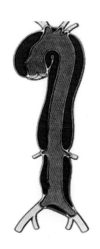

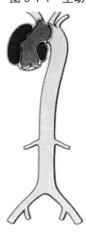

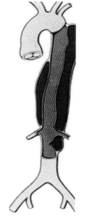

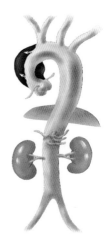

A型　　　　　　　　　　　　　B型

图 9-1-2　主动脉夹层 Stanford 分型

图 9-1-3　阜外 A 型主动脉夹层

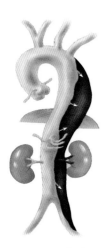 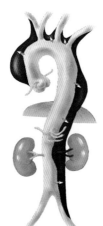 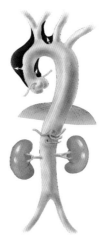 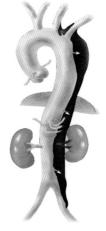 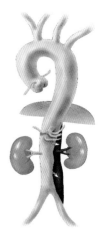

| 图 9-1-4　阜外 B 型主动脉夹层 | 图 9-1-5　阜外 C 型主动脉夹层 | 图 9-1-6　阜外 Cp 型主动脉夹层 | 图 9-1-7　阜外 Cd 型主动脉夹层 | 图 9-1-8　阜外 D 型主动脉夹层 |

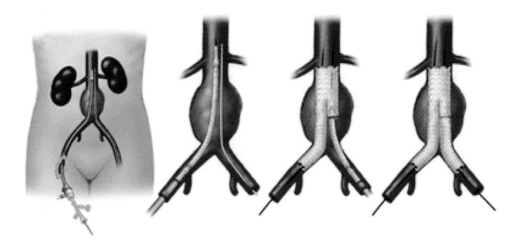

图 9-1-14　腹主动脉腔内修复手术

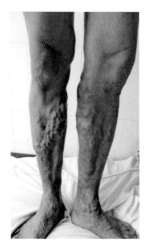

图 9-5-2　静脉曲张临床表现

心血管病护理手册

策划编辑　郑　帅　鲁志强

责任编辑　郑　帅

书籍设计　姜　瑞　刘　茜

人卫智网
www.ipmph.com
医学教育、学术、考试、健康，
购书智慧智能综合服务平台

人卫官网
www.pmph.com
人卫官方资讯发布平台

销售分类／护理

ISBN 978-7-117-33061-9

定　价：69.00 元

关 注 人 卫 健 康
提 升 健 康 素 养